実験医学 増刊 Vol.37-No.12 2019

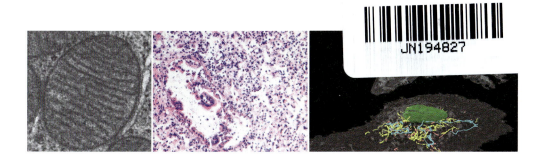

ミトコンドリアと疾患・老化

細胞内代謝プラントとしての役割を知り、ミトコンドリアを標的とした創薬に挑む

編集＝柳　茂

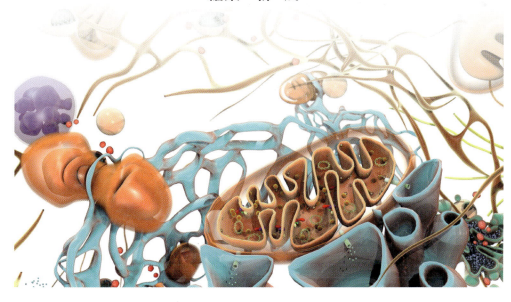

羊土社

【注意事項】本書の情報について────────────────

　本書に記載されている内容は，発行時点における最新の情報に基づき，正確を期するよう，執筆者，監修・編者ならびに出版社はそれぞれ最善の努力を払っております．しかし科学・医学・医療の進歩により，定義や概念，技術の操作方法や診療の方針が変更となり，本書をご使用になる時点においては記載された内容が正確かつ完全ではなくなる場合がございます．また，本書に記載されている企業名や商品名，URL等の情報が予告なく変更される場合もございますのでご了承ください．

序

　ミトコンドリアをライブイメージングで観察すると，融合と分裂をくり返しながら活発に移動しているのがよくわかる．そのダイナミックな挙動は明らかに他のオルガネラと一線を画しており，まるで自らの意志をもって能動的に行動しているかのようだ．先祖はバクテリアだったことを彷彿させるその怪しげな動きは，エネルギー産生だけではない未知の役割がまだまだこのオルガネラに秘められていることを暗示している．約20億年前に古細菌と好気性バクテリアが共生して誕生した真核生物は，効率のよい画期的なエネルギー産生システムを獲得した代償として，活性酸素種（ROS）による酸化ストレスに曝された．一方で多細胞生物は，実に巧妙にROSをシグナル伝達に利用して高等生物へと進化を遂げるが，生命体にとって最も都合のよいROSの使い道は生理的老化の誘導による個体死の制御だったのではないだろうか．生理的老化と病的老化は紙一重であり，ROS制御システムの乱れがさまざまな老化関連疾患を引き起こすことは想像に難くない．近年の研究により，ミトコンドリア動態はミトコンドリアの機能維持と調節に必須であり，その破綻はミトコンドリア機能の低下を招きROS産生の異常を誘発することが示された．もはやミトコンドリアと疾患との密接な関係は疑う余地はなく，今後より詳細な分子病態が解明されるとともに，疾患治療に向けてミトコンドリア機能の保護や賦活化する技術や薬剤の開発研究がますます活発に展開されるだろう．本書がミトコンドリア疾患学の新たな時代を迎えるにあたり，その道しるべとなる教科書になれば幸いである．

　本書の編纂にはもう1つの意図がある．ミトコンドリア研究が世界的な盛り上がりをみせているなか，昨年釜山にて開催されたアジアミトコンドリア学会に参加した日本人研究者はそのレベルの高さに驚かされたのではないだろうか．まだ認めたくはないが，かつてミトコンドリア研究においてアジアを牽引してきた盟主としての日本の地位はもはや過ぎ去ったのかもしれない．留学帰りの若いアジア人PIが流暢な英語で自信満々に発表し，それを裏付けるかのようなトップジャーナルへの論文掲載をアピールしていた．なかでも中国の台頭はめざましく，これからのアジアや世界における日本の地位を示す縮図を見るようであった．日本人研究者がノーベル賞を受賞するとお祭り騒ぎのようにマスコミ等で報道されるが，蓄えた知的資産は徐々に枯渇しつつあるように思える．だが，日本には伝統に根ざしたオリジナリティー溢れる研究が脈々と生き続けている．今こそオールジャパンで結集し，日本のミトコンドリア研究の質の高さを示すとともに，この分野で世界をリードすることを願って本書を編纂した．本書を世に出すにあたりご協力いただいた日本を代表する研究者の方々にこの場を借りて御礼を申し上げる．

2019年5月

柳　茂

実験医学 増刊 Vol.37-No.12 2019

ミトコンドリアと疾患・老化

細胞内代謝プラントとしての役割を知り、ミトコンドリアを標的とした創薬に挑む

序 柳 茂

概論 ミトコンドリアのヒト疾患学 柳 茂，徳山剛士　10 (1882)

第1章 ミトコンドリアの基礎研究の飛躍的進展

Ⅰ. ミトコンドリアの恒常性維持機構

1. ミトコンドリア構造のダイナミックな制御機構 古田詩唯奈，石原直忠　18 (1890)

2. ミトコンドリアゲノムの複製・維持機構 安川武宏，康 東天　24 (1896)

3. ミトコンドリアタンパク質の膜透過装置 阪上春花，遠藤斗志也　31 (1903)

Ⅱ. ミトコンドリアネットワークとシグナル伝達

4. オルガネラコンタクトサイトを介した脂質輸送と代謝
田村 康，河野 慎，遠藤斗志也　37 (1909)

5. 小胞体から発信されるストレスシグナルによるミトコンドリア制御
加藤裕紀，西頭英起　45 (1917)

Ⅲ. マイトファジーの分子機構と生理的役割

6. 受精卵における精子ミトコンドリアの排除機構 佐藤美由紀，佐藤 健　52 (1924)

7. 哺乳類におけるミトコンドリアオートファジーの分子機構
井上敬一，山下俊一，神吉智丈　58 (1930)

CONTENTS

8. Atg5非依存的マイトファジーの生理的役割 ─────────────清水重臣　65（1937）

第2章　ミトコンドリアと疾患・老化

Ⅰ. ミトコンドリア病

1. ミトコンドリア病の理解と治療をめざす試み
　─ミトコンドリアゲノム変異マウスとその逆遺伝学 ────────石川　香，中田和人　72（1944）

2. ミトコンドリア病の新規病因遺伝子の発見 ──────────────大竹　明　80（1952）

Ⅱ. 循環器疾患

3. ミトコンドリア品質管理と心筋老化制御 ────西田基宏，田中智弘，西村明幸　87（1959）

4. ミトコンドリア機能異常による心不全 ──────────松島将士，筒井裕之　94（1966）

5. 大人の心筋細胞におけるミトコンドリアダイナミクスの
　恒常性維持における意義 ───────佐野元昭，北方博規，山本恒久，遠藤　仁　100（1972）

Ⅲ. 老化関連疾患1（がん・糖尿病・生殖）

6. Mieapが誘導する液滴とミトコンドリア制御
　─損傷ミトコンドリアの液-液相分離によるp53がん抑制作用について
　───────────────────────────────荒川博文　105（1977）

7. ミトコンドリアと糖尿病 ────────────────蓮澤奈央，野村政壽　115（1987）

8. 卵子老化とミトコンドリア ─────────────────────髙井　泰　121（1993）

Ⅳ. 老化関連疾患2（神経疾患）

9. KEAP1-NRF2制御系によるストレス応答とイオウ代謝 ───────本橋ほづみ　127（1999）

10. パーキンソン病の分子病態とミトコンドリア品質管理の破綻
　──────────────────────────佐藤栄人，服部信孝　133（2005）

11. 筋萎縮性側索硬化症におけるMAMの破綻 ─────────渡邊征爾，山中宏二　138（2010）

Ⅴ. ミトコンドリアと炎症・感染

12. ミトコンドリアと抗ウイルス自然免疫シグナル ────────────小柴琢己　145（2017）

13. ミトコンドリアによる慢性炎症制御 ──────── 武田弘資 152 (2024)

第3章 ミトコンドリア疾患の診断技術と治療戦略

Ⅰ. ミトコンドリアの構造解析の技術開発

1. 三次元光-電子相関顕微鏡法によるミトコンドリアダイナミクスの可視化
──────── 太田啓介 160 (2032)

2. 電子顕微鏡による神経疾患の三次元形態学
─軸索ミトコンドリアのかたちとその役割 ──────── 大野伸彦 167 (2039)

Ⅱ. バイオマーカーの同定と診断技術

3. ミトコンドリア病のバイオマーカー GDF15 ──────── 古賀靖敏 174 (2046)

4. ミトコンドリア tRNA のタウリン修飾によるミトコンドリア機能制御と疾患
──────── 魏 范研, 富澤一仁 182 (2054)

5. 脳神経疾患の PET 酸化ストレスイメージング ──────── 井川正道, 米田 誠 188 (2060)

Ⅲ. 治療技術・治療薬開発

6. ミトコンドリア標的型ナノ DDS が創る未来医療 ──────── 山田勇磨, 原島秀吉 195 (2067)

7. ミトコンドリア機能改善薬 MA-5 によるミトコンドリア異常症治療
──────── 鈴木健弘, 阿部高明 202 (2074)

8. MITOL 活性化薬による抗老化作用 ──────── 吉村知久, 徳山剛士, 柳 茂 210 (2082)

CONTENTS

表紙画像解説

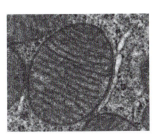

◆褐色脂肪組織における小胞体とミトコンドリアの近接・接触（第1章-Ⅱ-5）

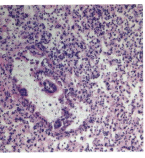

◆mito-mice Δ における IAV 感染後8日目の肺組織の様子（第2章-Ⅴ-12）

Yoshizumi T, et al：Sci Rep, 7：5379, 2017 より転載

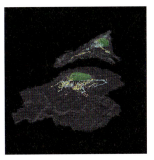

◆ミトコンドリアのボリュームイメージング（第3章-Ⅰ-2）

培養細胞において，活性化処理前は長いミトコンドリア（青）が多いが（上），活性化処理に伴って形態が円形状になり，短いミトコンドリア（黄，赤）が増加する（下）

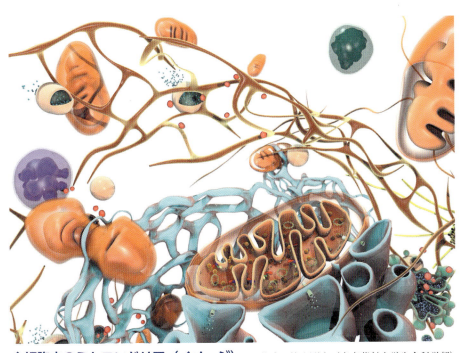

◆細胞内のミトコンドリア（イメージ）　CG 作成：徳山剛士（東京薬科大学生命科学部）

執筆者一覧

●編　集

柳　茂　　東京薬科大学生命科学部分子生化学研究室

●執　筆 (五十音順)

阿部高明　　東北大学病院腎高血圧内分泌科/東北大学大学院医工学研究科分子病態医工学分野/東北大学大学院医学系研究科病態液性制御学分野

荒川博文　　国立がん研究センター研究所腫瘍生物学分野

井川正道　　福井大学医学部地域高度医療推進講座/福井大学医学部附属病院脳神経内科，遺伝診療部/福井大学高エネルギー医学研究センター

石川　香　　筑波大学生命環境系

石原直忠　　大阪大学大学院理学研究科生物科学専攻/久留米大学分子生命科学研究所

井上敬一　　新潟大学大学院医歯学総合研究科機能制御学分野

魏　范研　　熊本大学大学院生命科学研究部分子生理学講座

遠藤　仁　　慶應義塾大学医学部循環器内科

遠藤斗志也　京都産業大学タンパク質動態研究所/京都産業大学生命科学部

大竹　明　　埼玉医科大学小児科ゲノム医療科/埼玉医科大学病院難病センター

太田啓介　　久留米大学医学部先端イメージング研究センター

大野伸彦　　自治医科大学医学部解剖学講座組織学部門/自然科学研究機構生理学研究所超微形態研究部門

加藤裕紀　　宮崎大学医学部機能制御学講座機能生化学分野

河野　慎　　京都産業大学生命科学部

康　東天　　九州大学大学院医学研究院臨床検査医学分野

神吉智丈　　新潟大学大学院医歯学総合研究科機能制御学分野

北方博規　　慶應義塾大学医学部循環器内科

古賀靖敏　　久留米大学医学部小児科

小柴琢己　　福岡大学理学部化学科

阪上春花　　京都産業大学タンパク質動態研究所

佐藤　健　　群馬大学生体調節研究所

佐藤栄人　　順天堂大学大学院神経学講座

佐藤美由紀　群馬大学生体調節研究所

佐野元昭　　慶應義塾大学医学部循環器内科

清水重臣　　東京医科歯科大学難治疾患研究所病態細胞生物

鈴木健弘　　東北大学病院腎高血圧内分泌科/東北大学大学院医工学研究科分子病態医工学分野

髙井　泰　　埼玉医科大学総合医療センター

武田弘資　　長崎大学大学院医歯薬学総合研究科細胞制御学分野

田中智弘　　自然科学研究機構生理学研究所（生命創成探究センター）心循環シグナル研究部門/自然科学研究機構新分野創成センタープラズマバイオ研究分野

田村　康　　山形大学理学部理学科

筒井裕之　　九州大学大学院医学研究院循環器内科学

徳山剛士　　東京薬科大学生命科学部分子生化学研究室

富澤一仁　　熊本大学大学院生命科学研究部分子生理学講座

中田和人　　筑波大学生命環境系

西田基宏　　自然科学研究機構生理学研究所（生命創成探究センター）心循環シグナル研究部門/自然科学研究機構新分野創成センタープラズマバイオ研究分野/九州大学大学院薬学研究院創薬育薬研究施設統括室

西頭英起　　宮崎大学医学部機能制御学講座機能生化学分野

西村明幸　　自然科学研究機構生理学研究所（生命創成探究センター）心循環シグナル研究部門/九州大学大学院薬学研究院創薬育薬研究施設統括室

野村政壽　　久留米大学医学部内科学講座内分泌代謝内科部門

蓮澤奈央　　久留米大学医学部内科学講座内分泌代謝内科部門

服部信孝　　順天堂大学大学院神経学講座

原島秀吉　　北海道大学大学院薬学研究院

古田詩唯奈　大阪大学大学院理学研究科生物科学専攻

松島将士　　九州大学病院循環器内科

本橋ほづみ　東北大学加齢医学研究所遺伝子発現制御分野

安川武宏　　九州大学大学院医学研究院臨床検査医学分野

柳　茂　　東京薬科大学生命科学部分子生化学研究室

山下俊一　　新潟大学大学院医歯学総合研究科機能制御学分野

山田勇磨　　北海道大学大学院薬学研究院

山中宏二　　名古屋大学環境医学研究所病態神経科学分野

山本恒久　　慶應義塾大学医学部循環器内科

吉村知久　　大正製薬株式会社セルフメディケーション開発研究所

米田　誠　　福井大学高エネルギー医学研究センター/福井県立大学看護福祉学研究科

渡邊征爾　　名古屋大学環境医学研究所病態神経科学分野

実験医学 増刊 Vol.37-No.12 2019

ミトコンドリアと疾患・老化

細胞内代謝プラントとしての役割を知り、
ミトコンドリアを標的とした創薬に挑む

編集＝柳 茂

概論

ミトコンドリアのヒト疾患学

柳 茂，徳山剛士

> ミトコンドリア研究のめざましい進展により，ミトコンドリアは「エネルギー産生を担う均質な粒状オルガネラ」という古典的概念から，「シグナルを検知・処理し，発信する高次機能を制御するオルガネラ」という新たな姿に変貌した．このような多彩な機能をもつミトコンドリアの機能異常が，ミトコンドリア病のみならず老化を基盤とするさまざまな疾患に関連することは必然とも言える．本増刊号ではこれまでのミトコンドリア研究の基礎成果を踏まえ，各種疾患モデルの作製，診断・治療技術および治療薬の開発研究などミトコンドリアを標的にした応用研究の最前線を紹介する．

はじめに

　2012年，康東天先生とともに特集を企画した「ミトコンドリアのヒト疾患学（実験医学2012年6月号）」はたいへん好評であったと聞いている．前企画ではCommon Diseaseに応じて変化する代謝・品質管理と病態制御メカニズムの研究がこれから大きく飛躍するだろうと予見して編纂に携わった．あれから7年が経ち，予想をはるかに超えて驚くべき新たな発見が相次ぎ，そしてミトコンドリア研究の裾野は基礎から疾患へと大きく拡がっている（**図1**）．さまざまな疾患において，ミトコンドリアは脇役から主役に躍り出ようとしている．本増刊号が新たな時代を迎えようとしているミトコンドリア疾患学のマイルストーンになれば幸いである．以下に，本増刊号の各論のテーマを順に紹介する．

1. ミトコンドリア基礎研究の飛躍的発展（第1章，図2）

　ミトコンドリアダイナミクス（動態）の制御機構はミトコンドリア品質管理のみならず，アポトーシス，呼吸活性，脂質代謝，カルシウム代謝などさまざまな機能を調節している（第1章-Ⅰ-1）．また，ミトコンドリアは固有のミトコンドリアDNA（mtDNA）を有しており[1]，ミトコンドリアを構成するタンパク質は核とミトコンドリアの双方から供給されているので，mtDNAの遺伝子変異はミトコンドリア病やさまざまな疾患の原因となる（第1章-Ⅰ-2）．一

Mitochondrial dysfunction-associated disorders
Shigeru Yanagi/Takeshi Tokuyama：Laboratory of Molecular Biochemistry, School of Life Sciences, Tokyo University of Pharmacy and Life Sciences（東京薬科大学生命科学部分子生化学研究室）

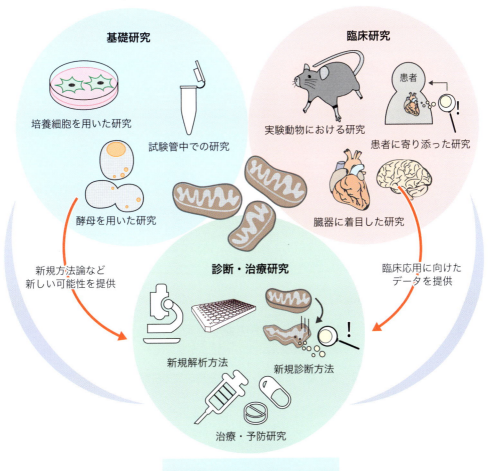

図1 ミトコンドリア臨床応用におけるミトコンドリア研究体制

方，核側からのタンパク質輸送機構解明が進み[2]，外膜・膜間腔・内膜・マトリクスなど各区画へ正確にタンパク質を仕分けるシステムが明らかとなった（第1章-Ⅰ-3）．さらにミトコンドリアは，近接する他の細胞内小器官との相互作用の生理機能が注目されている[3]．ミトコンドリアの膜構造を構築するリン脂質はミトコンドリアと小胞体の接触面（MAM）から輸送されている（第1章-Ⅱ-4）．MAMは小胞体のシグナル伝達経路にも関与している（第1章-Ⅱ-5）．最近われわれもMAMにおいてミトコンドリア外膜に局在するE3ユビキチンリガーゼMITOLが小胞体のストレスセンサーであるIRE1αをユビキチン化して小胞体ストレス応答を制御して

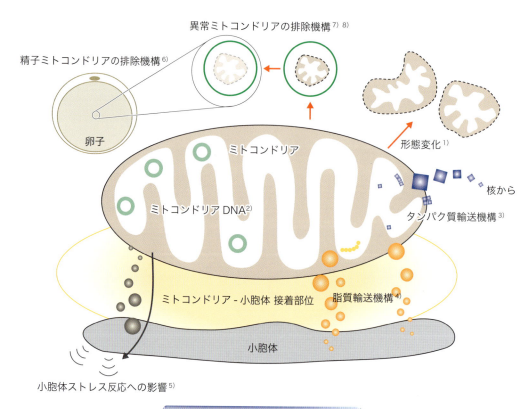

図2 第1章：ミトコンドリア基礎研究の研究体制

いることを報告した[4]．このようにオルガネラ同士の接触場は効率のよい物質の輸送や情報の交換を担っている．

　機能低下した不良ミトコンドリアは品質管理機構であるマイトファジーによって排除される[5]．近年，このマイトファジーがさまざまな生理現象に関与していることが明らかになってきた（第1章-Ⅲ-7）．受精卵の父性ミトコンドリアはマイトファジーによって除去されるためmtDNAは母性遺伝する[6,7]（第1章-Ⅲ-6）．また，成熟した赤血球にはミトコンドリアが存在しないが，これは最終分化の際にAtg5非依存的なマイトファジーによって排除される[8]（第1章-Ⅲ-8）．今後さまざまな病態とマイトファジーとの関係が明らかにされるだろう．

2. ミトコンドリアと疾患・老化との関連 （第2章，図3）

　中田らはmtDNAおよび核コードされたミトコンドリア遺伝子の変異マウスを作出し，体系的なミトコンドリア病の発症基盤メカニズムの解明を行っている．ミトコンドリア病以外にも，糖尿病や神経変性疾患，がんなどの多様な疾患とmtDNAの突然変異との関連が見出されており，モデルマウスを活用した分子病態の解明が待たれる（第2章-Ⅰ-1）．

　実際の病因遺伝子診断においては，生化学的解析・次世代シークエンサーを用いた遺伝子解

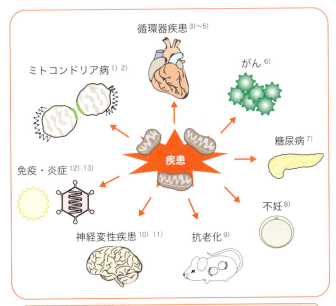

図3　第2章：ミトコンドリア臨床研究の研究体制

析などを総合した多角的な診断が必要とされている．ミトコンドリア病については現在までに300種類以上の病因遺伝子が同定されており，その作用機序に基づき6つのサブグループに分けられている．今後，新規治療法の開発へ向けてさらなる病因遺伝子の解析が必要である（第2章-Ⅰ-2）．

心臓はミトコンドリアが豊富に存在する臓器であり，心疾患におけるミトコンドリアの役割が注目されている（第2章-Ⅱ-3，4，5）．ミトコンドリア動態を制御する因子群を欠損したマウスの解析から，ミトコンドリアの形態制御による品質管理が心筋の恒常性維持に必須であることが示されている[9)10)]．西田らは活性イオウによるレドックス反応によってミトコンドリアの過剰な分裂が誘導され，これにより心臓老化・心機能低下が引き起こされることを見出した（第2章-Ⅱ-3）．佐野らはメタボリックシンドロームが心不全の危険因子であることに着目し，過剰な脂肪酸がリン脂質の脂肪酸組成の恒常性を壊すことによって，心機能が低下するという一連のメカニズムを提唱している（第2章-Ⅱ-5）．一方，筒井らは心筋ミトコンドリアに強く発現しているNox4（NADPH oxidase）に着目し[11)]，Nox4による活性酸素種（ROS）の過剰産生が心筋梗塞後の心機能障害の原因であることを示唆した（第2章-Ⅱ-4）．

ミトコンドリアダイナミクスの異常はインスリン抵抗性を誘起し，膵β細胞におけるグルコース応答性のインスリン分泌不全をまねく．野村らはミトコンドリアダイナミクスが糖センサーとして働くことを見出した（第2章-Ⅲ-7）．最近では時間栄養学の観点から，摂食の時間帯に増加した機能低下を起こしたミトコンドリアを空腹の時間帯に除去することが重要であるとする説も唱えられている[12)]．

荒川らはp53によるがん抑制機構においてマイトファジーとは異なる新たなミトコンドリアの品質管理機構を発見した[13)]（第2章-Ⅲ-6）．今後，ミトコンドリアの品質管理を標的にした

新たながん治療の可能性が期待される.

ストレスの多くは生体内の酸化還元に影響し，タンパク質や脂質の過酸化によって生体分子の機能的劣化を引き起こす．この酸化還元にはイオウ原子が関与する場合が多く，生体内におけるイオウ代謝の理解は老化の根本制御を理解するうえで重要である[14]．特に生体防御系であるKEAP1-NRF2系は加齢に伴うミトコンドリアの機能低下を予防する可能性が示唆されている（第2章-Ⅳ-9）．

パーキンソン病は，PINK1/Parkinなどミトコンドリア機能に関連する多くの原因遺伝子が同定されている[15]．PINK1/Parkinの協調的な損傷ミトコンドリア排除機構の発見は，パーキンソン病の病態理解に大きく貢献した（第2章-Ⅳ-10）．さらに近年，パーキンソン病発症の背景にオートファジーリソソーム系の障害が指摘され，病態基盤に存在する複雑系の全容解明に向けた今後の発展に期待したい．筋萎縮性側索硬化症においてもミトコンドリア機能の低下が認められており，特に小胞体との接着部位（MAM）の破綻が関与する可能性が示されている[16]（第2章-Ⅳ-11）．今後，治療戦略を検討するうえで重要な病態仮説となるだろう.

高齢化に伴う妊娠率の低下や流産率の増加は，卵子の染色体異常や胚発達が原因と考えられてきたが[17]，変異mtDNAの蓄積によるミトコンドリアの機能低下も関与することが示されている（第2章-Ⅲ-8）．今後，ミトコンドリア機能の維持・活性化技術の開発が新たな生殖医療として期待されている.

炎症の制御には免疫系の細胞におけるミトコンドリアの機能が重要な役割を担うことが古くから示唆されていたが，その役割を明確に示す分子機構が次々と明らかにされている[18]．RNAウイルスに対する自然免疫において，ウイルスRNAはRIG-Ⅰとよばれる核酸センサーの働きにより認識される．RIG-Ⅰシグナリングはミトコンドリアをプラットフォームとして伝えられるため，ミトコンドリアは抗ウイルス自然免疫において主要な役割を担うオルガネラゾーンとして認識されるようになってきた（第2章-Ⅴ-12）．また，ミトコンドリアはNLRP3インフラマソームとよばれる炎症反応の足場の制御にも関与している．これら炎症のシグナリングの場として機能する一方で，ミトコンドリアは炎症反応を誘導させてしまうDAMPs（damage-associated molecular patterns）を放出することもわかっている（第2章-Ⅴ-13）．これは，ミトコンドリアの起源が細胞外細菌であったことを考えると理解できる．このようにミトコンドリアは炎症の足場として機能すると同時に，自身が誘起物質ともなりうる特徴を有している[19]．今後，炎症疾患におけるミトコンドリアを標的にした治療法が期待される.

3. ミトコンドリア疾患の診断技術と治療戦略 （第3章，図4）

近年，電子顕微鏡による連続画像取得と三次元再構築により，細胞内・組織内におけるミトコンドリアの詳細な構造や小胞体など他のオルガネラとの接着構造が立体的に観察できるようになった．（第3章-Ⅱ-3）．また，光-電子相関顕微鏡法（correlative light and electron microscopy：CLEM法）は，同一試料を光学顕微鏡と電子顕微鏡の2つを用いて観察した後，両顕微鏡により得られた像の相関を得る解析法である．2つの蛍光像と電顕像を重ね合わせることで，GFPなどの蛍光を放つオルガネラを特定し，その超微細構造を観察できる（第3章-Ⅰ-2）．これらの技術を駆使することにより病態におけるミトコンドリアの形態変化やネットワーク異常の意義が理解できるだろう.

次にミトコンドリア関連疾患の診断技術について紹介する（第3章-Ⅱ-3, 4, 5）．ミトコ

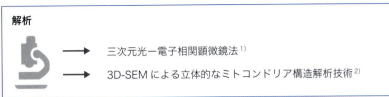
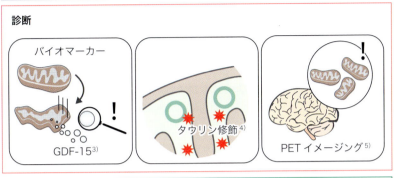
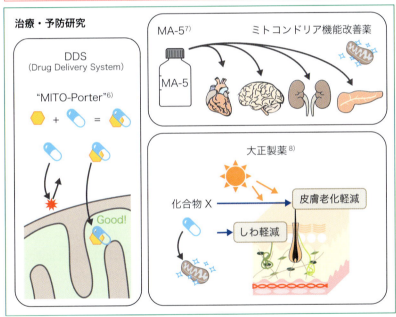

図4 第3章：ミトコンドリア臨床応用研究

ンドリア病は，世界でも治療適応薬のない遺伝性進行性難病である．古賀らは過去の診断技術を飛躍的に改新するバイオマーカーGDF15を発見した[20]．汎用品として診断キットを開発中であり，実現すればミトコンドリア病の診断技術として画期的な効果が期待される（第3章-Ⅱ-3）．

ミトコンドリアが独自にもつmtDNAにはmt-tRNA（トランスファーRNA）が22種コードされている[21]．いくつかのmt-tRNAはタウリン修飾を受け，正常な翻訳が行われる．ミトコ

ンドリア病患者のmtDNAの解析から，このタウリン修飾を受けるmt-tRNAの点変異が見つかっている（第3章-Ⅱ-4）．タウリンがtRNAと結合できないため，ミトコンドリアでのタンパク質翻訳が傷害され，ミトコンドリア機能が低下すると考えられている．治療として高濃度タウリン療法や低分子化合物の開発も行われている．

多くの脳神経疾患において，病理・生化学的な検討からミトコンドリア機能低下および活性酸素種による酸化ストレスが，病態に深く関与していることが示唆されている[22]．これまで患者生体内での酸化ストレスを直接的にかつ非侵襲的に評価することは困難であった．米田らはPETの技術を用いて，生体脳における酸化ストレスの可視化に世界ではじめて成功した（第3章-Ⅱ-5）．この方法は，新薬の動態や効果を直接的・経時的に評価するツールにも応用でき，酸化ストレスイメージングの技術は今後ますます重要視されるだろう．

次にミトコンドリアを標的とした治療薬の戦略を紹介する（第3章-Ⅲ-6，7，8）．ミトコンドリアを標的とした創薬では，化合物が実際にミトコンドリアへ作用する必要があるが，膜に存在するタンパク質の透過孔により送達物質の制限がかかること，mtDNAは疎水性が非常に強いことからミトコンドリア内への送達ができないなど，ミトコンドリアへの送達戦略は困難をきわめている．これらの課題を解決する戦略として，ナノ技術を用いたDDS（drug delivery system）開発が進められている[23]．山田らはミトコンドリア標的型ナノカプセル"MITO-Poter"を開発し，がん・虚血性疾患・遺伝子治療において成果を得ている（第3章-Ⅲ-6）．この技術は現在，多方面と共同研究が進められており，今後の実用化が期待されている．

阿部らは新規のミトコンドリア機能改善薬「MA-5」を開発し，細胞・マウスにおいて治療効果を確認している[24]（第3章-Ⅲ-7）．新規インドール化合物であるMA-5はミトコンドリア内膜のタンパク質と結合してATP合成の改善や酸化ストレスの低下をもたらす．ミトコンドリアを標的とした治療薬はミトコンドリア病のみならず，より広く一般の難治性心疾患，腎疾患や糖尿病，神経疾患に対する新たな治療薬となる可能性があり，今後の研究と臨床知見の進展に期待したい．

最後にわれわれが発見したミトコンドリアユビキチンリガーゼMITOLの活性化薬について紹介する．MITOLはミトコンドリア機能を向上させる生理活性があり，MITOLの発現低下は老化を誘発する．そこで，大正製薬との共同研究によりMITOLを活性化させる物質をスクリーニングにして有効化合物を同定することができた．皮膚をモデルにしたMITOLの活性化薬による抗老化作用を紹介する（第3章-Ⅲ-8）．今後，ミトコンドリア機能を標的にした新たな抗老化薬の開発が活発に展開されると予想され，老化関連疾患への応用が期待される．

おわりに

以上，駆け足ではあったが，本増刊号で扱ったミトコンドリア研究のテーマを紹介した．キーワードを追うだけでも，近年の研究分野の拡大が伝わったのではないだろうか．最後に，成長する本分野にあって，若手研究者とその研究環境について感じるところを述べたい．

ミトコンドリア研究者が集うコミュニティーでは，毎年「young mito」とよばれる若手中心の研究会を開催して，将来のミトコンドリア研究を担う人材の育成に努めている．大学院生の活発な発表や討論を聞いていると実に頼もしく感じるが，まだまだその規模は小さい．若い人たちにはぜひ海外に留学して，新しいミトコンドリア研究を吸収して持ち帰ってきてもらいたい．しかしながら国内では任期付きのポスドクなど不安定なポジションばかりで若手をとり巻

く研究環境は厳しい．われわれシニア研究者が早く引退して後進に道を譲るのが一番の解決策なのかもしれないが，研究環境を改善することがわれわれに突きつけられた喫緊な課題ではないかと痛感している．

文献

1） Mercer TR, et al：Cell, 146：645–658, 2011
2） Wiedemann N & Pfanner N：Annu Rev Biochem, 86：685–714, 2017
3） Kakimoto Y, et al：Sci Rep, 8：6175, 2018
4） Takeda K, et al：EMBO J：doi:10.15252/embj.2018100999, 2019
5） Kanki T, et al：Dev Cell, 17：98–109, 2009
6） Al Rawi S, et al：Science, 334：1144–1147, 2011
7） Sato M & Sato K：Science, 334：1141–1144, 2011
8） Honda S, et al：Nat Commun, 5：4004, 2014
9） Archer SL：N Engl J Med, 369：2236–2251, 2013
10） Wai T, et al：Science, 350：aad0116, 2015
11） Ago T, et al：Circ Res, 106：1253–1264, 2010
12） Esterline RL, et al：Eur J Endocrinol, 178：R113–R125, 2018
13） Miyamoto T, et al：Sci Rep, 2：379, 2012
14） Akaike T, et al：Nat Commun, 8：1177, 2017
15） Kitada T, et al：Nature, 392：605–608, 1998
16） Stoica R, et al：Nat Commun, 5：3996, 2014
17） Ben-Meir A, et al：Aging Cell, 14：887–895, 2015
18） Seth RB, et al：Cell, 122：669–682, 2005
19） Zhou R, et al：Nature, 469：221–225, 2011
20） Yatsuga S, et al：Ann Neurol, 78：814–823, 2015
21） Suzuki T & Suzuki T：Nucleic Acids Res, 42：7346-7357, 2014
22） Floyd RA：Proc Soc Exp Biol Med, 222：236–245, 1999
23） Yamada Y & Harashima H：Adv Drug Deliv Rev, 60：1439–1462, 2008
24） Suzuki T, et al：Tohoku J Exp Med, 236：225–232, 2015

＜筆頭著者プロフィール＞
柳　茂：1992年福井医科大学卒業．学生の頃から生化学研究室に出入りし，プロテインキナーゼを中心に細胞内シグナル伝達の研究に携わる．米エール大学の留学から帰国して'95年神戸大学医学部生化学講座助手，2000年に同助教授．'05年より現職．東京薬科大学に赴任してからミトコンドリアに関する新たなテーマに取り組む．趣味は海釣り．研究者としての夢は，ミトコンドリアを標的にした抗老化薬を開発すること．小市民的な夢は，働き方改革推進の時流に便乗して有給休暇を取り，ガラガラの平日に堂々と乗船して大物を片手に釣り宿のホームページに顔出しすること．

第1章 ミトコンドリアの基礎研究の飛躍的進展

Ⅰ. ミトコンドリアの恒常性維持機構

1. ミトコンドリア構造のダイナミックな制御機構

古田詩唯奈, 石原直忠

> ミトコンドリアは常に融合と分裂をくり返す, ダイナミックなオルガネラである. 融合と分裂によるミトコンドリアの形態変化は, ミトコンドリアの品質管理だけではなく, アポトーシスの制御や呼吸活性制御, カルシウム代謝調節といったさまざまな機能に関与すると考えられている. このような融合と分裂を制御するのは, 種を超えて保存されたGTPaseタンパク質群である. これらの遺伝子を抑制した細胞やマウス等の解析やタンパク質の解析により, ミトコンドリアの融合と分裂の生理的意義や病態との関係性, 膜融合と分裂の分子詳細が明らかになりつつある. 本稿ではミトコンドリア二重膜のダイナミックな変動の制御とその意義について概説する.

はじめに

　ミトコンドリアは細胞内共生した細菌を起源としており, 内部に独自のDNA (mtDNA) を保持している. このmtDNAは内膜にある呼吸鎖複合体の13種類のサブユニットをコードしており, ミトコンドリアの呼吸鎖形成・酸素呼吸に必須の機能をもっている. 一方, 酸素呼吸の副産物として産生される活性酸素種 (ROS) は生体分子を傷害し, 老化やさまざまな疾患を進行・増悪させる. また, ミトコンドリアは酸素呼吸のみな

らず, 鉄硫黄クラスターやステロイドホルモンなどのさまざまな物質の代謝, Ca^{2+}などを介した細胞応答などにも関与している. このようにミトコンドリアはきわめて重要かつ多彩な機能をもつため, その機能低下はさまざまな病態を引き起こす. 実際に, 多くの神経変性疾患や代謝関連疾患, 老化において, しばしばミトコンドリアの機能低下やミトコンドリア由来の酸化ストレスの増加, また変異mtDNAの蓄積が観察される. このようにミトコンドリアは, 哺乳動物の健康維持に重要なオルガネラである. ミトコンドリアを長期的に機能させるためには, ミトコンドリアを効率的に使用し, 厳密に品質管理することが必要であると考えられている[1][2].

[略語]
CMT : Charcot–Marie–Tooth disease
Drp : dynamin related protein
MEF : mouse embryonic fibroblast
　(マウス胎仔線維芽細胞)

Dynamic regulation of mitochondrial morphology
Shiina Furuta[1] /Naotada Ishihara[1][2] : Department of Biological Science, Graduate School of Science, Osaka University[1] /Institute of Life Science, Kurume University[2] (大阪大学大学院理学研究科生物科学専攻[1] / 久留米大学分子生命科学研究所[2])

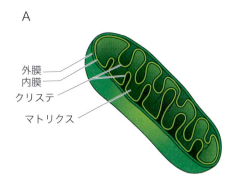
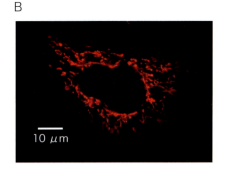

図1 哺乳動物細胞におけるミトコンドリアのモデル図
A）ミトコンドリアの2重膜構造のモデル図．B）哺乳動物細胞（HeLa細胞）におけるミトコンドリアの蛍光顕微鏡観察像．ミトコンドリアは細長いネットワーク構造をしていることがわかる．詳細は本文を参照．

1 ミトコンドリアの膜構造

　ミトコンドリアは外膜と内膜という2枚の脂質膜に囲まれた2重膜構造からなるオルガネラである．外膜と内膜の間は膜間スペース（膜間腔），内膜の内側はマトリクスとよばれている．内膜はマトリクスに向かって陥入し，平板あるいは管状のクリステ構造を形成している（図1A）．また電子顕微鏡観察から，外膜と内膜が近接したコンタクトサイトとよばれる構造が確認されており，物質の輸送や細胞応答，アポトーシスやリン脂質合成等の生命現象・病態に重要な役割を担っていると考えられている．ミトコンドリア内膜には4つの呼吸鎖複合体およびATP合成酵素が存在しており，それらが共役することで膜を介したプロトン勾配によってATPが合成される．さらに内膜にはCa^{2+}輸送体が存在し，これは細胞内Ca^{2+}シグナリングに関与している．ミトコンドリア外膜は，内膜だけでなく小胞体などの他のオルガネラと近接・接触することが広く注目されるようになっており，リン脂質やCa^{2+}の輸送といった複数オルガネラによる協調的な細胞機能に関与すると考えられている．しかし哺乳動物細胞に関しては，小胞体といった他のオルガネラと，ミトコンドリアとの連携や接触構造の分子実体は不明な点が多く残されており，今後の解析が強く期待されている[1,2]．

2 ミトコンドリアの動的な形態制御

　これまで多くの教科書のモデル図では，ミトコンドリアは小さな豆粒状の構造として描かれていることが多かった．しかし，ヒトHeLa細胞やマウス胎仔線維芽細胞（MEF）などの哺乳動物細胞のミトコンドリアを蛍光顕微鏡で観察すると，細胞質内に細長く枝分かれしたミトコンドリアのネットワークが観察される（図1B）．細胞内では，さまざまな大きさ・長さのミトコンドリアが存在し，個々のミトコンドリアの大きさは不定形であることがわかる．さらに，哺乳動物細胞内のミトコンドリアを生細胞内で可視化してライブ観察すると，ミトコンドリアが細胞内で活発に動き，その形を変化させていることがわかる[1,2]．これまでの神経細胞を中心とした研究から，ミトコンドリアの細胞質内の移動が細胞骨格とモータータンパク質（キネシンおよびダイニン）を介して行われていることがわかっている．その制御にはミトコンドリア外膜に局在するGTPaseであるMiroや，Milton/TRAK，Syntaphilinなどが関与しており，神経細胞内でのミトコンドリアの分布・配置を支えている．

　さらに，ミトコンドリアは活発に融合・分裂をくり返している．ミトコンドリアは融合することで長いミトコンドリアネットワークを形成し，逆に分裂することで小さく独立したミトコンドリアを形成する．このようにミトコンドリアの形態は融合と分裂のバランスにより制御されている．融合を完全に停止させるとミトコンドリアが小さく断片化し，呼吸活性の低下やmtDNAの不安定化が引き起こされる．しかし融合と同時にミトコンドリア分裂も抑制すると，ミトコンドリアは正常に近い形態に回復するだけでなく，呼吸活

性も回復する．このことから，融合と分裂のバランスがミトコンドリア形態と機能の維持に重要であることが明らかになった[3]．

3 ミトコンドリアの融合

ミトコンドリアの融合因子はショウジョウバエの雄性不稔変異体の原因遺伝子として同定された．この変異体では，昆虫の精子形成に独特なミトコンドリアの融合が起こらず，精子が形成不全となる．この原因遺伝子として単離されたfzoは，ミトコンドリア外膜を貫通して存在するGTPaseタンパク質であり，さらにこの相同タンパク質は種を超えて酵母から動物まで広く保存されていることがわかった[4][5]．酵母ホモログであるFzo1の変異は，ミトコンドリアの融合を阻害し，呼吸不全を引き起こす．哺乳動物には2つのアイソフォームMitofusin（Mfn1，Mfn2）が発現しており，部分的に機能重複しながらそれぞれ異なる機能をもっていると考えられている[4][5]．Mfn2は神経変性疾患であるCharcot-Marie-Tooth病（CMT）の原因遺伝子としても同定されており[6]，さらに小胞体とミトコンドリア間の膜接触を支えるとの報告もあることから[7]，ミトコンドリアの新機能を理解する中心的な因子の1つとして期待されている．しかしMfn1，Mfn2の融合における機能分担や，オルガネラ間の膜繋留との関連，Mfnがどのように膜融合を仲介するか，細胞応答の下流での制御といった外膜融合の分子詳細にはまだ多くの疑問が残されている．なお，Mfn/Fzoのホモログは植物では見出されていないが，生細胞観察では，明確にミトコンドリアの融合を観察することができる．このことから，植物では酵母・動物とは異なる独特なミトコンドリア形態制御機構の存在が予想されるが，まだほとんど理解されていない．

一方，内膜の融合に働く因子として，Opa1（酵母ではMgm1）が知られている．Opa1はそのN末端部分に，切断されるミトコンドリア局在化シグナルをもっており，それに続いて存在する疎水性ドメインにより内膜に貫通して結合している（**図2A**）．GTPaseドメインを含むC末端部分は，内膜と外膜の間の膜間スペースに存在している．Opa1は視神経形成異常となる遺伝病Optic Atrophy type-1の原因遺伝子として

も同定されており，ミトコンドリアの機能維持に重要であると考えられている[8]．さらに，Opa1は内膜の内側に陥入したクリステ構造の形成にも必須であり，Opa1の機能低下ではクリステが不安定化し，これが呼吸鎖形成やミトコンドリア機能不全を誘導していると考えている．しかし，Opa1の多機能の分担や制御などの分子詳細は不明な点が多い．

4 Opa1によるミトコンドリア融合の分子詳細理解，ミトコンドリア品質管理と脂質の効果

近年，Opa1によるミトコンドリアの融合はミトコンドリアの品質管理に重要であることが明らかになりつつあり，活発に研究されるようになっている．ミトコンドリアが膜電位を失うなどの大きな機能低下が誘導されると，Opa1のない膜貫通ドメインが切断され，膜結合型のL-Opa1から膜貫通ドメインをもたない可溶性のS-Opa1に変換される（**図2A**）．切断型のS-Opa1はミトコンドリア内膜を融合させる機能を失っている．そのため機能低下したミトコンドリアでは，切断によりOpa1が不活性化し，ミトコンドリアの融合が停止する．その結果，障害を受けたミトコンドリアは細胞内の活性をもつミトコンドリアのネットワークから排除され，独立して存在するようになる[9]．隔離された障害ミトコンドリアはその後オートファジーにより選択的に認識され分解されることで，ミトコンドリアの活性を高く保つ．すなわち，「ミトコンドリア品質管理」につながるのではないかと考えられている．

近年，われわれのグループでは膜結合ドメインをもつL-Opa1タンパク質を精製し，ミトコンドリア内膜を模した脂質リポソームに組込むことで，Opa1によるミトコンドリア内膜の融合反応の詳細な解析を行う実験系を構築した[8]．この詳細解析から，①融合にはGTPの加水分解が必要であること，②融合する膜の片方にのみL-Opa1が存在していれば融合可能であること，③膜脂質中のミトコンドリアに特有のリン脂質であるカルジオリピンがL-Opa1と結合して膜融合が起きること，などを見出した（**図2B**）．一方，膜結合ドメインを失ったS-Opa1はL-Opa1と比較して融合活性が低下していた．またさらなる詳細解析から，ミト

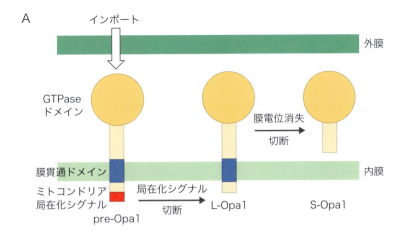

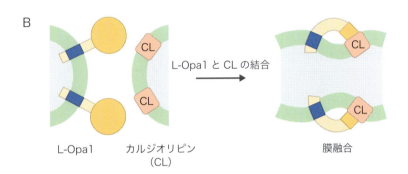

図2　Opa1の切断とミトコンドリアの融合機構
A）Opa1の分子構造とミトコンドリア内での切断のモデル図．ミトコンドリアに輸送されたあと，内膜貫通型のL-Opa1から膜結合ドメインを失ったS-Opa1への変換を図示している．B）ミトコンドリア内膜融合のモデル図．精製タンパク質と試験管内反応の解析から，Opa1による内膜融合機構の一端が明らかにされつつある．詳細は本文を参照．

コンドリアの内膜では，L-Opa1の膜結合ドメインの切断や，カルジオリピンを含む膜脂質の変動によって融合活性が制御されることが明らかになった[8]．これらの新しい融合制御機構は，障害ミトコンドリアの融合活性を低下させ，品質管理に導くのではないかと考えられる．今後，機能低下したミトコンドリアの膜脂質組成や動態を詳細に理解することで，ミトコンドリアの品質管理の理解の発展が期待される．

5 ミトコンドリアの分裂とその高次機能

ミトコンドリアの分裂に機能する因子として，dynamin-related protein（Drp1）が知られている．Drp1は細胞質からミトコンドリア分裂点に局在化し，ミトコンドリアの分裂を促進する．この時Drp1はミトコンドリアの分裂点に集まり，周囲を囲ってGTP加水分解によりミトコンドリアをくびりとると考えられている（**図3**）．このDrp1のミトコンドリアへの局在化には，ミトコンドリア外膜上の局在化レセプターが機能することが知られている．当初は酵母から動物種まで種を超えて広く保存されたFis1がこのDrp1の局在化に機能すると考えられていたが，哺乳動物ではDrp1の局在化にはMff，MiD49/Mief2，MiD51/Mief1が主要な機能を果たしていると考えられるようになっている．

Drp1の機能を抑制することで，ミトコンドリア分裂の機能解析が進められてきている．Drp1を抑制すると

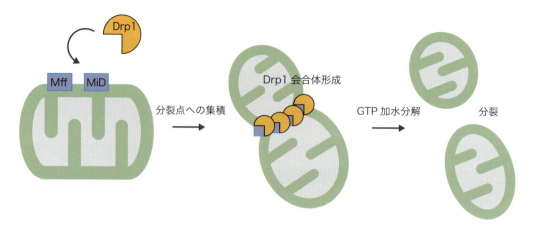

図3　Drp1によるミトコンドリアの分裂機構のモデル図
細胞質のDrp1は，ミトコンドリア上のDrp1レセプターにより分裂点に局在し，GTP加水分解に伴ってミトコンドリアを分裂させる．

長くつながったミトコンドリアネットワーク構造が形成される．この時，プログラム細胞死（アポトーシス）が大きく遅延することから，この分裂を含むミトコンドリアダイナミクスは細胞機能制御にも重要な役割をもつことが示された[10]．またDrp1の遺伝子を全身で欠損させたマウスが胎生致死であったことから，Drp1は初期発生に必須の機能をもつことがわかった[11]．一方培養細胞レベルでは，Drp1遺伝子が欠損すると呼吸活性の低下がみられるが（未報告），細胞の生存およびミトコンドリアの増殖自体は正常であるため，ミトコンドリアの分裂は細胞とミトコンドリアの維持に必須ではないらしい．

これまでに，Drp1の組織特異的欠損細胞を構築して解析することで，神経細胞，心筋，肝臓，卵子等の組織において特異的なDrp1の機能を見出している[2]．神経細胞ではミトコンドリア分裂の抑制により，細胞内でミトコンドリアの分散が不十分となり，神経変性疾患が引き起こされ致死となる．心筋でのDrp1欠損は，心機能不全を引き起こし拡張性心筋症となる．卵子では，ミトコンドリアの数やmtDNAのコピー数がとても多く，どのようにmtDNAが複製されているのか，また次世代に遺伝するのか，といった点からたいへん興味深い．マウスの卵子でDrp1を欠損させると，卵子の成熟不全により雌が不妊となることから，ミトコンドリアの分裂は卵子の正常な維持に重要な機能をもつと考えられる．

おわりに

ミトコンドリアは多彩な機能をもち，また動的に機能と形態を大きく変化させるオルガネラであり，この制御には融合と分裂をはじめとしたミトコンドリアダイナミクスが重要である．この融合・分裂の個別の反応を詳細に理解することで，ミトコンドリアの形態を自由に変動させ，品質管理能を高めることが可能になり，ミトコンドリアの機能低下を伴う病態の発症を抑制できるようになるかもしれない．さらにmtDNAに着目した研究も今後期待される領域であり，この研究の発展により，経年的に蓄積するmtDNAの変異を抑制しミトコンドリア機能を長く維持することが可能になるかもしれない．今後，多くの基礎生命科学の研究者と，また医科学による臨床医師等の活発な連携が行われることで，ミトコンドリア関連疾患の新しい治療標的を見出すことが期待される．

文献

1) Friedman JR & Nunnari J：Nature, 505：335-343, 2014
2) Ishihara T, et al：Ann N Y Acad Sci, 1350：77-81, 2015
3) Chen H, et al：Cell, 141：280-289, 2010
4) Ishihara N, et al：J Cell Sci, 117：6535-6546, 2004
5) Hales KG & Fuller MT：Cell, 90：121-129, 1997
6) Züchner S, et al：Nat Genet, 36：449-451, 2004
7) de Brito OM & Scorrano L：Nature, 456：605-610,

2008
8）Alexander C, et al：Nat Genet, 26：211-215, 2000
9）Ishihara N, et al：EMBO J, 25：2966-2977, 2006
10）Goyal G, et al：Dev Cell, 12：807-816, 2007
11）Ishihara N, et al：Nat Cell Biol, 11：958-966, 2009

＜筆頭著者プロフィール＞
古田詩唯奈：新潟県新潟市出身．大阪大学大学院理学研究科生物科学専攻博士後期課程2年．酵母を用いたミトコンドリアにおけるリン脂質・スフィンゴ脂質代謝の研究で修士の学位を取得後，自身の研究の幅を広げるべく酵母からヒトの細胞におけるミトコンドリアの研究にシフトした．石原直忠教授の指導のもと，ミトコンドリアDNAが形成する核様体構造に興味をもち，その動態を制御するメカニズムを解明しようと，日々研究に没頭している．

1章 ミトコンドリアの基礎研究の飛躍的進展

第1章 ミトコンドリアの基礎研究の飛躍的進展

Ⅰ．ミトコンドリアの恒常性維持機構

2. ミトコンドリアゲノムの複製・維持機構

安川武宏，康　東天

細胞内小器官ミトコンドリアは核ゲノムとは別の独自のゲノム，ミトコンドリアDNA（mtDNA）をもつ．小さなゲノムサイズにもかかわらずmtDNAの複製系・存在様式は複雑である．mtDNAに生じた塩基置換や部分欠失，コピー数低下といった異常がミトコンドリア病の原因となったり，さまざまな疾患に関与している．それゆえ，mtDNA異常がかかわる疾患を分子レベルで把握し，新しい治療法を創出していくためにmtDNAの複製・維持機構をよりよく理解していくことが重要である．本稿ではこれらの機構が現在どこまで明らかになってきているのかを概説する．

はじめに

　ヒトmtDNAは16,569塩基対の環状多コピーゲノムで，1細胞に通常数百～数千コピー存在し（**図1A**），母系遺伝する．そして，mtDNAは細胞分裂を停止した心臓や神経の細胞内でも複製し続けている，つまり分化した細胞内でターンオーバーしており，これらは核DNAと異なる興味深い特徴である．mtDNAは酸化的リン酸化を司る呼吸鎖酵素複合体のサブユニットタンパク質のうち13種類のサブユニットのmRNA，それらをミトコンドリア内の独自のタンパク質合成系で

[略語]
H鎖：heavy chain（重鎖）
L鎖：light chain（軽鎖）
mtDNA：mitochondrial DNA（ミトコンドリアDNA）
SDM：strand-displacement mechanism
TFAM：mitochondrial transcription factor A（ミトコンドリア転写因子A）

翻訳するための22種類のtRNA，2種類のrRNAをほぼ隙間なくコードしている（**図1B**）．mtDNAにコードされたmRNAにはイントロン構造がない．呼吸鎖酵素複合体Ⅰ～Ⅴが合計約90種類のサブユニットによって構成されているのをはじめ，ミトコンドリアには1,000種類以上のタンパク質が存在するが，前述13種類のサブユニット以外のタンパク質はすべて核DNAコードであり，細胞質で合成されてミトコンドリアに移入する．つまりmtDNAの複製や維持を行うタンパク質もすべて核DNAにコードされている．mtDNAの2本鎖は塩基組成の違いからheavy（H）鎖，light（L）鎖とよばれて区別される．mtDNAから転写されるRNAは**図1**に示した遺伝子マップのメジャーノンコーディング領域とよばれる領域内に位置するそれぞれの鎖の転写開始点からポリシストロニックに（ひとつながりの長いRNAとして）合成された後，プロセッシング，ポリA付加，転写後修飾を受けて成熟する．mtDNAは核DNAに比して小さいゲノムであるが，mtDNAか

An overview of replication and maintenance of mammalian mitochondrial DNA
Takehiro Yasukawa/Dongchon Kang：Department of Clinical Chemistry and Laboratory Medicine, Graduate School of Medical Sciences, Kyushu University（九州大学大学院医学研究院臨床検査医学分野）

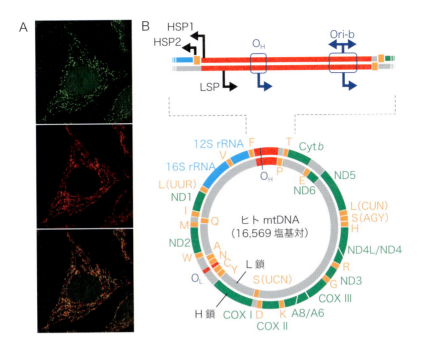

図1　ヒトmtDNAの染色像と遺伝子マップ
A）ヒト培養細胞におけるmtDNA染色像．mtDNAをSYBR Green（上）で，ミトコンドリアをMitotracker Red（中）で染色し，蛍光顕微鏡で観察した像．2つの染色像を重ね合わせる（下）と，ミトコンドリア内に美しい多数のドットとしてmtDNAが観察される．B）ヒトmtDNAの遺伝子マップ．H（heavy）鎖を外側，L（light）鎖を内側に描いた．呼吸鎖酵素複合体サブユニットタンパク質遺伝子を緑色，tRNA（トランスファーRNA）遺伝子を橙色，rRNA（リボソーマルRNA）遺伝子を水色，そしてノンコーディング領域を赤色で示した．複製開始点 O_H，Ori-bや転写開始点を含む約1キロ塩基長の領域はメジャーノンコーディング領域とよばれる（拡大図）．転写開始点をそれぞれの転写プロモーター〔L鎖プロモーター（LSP），H鎖プロモーター（HSP1，HSP2）〕の名称で示した．ND：複合体Ⅰ（NADH-ubiquinone oxidoreductase）のサブユニット，cyt b：複合体Ⅲ（ubiquinone-cytochrome c oxidoreductase）のサブユニット，COX：複合体Ⅳ（cytochrome c oxidase）のサブユニット，A：複合体Ⅴ（ATP synthase）のサブユニット．複合体ⅡのサブユニットはmtDNAにコードされていない．tRNAはアミノ酸1文字表記であらわした．ただし，LとSはそれぞれ2種類のtRNAが存在するので対応するコドンを括弧内に示した．O_H，O_Lはstrand-asynchronous複製においてH鎖，L鎖のメジャーな複製開始点．H鎖にコードされている遺伝子（例：cyt b）が転写されるとL鎖の配列をもつmRNAが生成する．Ori-bは両方向性複製起点として同定され[31]，一方向性複製の起点としても機能していることが示された[26]．

ら転写されたmRNAが細胞の全mRNAに占める割合は心臓ではおよそ30％に達し，他臓器でも5〜25％である[1]．これらのmtDNAの特徴をかんがみれば，mtDNA複製が生物の一生涯にわたって正確性を保って稼働し，コピー数を適正に保つための十分な活性をもち続けること，そしてmtDNAを確実に保護する維持機構がきわめて重要であることは想像に難くない．加えて，mtDNAのコピー数制御が発生初期の細胞分化やiPS細胞のリプログラミングに重要であることが提唱されたり[2]，mtDNA合成がインフラマソームの活性化にかかわることが報告されているように[3]，mtDNAの重要性はこれまでmtDNAと直接かかわりのなかった分野でも今後さらに認識されてくると予想される．そこでヒトを含む哺乳動物mtDNAの複製・維持機構について論じたい．

1 mtDNAの存在様式

1）ミトコンドリアヌクレオイドとTFAM

TFAM（mitochondrial transcription factor A）はその名前が示すとおりmtDNAの転写（開始）因子として当初同定されたが[4]，本稿著者の1人である康らはTFAMが配列非特異的にmtDNA全周に結合してmtDNAを安定化・維持するというもう1つの役割も

果たしていることを明らかにした[5]．現在ではTFAMがミトコンドリアヌクレオイドとよばれるmtDNA–タンパク質複合体の主要なタンパク質であることが広く認められている[6]．TFAMの発現をRNA interferenceを用いて一過性にノックダウンすると，TFAM量の変化とほぼ完全に並行してmtDNA量は減少し，そして回復してくる[7]．逆にTFAMを過剰発現すると，その量に比例してmtDNA量も増加する．このようにTFAMとmtDNA量に化学量論的な関係が見出される．このことは与えられたTFAMで形成できる高次構造の量に相当する量のmtDNAのみが安定的に存在しうることを示唆しており，TFAMによるmtDNA保護作用の存在が示唆される．LONプロテアーゼはTFAMを特異的に分解し，TFAM量のコントロールを介しmtDNAコピー数の制御にかかわっていると考えられている[8]．

　培養細胞における観察では，ヌクレオイドは直径およそ100 nmでヌクレオイド1つに通常mtDNAが1分子含まれていることが示されており[9]，1周5μmであるmtDNA分子はTFAMによってコンパクトに折りたたまれている．TFAMとL鎖転写プロモーター（LSP）のTFAM結合領域の配列をもつ2本鎖オリゴヌクレオチドとの複合体のX線結晶構造[10][11]によれば，TFAMはそのDNAをほとんど180度曲げてU–turnを形成し，RNAポリメラーゼが転写開始点から転写することを可能にしているようである．そして，TFAMによるDNAのU–turnは転写プロモーター領域の配列に限らず起こされる[12]．転写因子とヌクレオイド構造タンパク質としての機能がどのように使い分けられているかの解明が待たれる．また，TFAMはリン酸化とアセチル化を受けることが報告されており[13][14]，それぞれの修飾部位をアスパラギン酸あるいはグルタミンに置き換えたacetyl–lysine mimic TFAMとphosphoserine mimic TFAMのオリゴヌクレオチドへの結合能測定によると，両者とも野生型TFAMに比べ解離定数が10倍近く上昇しており[14]，TFAMの翻訳後修飾による転写制御の可能性が提唱されている．

　現在TFAMは心臓，神経，発がん，幹細胞などのさまざまな病態の進展や機能保護に関与していることが多数報告されているが，ここではいくつかの論文を引用するにとどめる[15]〜[20]．

2）生体内でのmtDNA存在様式の多様性

　mtDNAの塩基配列は組織によらず基本的に同一であるが，mtDNAの存在様式が組織によって異なっていることは意外に知られていない．mtDNAは多くの臓器や細胞でいわゆるシンプルサークルの状態で主に存在しているが，ヒトの心臓では多くのmtDNA分子が非常に複雑なネットワークのようになった状態で維持されていることが報告された[21]．驚くべきことにこれは植物やマラリア原虫のmtDNAの存在様式と似ている．このときmtDNAは前述の培養細胞で観察されたようなヌクレオイドとはかなり異なる状態で維持されていると推察される．そして，このような存在様式の多様性が次に紹介するmtDNA複製機構の多様性と関連していることが示唆されている．

2 mtDNAの複製メカニズム

　今から遡ることおよそ半世紀前の1972年，哺乳動物mtDNAの複製機構のモデルとしてSDM（strand–displacement mechanism）が提唱された[22][23]（後述）．ヒトとマウスのmtDNAの塩基配列が決定されたのが1981年であり，mtDNA複製研究の長い歴史が実感される．そして，この複製モデルが哺乳動物mtDNAの唯一の複製機構であるという考え方が長く一般に受け入れられていた．ところが2000年に発表された1つの論文[24]がSDMとは相いれないmtDNAの複製中間体（複製途中のDNA）像を示したことにより，長く信じられてきた定説が揺らぐ事態になった．そして，この報告を端緒とした約20年間の精力的な研究によりmtDNA複製に対するわれわれの理解は大きく前進し，現在，哺乳動物mtDNAは3つの機構で複製されていることが提唱されている．

1）2つのθ型DNA複製機構〜strand–asynchronous複製とstrand–coupled複製

　このセクションのタイトルはDNA複製の研究に携わっていない読者には多少わかりにくいかもしれないが，これが現在のmtDNAの2つの複製機構モデルを端的にあらわしているといえる．まず，θ型DNA複製というのは，環状DNAが複製する際にその複製中間体がギリシャ文字のθ（シータ）に似た分子構造をとりながら複製していく機構をいう（**図2A，B**の分子

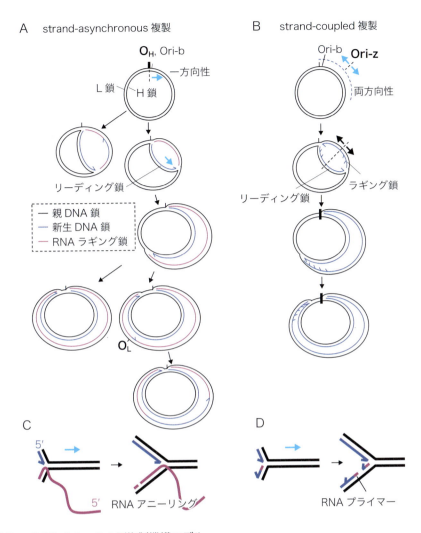

図2　哺乳動物mtDNAの2つのθ型複製機構モデル
A，C) strand-asynchronous複製モデル．この機構ではH鎖合成がO_Hから開始し（低頻度にOri-bからも），親L鎖を鋳型に新生H鎖合成が一方向に進んでいき，このとき親H鎖にはmtDNA転写産物がハイブリダイズしていく（C）．L鎖合成はしばしばO_Lから開始されるが，H鎖合成からは遅れてはじまり，逆方法に進行する．このときハイブリダイズしていたRNAはDNA鎖に置き換えられる．B，D) strand-coupled複製モデル．この機構ではOri-zと命名[30]された広い領域から複製が両方向性に開始・進行し，リーディング鎖，ラギング鎖が協調的に合成される．この複製機構におけるラギング鎖のプライミング機構はまだ明らかになっていない（D）．これらの複製機構については文献[25]で詳説している．なお，ヒト心筋で見出された非θ型複製機構のモデル図は描いていない．

構造を参照）．また，核DNAなど一般的なDNA複製では，DNAヘリカーゼによってほどかれた親DNA 2本鎖の一方を鋳型として複製の進行方向と同方向に連続的に合成されて新生するDNA鎖をリーディング鎖とよび，もう一方の親鎖を鋳型とするDNA合成は新生鎖合成の向きと複製自体の進行方向が逆であるため短い新生鎖が不連続的に合成され，これらがすみやかに連結されていく．こちらをラギング鎖とよぶ．リーディング鎖とラギング鎖の合成が協調して起きている複製がstrand-coupled複製（あるいはcoupled leading- and lagging-strand DNA synthesis），協調していない複製がstrand-asynchronous複製である．図2に本稿著者の1人である安川がかかわってきた研究から提案された哺乳動物mtDNAの2つの複製機構モデルを示す[25]．

ⅰ）RNAハイブリダイゼーションを伴うstrand-asynchronous複製

図2Aは哺乳動物mtDNAに特異的な複製である．メジャーノンコーディング領域内に存在するO_Hとよばれる領域からH鎖DNA合成が開始し，新生H鎖が一方向に連続的に合成されていく．また，O_Hから約500塩基下流のOri-bとよばれる領域（**図1B**）からも低頻度だが開始される[26]．一方，L鎖新生はO_Lとよばれる，O_Hからおよそ10,000塩基離れた約2/3周の位置から開始される（他の位置からも低頻度であるが開始される）．H鎖DNA合成がO_Lを通過した後O_LからL鎖DNA合成が開始され，H鎖合成とは逆方向にやはり連続的に進む．この複製はリーディング鎖（H鎖）DNAが合成されていくとき，ラギング鎖（L鎖）DNA合成が同時に起きない非協調的複製である．そして興味深いことに，親L鎖を鋳型としてH鎖合成が進行していくとき，ほどかれた親H鎖にはすでに存在していたL鎖の配列をもつmtDNA転写産物がハイブリダイズして一過的なDNA：RNA2本鎖が形成される（**図2C**）という，他のDNA複製システムに例をみない独特の複製中間体構造をとりながら複製が進行していると考えられている[26) 27)]．そして，L鎖新生が開始されてこのRNAはDNA鎖に置き換えられ複製が完了する．過去に提唱されたSDMは複製中間体中のRNA鎖をサンプル調製過程で失った分子の観察をもとにたてられたと推定され，このモデルが提案したDNA合成の機序は正しかったことが理解できる．

RNAハイブリダイゼーションを伴うこの独特の複製機構はmtDNAのゲノム安定性を担保するために進化してきたのではないだろうか．すなわち，哺乳動物mtDNAの複製の速度は核ゲノムや細菌ゲノムの複製速度に比べて遅いため，親L鎖を鋳型としてH鎖合成だけが進むとき，親H鎖が1本鎖のまま長時間放置されて1本鎖DNA切断を受ける危険性が高くなるので，ミトコンドリア内に豊富に存在して配列が相補的であるmtDNA転写産物を利用して親H鎖を保護するようになったと推定できる（詳しい議論は文献[28]を参照）．mtDNAの研究をしているとミトコンドリアはmtDNAを維持するために利用可能なものを巧みに利用していると感じられることがしばしばあり，このmtDNA転写産物の利用はその最たるものであろう．なお，複製

中に1本鎖となった親H鎖にはミトコンドリア1本鎖結合タンパク質（mtSSB）が結合すると長く考えられていた．いまだにこの考えを支持する研究もあり[29]，RNAハイブリダイズ複製モデル（bootlace model）[27]は完全なコンセンサスを得られていない．更なる研究が必要である．

ⅱ）長年見過ごされてきたstrand-coupled複製

もう1つのθ型mtDNA複製を**図2B**，**D**に示した．こちらの複製機構由来の複製中間体は核DNAの複製中間体と類似した構造をとることからstrand-coupled型の複製機構であると考えられる[25]．SDMが長い間唯一のmtDNA複製機構であるとされてきたためか，長く見過ごされてきた．この複製機構については未解明のことが数多くある．組織由来のmtDNAの解析から，この複製機構での複製はmtDNAの広範な領域（Ori-zと命名された）から両方向性に開始，進行することが示された[30]．Ori-z内にDNA配列に依った複製起点が複数存在するのか，あるいはOri-z内からDNA配列非依存的に複製が開始しているのかといった詳細はわかっていない．なお，このときO_H領域は複製開始点ではなくreplication fork barrierとして働いていると示唆されている．一方，培養細胞を用いた研究でmtDNAコピー数を一過的に減少させた後のコピー数回復期にはstrand-coupled複製由来の複製中間体の比率が増加し，このとき主にOri-bと命名したメジャーノンコーディング領域内のごく狭い領域から両方向性に複製が開始されることが見出された[31]．strand-coupled複製開始の分子メカニズムの詳細はまだ明らかになっていないが，strand-asynchronous複製とは異なる両方向性の開始機構をもっていることから，ミトコンドリアが2つのθ型複製機構をもつことは確からしい．

2）ヒト心筋mtDNAは第3のmtDNA複製機構によって複製されている

前述のθ型複製機構由来の複製中間体は多くの組織や培養細胞で観察されてきた．ところがヒトの心臓ではそれらとは異なる特徴をもつ複製中間体が観察され，その分子構造からヒト心筋mtDNAは1）で述べたような機構で複製されていない，つまりθ型の複製中間体を生成するような機構では複製されていないことが示された[21]．これはヒト心筋mtDNAの特殊な存在様

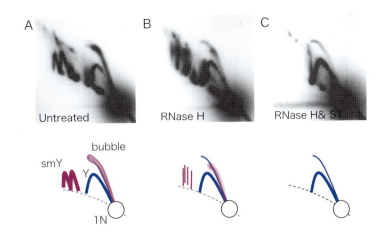

図3　mtDNA複製中間体の解析
マウス肝臓由来のmtDNAを制限酵素BclⅠで切断した後，非処理（**A**），RNase H処理（**B**），RNase HとS1 nuclease（S1）処理（**C**）を施し，二次元アガロースゲル電気泳動を行って展開した後，サザンハイブリダイゼーションでmtDNAを可視化した．パネル下は複製中間体を模式的にあらわした．紫色で示したバブルアーク（bubble）やslow-moving Yアーク[26]（smY）はRNase Hによって顕著に構造が変化したことから，それらの分子内にRNA：DNAハイブリッドが含まれていることがわかり，これらはstrand-asynchronous複製由来である．一方，RNase HとS1 nuclease処理で崩壊しない青色で示したバブルアーク，Yアーク（Y）はDNA2本鎖であることがわかり，strand-coupled複製由来と解釈できる．1Nは複製していないmtDNA断片（パネルA～Cは文献26から引用）．ここではヒト心筋で観察されたタイプの複製中間体は観察されていない．

式と関連していると考えられ，この複製のメカニズムの詳細の解明はヒトmtDNA研究の重要課題の1つである．不思議なことにこのタイプのmtDNA複製中間体はマウス心臓では検出されず（ブタ，ウサギの心臓からも検出されていない），一方で，ヒト，マウスどちらでも脳由来のmtDNAでは複製中間体の一定量がヒト心筋で観察された中間体と同様のパターンを示す[21]．

3）mtDNA複製モード使い分けの多様性

前セクションでも触れたが，異なる組織や培養細胞のmtDNA複製中間体を比較すると，それらのパターンは互いに異なっており興味深い．マウスの臓器間で比較してみると，肝臓，腎臓では2種類のθ型複製由来の中間体の両方が存在し，strand-asynchronous複製の中間体の方がstrand-coupled複製の中間体よりも存在比率が高く，ヒト心筋型の複製中間体はみられない（**図3**）[26)32]．心臓でもθ型複製中間体が観察され，やはりヒト心筋型の複製中間体はみられない[21]．脳ではθ型複製中間体に加え，ヒト心筋型の中間体が顕著にみられる[21]．そして，骨格筋，褐色脂肪組織では3種類の複製中間体がすべてみられる[32]．また，ヒト培養細胞ではstrand-asynchronous複製とstrand-coupled複製の中間体が観察されるが，前者が多く観察されている報告[31]がある一方で，後者の方が多くみられた例もある（未発表データ等）．

mtDNAがなぜ複数の複製機構をもつのか，そしてなぜこれらの使用比率が組織・細胞間で異なるのかは謎であり，この課題に関連した最近の研究もある[33)34]．

おわりに

複数の複製機構の使い分けのパターンや存在様式が組織間で異なることは各組織にとってmtDNAを維持するために最も適した状態を求めた帰結であると推測できる．ミトコンドリアに対する組織や細胞のエネルギー産生や代謝への要求・依存はさまざまに異なり，ミトコンドリアはこれらに応じてmtDNAをダイナミックに複製・維持する能力を獲得し，翻ってこの能力がさまざまな組織，細胞に適合したミトコンドリア機能発現に必要なのではないかと思われる．また，mtDNAの異常としては変異や部分欠失，コピー数低下が考えられてきたが，本稿で紹介したような複雑なmtDNAのふるまいを考えると，複製機構の不適切な選択や，

存在様式の異常によってもミトコンドリア機能障害が起きているのかもしれない．この概念はミトコンドリア病や老化をより深く理解するために今後大切になってくると予想され，mtDNA複製・維持に対するより一層の理解が必要である．

文献

1) Mercer TR, et al：Cell, 146：645-658, 2011
2) Sun X & St John JC：Biochem J, 473：2955-2971, 2016
3) Zhong Z, et al：Nature, 560：198-203, 2018
4) Fisher RP & Clayton DA：Mol Cell Biol, 8：3496-3509, 1988
5) Takamatsu C, et al：EMBO Rep, 3：451-456, 2002
6) Kang D, et al：Mitochondrion, 7：39-44, 2007
7) Kanki T, et al：Mol Cell Biol, 24：9823-9834, 2004
8) Matsushima Y, et al：Proc Natl Acad Sci U S A, 107：18410-18415, 2010
9) Kukat C, et al：Proc Natl Acad Sci U S A, 108：13534-13539, 2011
10) Ngo HB, et al：Nat Struct Mol Biol, 18：1290-1296, 2011
11) Rubio-Cosials A, et al：Nat Struct Mol Biol, 18：1281-1289, 2011
12) Ngo HB, et al：Nat Commun, 5：3077, 2014
13) Lu B, et al：Mol Cell, 49：121-132, 2013
14) King GA, et al：Nucleic Acids Res, 46：3633-3642, 2018
15) Ikeuchi M, et al：Circulation, 112：683-690, 2005
16) Hayashi Y, et al：J Neurosci, 28：8624-8634, 2008
17) Guo J, et al：Cancer Res, 71：2978-2987, 2011
18) Oka S, et al：Sci Rep, 6：37889, 2016
19) Ansó E, et al：Nat Cell Biol, 19：614-625, 2017
20) Kang I, et al：FEBS Lett, 592：793-811, 2018
21) Pohjoismäki JL, et al：J Biol Chem, 284：21446-21457, 2009
22) Robberson DL, et al：Proc Natl Acad Sci U S A, 69：737-741, 1972
23) Clayton DA：Cell, 28：693-705, 1982
24) Holt IJ, et al：Cell, 100：515-524, 2000
25) Yasukawa T & Kang D：J Biochem, 164：183-193, 2018
26) Yasukawa T, et al：EMBO J, 25：5358-5371, 2006
27) Reyes A, et al：Nucleic Acids Res, 41：5837-5850, 2013
28) Holt IJ & Jacobs HT：Bioessays, 36：1024-1031, 2014
29) Falkenberg M：Essays Biochem, 62：287-296, 2018
30) Bowmaker M, et al：J Biol Chem, 278：50961-50969, 2003
31) Yasukawa T, et al：Mol Cell, 18：651-662, 2005
32) Herbers E, et al：Mitochondrion, 44：85-92, 2019
33) Qu J, et al：J Biochem, 160：49-57, 2016
34) Cluett TJ, et al：Nucleic Acids Res, 46：10771-10781, 2018

＜筆頭著者プロフィール＞

安川武宏：1997年東京大学工学部卒業．2002年同大学院工学系研究科博士課程修了（化学生命工学）．'02～'07年英国ケンブリッジMedical Research Councilにて Postdoc，'07～'12年英国ロンドンUniversity College Londonにて Principal Investigator．'12年11月より現職．mtDNA複製維持機構の基礎研究を深化させながらmtDNA変異発生の機序にも迫っていきたい．

| 第1章 | ミトコンドリアの基礎研究の飛躍的進展 |

Ⅰ. ミトコンドリアの恒常性維持機構

3. ミトコンドリアタンパク質の膜透過装置

阪上春花, 遠藤斗志也

> サイトゾルで合成された前駆体タンパク質は，外膜や内膜の膜透過装置の働きでミトコンドリア内に取り込まれ，内部の適切な区画へと仕分けられる．今日までに，膜透過装置を構成するタンパク質の同定はほぼ完了している．しかし，膜透過装置が，構造も性質も異なる1,000種類ものミトコンドリアタンパク質を正確に認識し，膜透過させ，各区画に仕分けるしくみとその調節機構は，未解明の大きな問題である．最近，外膜の小分子輸送チャネルであるポリンが，タンパク質のミトコンドリア膜透過にも深く関係していることがわかってきた．

はじめに

　ミトコンドリアは，真核細胞内で酸化的リン酸化によりATP合成を行う必須オルガネラである．ミトコンドリアは細胞内共生の過程で取り込まれた，αプロテオバクテリアを祖先とする説が現在有力であるが，最近の系統ゲノム解析から，ミトコンドリアはαプロテオバクテリアが分岐する以前の，別のプロテオバクテリアから進化したのではないかとの指摘もある[1]．今日，ミトコンドリアを構成するタンパク質は800〜1,000種類以上存在し，その99％の遺伝子は核DNAに移行している．mtDNAにコードされているタンパク質はごくわずか（ヒトで13種，酵母で7種）で，ミトコンドリアの生合成は実質的にサイトゾルでのタンパク質合成と移行（標的化）システムに依存する．ミトコンドリアタンパク質の60％はプレ配列とよばれる両親媒性のヘリックスを取り得る配列をN末端に有し，これがミトコンドリア行きシグナルとして働く．残りのタンパク質は成熟体部分に移行シグナルが書き込まれているが，シグナルは明確ではないものが多い．サイトゾルで合成が完了し，ミトコンドリアに取り込まれた（インポートされた）タンパク質は，外膜，内膜，膜間部，マトリクスの4つの区画のいずれかに仕分けられる．これまで，主に5つの仕分け経路が同定されており，仕分けを制御しているのは外膜と内膜に存在する膜透過装置（トランスロケータ）である（**図1**）[2] [3]．外膜のトランスロケータであるTOM複合体は，大部分のミトコンドリアタンパク質の入り口として働く．しかし，TOM複合体がどのようにして，多種多様なミトコンドリアタンパク質を適切な区画に仕分けているのかは不明な点が多い．最近，TOM複合体の動的な多量体構造に関する知見が得られ，ミトコンド

［略語］
MIM：machinery of the inner membrane
MPP：mitochondrial processing peptidase
SAM：sorting and assembly machinery
TIM：translocase of the inner membrane
TOM：translocase of the outer membrane

Mitochondrial protein translocators
Haruka Sakaue[1] /Toshiya Endo[1] [2]：Institute for Protein Dynamics, Kyoto Sangyo University[1] /Faculty of Life Sciences, Kyoto Sangyo University[2]（京都産業大学タンパク質動態研究所[1] / 京都産業大学生命科学部[2]）

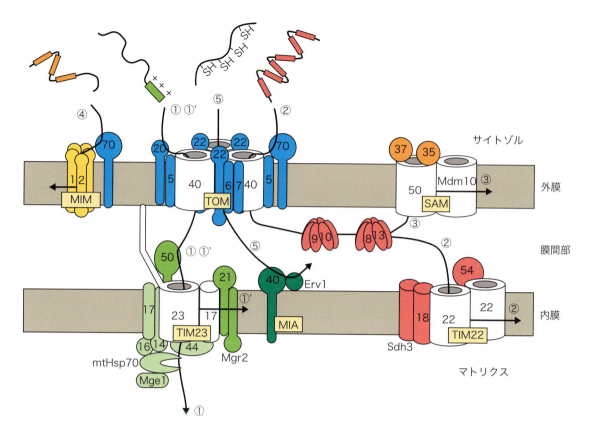

図1　ミトコンドリアタンパク質の仕分け経路
サイトゾルで合成されたミトコンドリアタンパク質が4つの区画（外膜，内膜，膜間部，マトリクス）に仕分けられる経路を示す．これまでに外膜にはTOM複合体，TOB/SAM複合体，内膜にはTIM23複合体，TIM22複合体といった膜透過装置（トランスロケータ）が同定されている．膜間部には複数回貫通内膜タンパク質の輸送を担うTIM複合体とTIM40/MIA複合体が存在する．TOM複合体は，サイトゾルで合成される大部分のミトコンドリアタンパク質の入り口として働く．

リアタンパク質の複雑な仕分けを可能にするメカニズムのヒントが得られつつある．

1 ミトコンドリアタンパク質の仕分け経路

1）TIM23経路

プレ配列をもつ前駆体タンパク質は，まずTOM複合体の受容体であるTom20とTom22に認識され，Tom40チャネルを介して外膜を通過する．外膜を通過したプレ配列は内膜のTIM23複合体の受容体Tim50に受け渡され，Tim23（およびTim17）がつくるチャネルを介して，内膜の膜電位（ΔΨ）依存的に内膜を通過する（**図1**の経路①）．マトリクスに局在するATP駆動性のシャペロンmtHsp70がプレ配列に結合し，ATPの加水分解依存的にプレ配列のマトリクス側への移動，およびそれに伴う前駆体のアンフォールディングを促進する．内膜を通過したプレ配列は，マトリクスに局在するプロセシング酵素MPPによって切断される．プレ配列をもつ内膜タンパク質は，自身の疎水性シグナル配列によってTim23/17チャネルの通過がいったん停止し，Tim23/17チャネルがラテラル（横）方向に開いて，内膜に直接組込まれる（**図1**の経路①'）．

2）TIM22経路

キャリアタンパク質など，プレ配列をもたない内膜の複数回貫通膜タンパク質の場合，サイトゾルシャペロンHsp90とHsp70依存的に外膜の受容体Tom70で認識され，Tom40チャネルを通過する．可溶性の環境

である膜間部での凝集を防ぐために，膜間部シャペロンであるTIM9/10 または TIM8/13複合体（small TIM複合体ともよばれる）が膜タンパク質に結合し，内膜の膜透過装置TIM22複合体に受け渡す．TIM22複合体を介した内膜タンパク質の膜挿入は膜電位に依存する（図1の経路②）．

3）SAM経路とMIM経路

外膜には α ヘリックス型と β バレル型の膜タンパク質が存在する．β バレル型膜タンパク質はTom40チャネルを通過後，TIM9/10 または TIM8/13複合体との相互作用を介して，膜間部側から外膜のTOB/SAM複合体へ受け渡される．C末端の β ストランドがSAM複合体の受容体Sam35に認識される β シグナルとして働く（SAM経路，図1の経路③）．外膜の α ヘリックス型の膜タンパク質の輸送経路はよくわかっていないものが多い．サイトゾル側から直接外膜に組込まれるか，あるいはいったんTOM複合体に入ってから外膜透過が停止してラテラルに外膜に組込まれると考えられる．しかし最近，TOM複合体を介していったん外膜を通過して膜間部側から外膜にアンカーされるタイプが発見された[4]．一部の複数回膜タンパク質は，Tom70依存的（Tom40チャネルに依存しない）にMIM複合体を介して，外膜に挿入されるという報告もある（MIM経路，図1の経路④）．

4）MIA経路

膜間部に局在する可溶性のタンパク質の多くは特徴的なシステインモチーフをもち，膜間部でジスルフィド結合を形成し，安定な成熟体となる．膜間部の基質のジスルフィド結合形成（酸化）を担う因子がMia40/Tim40とErv1である．基質はサイトゾルからTom40チャネルを通過した後，Tim40/Mia40に受け渡されて一過的に基質と分子間ジスルフィド結合を形成，基質の分子内ジスルフィド結合が形成される．この時，還元されたMia40はErv1によって再酸化される（図1の経路⑤）．

2 外膜透過装置TOM複合体の構造と機能

すでに述べたように，ミトコンドリアタンパク質の大部分は，まずTOM複合体を介してミトコンドリア

に取り込まれる．1,000種類に及ぶ多種多様なミトコンドリアタンパク質は，どのように認識され，効率よくTom40チャネルを通過するのだろうか．2015年にわれわれは，Tom40の β バレル構造の内側に光架橋性アミノ酸を導入し，ミトコンドリアタンパク質がチャネルのどの部分を通るかを光架橋実験により調べた[5]．その結果，正に荷電したプレ配列をもつ前駆体は，孔の内側の負に荷電した部分に近接しながら通過し，一方プレ配列をもたない疎水性の複数回貫通型内膜タンパク質は，孔の内側の疎水性の高い部分に近接しながら通過することがわかった．すなわち，Tom40チャネル自身が多様な基質の通り道を提供していることが示された．

TOM複合体は β バレル型膜タンパク質のTom40チャネルと受容体を含む7種の α ヘリックス型膜タンパク質から構成される．各構成因子がどのようにして機能的なTOM複合体を形成するかは長らく不明であった．われわれは酵母生細胞内の部位特的光架橋法により，Tom40チャネルと他の構成因子との相互作用マッピングを行った．その結果，TOM複合体は三分子のTom40の β バレル構造が三分子のTom22の膜貫通ヘリックスにより糊付けされる形になっていることが明らかになった（図2中央）．さらに，Tom40に導入したシステインを介した分子間架橋実験により，Tom22を含まないTom40の二量体構造もマイナーに存在することがわかった（図2右）．おそらく，外膜ではTom22を含む三量体構造がメジャーに存在し，機能型TOM複合体として機能する一方で，Tom22を含まない二量体構造は三量体構造を形成するための足場になるものと考えられた[5]．

2017年にKühlbrandtらによって，クライオ電子顕微鏡（cryo-EM）解析でアカパンカビのTOM複合体の構造（分解能6.8Å）が報告された[6]．彼らが構造決定したTOM複合体は二量体構造で，二分子のTom40の β バレル構造の間に二分子のTom22が結合していた（図2左）．架橋実験から予測されたTom22を含む三量体構造でも，cryo-EM解析によるTom22を含む二量体構造でも，二分子のTom40は β 1と β 19の「β バレルジッパー」が向かい合うように配置されており，そこにTom22が入り込む形になっている．外膜の1回膜貫通型 α ヘリックス膜タンパク質がTOM複

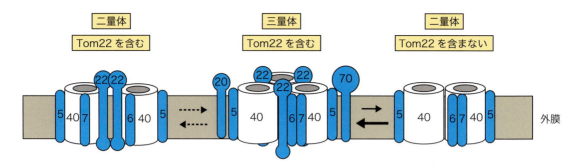

図2 外膜透過装置TOM複合体の多量体構造
TOM複合体の構造模式図を示す．（中央）三量体TOM複合体は，三分子のTom40チャネルが三分子のTom22で糊付けされた形をしており，Tom40チャネルの周辺にsmall Tom（Tom5, Tom6, Tom7）が配置されコア複合体をつくる．Tom20とTom70はコア周辺に位置し，受容体として機能する．（右）外膜にはTom22を含まない二量体もマイナーに存在する．Tom22を含まない二量体は，新規にミトコンドリアに取り込まれたTom40の三量体形成の足場になると考えられ，三量体と動的に平衡関係にある．（左）Kühlbrandtらのcryo-EM解析によって解かれた，Tom22を含む二量体．

合体からラテラルに外膜に挿入されるとすると，Tom40チャネルがラテラルに開きうるのはβ1-β19ストランドの間しかない．このときβ1-β19ストランド間の水素結合がすべて切断されると同時に，Tom22も大きく移動する必要がある．こうしたプロセスが実際に起こるかどうかの検証は今後の課題である．

Tom40のN末端領域は，Tom40チャネルをサイトゾル側から膜間部側へと貫通している[6]．Tom40チャネル内を貫通して膜間部側に現れたTom40のN末端は膜間部でsmall TIM複合体と架橋される[5]．Tom40のN末端を欠失させると，small TIM複合体を必要とするTIM22経路の基質のミトコンドリアへのインポートが阻害される．すなわち，Tom40のN末端側配列は，Tom40チャネルの膜間部側出口にsmall TIM複合体をリクルートすることで，TIM22経路の基質のTOM複合体からsmall TIM複合体への効率よい受け渡しを実現していると考えられる．

3 ミトコンドリアポリンとTOM複合体

機能型TOM複合体を構成するTom22は，ミトコンドリアの生合成になくてはならない存在である．Tom22は1回膜貫通型の膜タンパク質で，N末端の可溶性ドメインはプレ配列の受容体として機能し[7][8]，負電荷に富むC末端ドメインはチャネルを通過したプレ配列を再度認識し，内膜のTIM23複合体に受け渡す．膜貫通部分はTom40との相互作用に重要なドメインである．われわれは最近，ミトコンドリアのポリンがTom22との相互作用を介して，TOM複合体のアセンブリー調節を行うことを見出した[9]．ミトコンドリアポリンは外膜と膜間部間の小分子輸送に働くチャネルとして知られているが[10]，これまでTOM複合体との関係は不明であった．われわれは，酵母細胞内で過剰発現したTom22が，サイトゾルのHsp70シャペロンSsa1とそのコシャペロンYdj1，そして外膜のポリンタンパク質であるPor1と架橋されることを見出した[9]．過剰発現により，TOM複合体に入れなくなったTom22がサイトゾルで凝集するのを防ぐために，サイトゾルのシャペロンがTom22と相互作用することが考えられる．Por1は外膜でTOM複合体に入れないTom22に対して，膜シャペロンとして働くのかもしれない．次に，Por1が欠失した細胞からミトコンドリアを単離して，in vitroで新規合成したTom22のミトコンドリアへの取り込み（インポート）実験を行ったところ，Tom22が三量体のTOM複合体に取り込まれる効率が上昇した[9]．これらの結果から，Por1は外膜上でTOM複合体に取り込まれる前のTom22と一過性に相互作用して，三量体TOM複合体の形成を抑制することが予想された（図3）．

一方，TOM複合体のアセンブリーを制御するサブユニットとしてTom6が知られている．2014年にMeisingerらは，細胞周期依存的にTOM複合体の量的

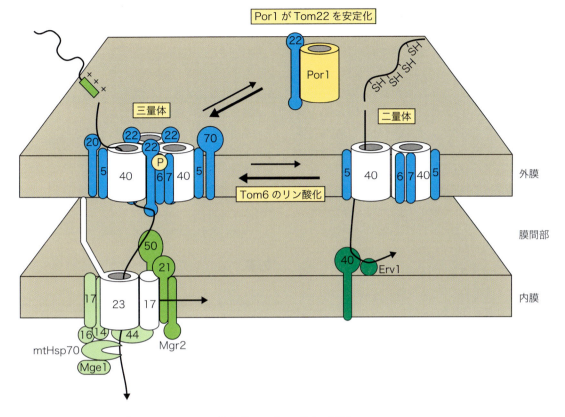

図3 ミトコンドリアポリンによるTOM複合体のアセンブリー制御
三量体から外れたTom22はPor1によって安定化され、TOM複合体はTom22を含まない二量体に変換される。一方で、Tom22を含まない二量体はリン酸化されたTom6によって三量体への変換が促進される。プレ配列をもつTIM23経路の基質やプレ配列をもたないTIM22経路の基質は、受容体Tom22を含む三量体複合体を通過するのに対し、膜間部の可溶性タンパク質は受容体を含まない二量体を選別して通過すると考えられる。

制御が行われることを報告した。彼らは、分裂期にサイクリンが結合したCdk1によってTom6がリン酸化されると、三量体TOM複合体の量が増加することを示した[11]（**図3**）。Tom6が欠失した酵母株ではTom22が三量体から外れやすくなり、Tom22を含まない二量体TOM複合体が形成される[11]。われわれは、Tom6欠失条件下でさらにPor1を欠失させると、Tom6が欠失したミトコンドリアではTom40から解離しやすくなっていたTom22が、再びTom40と複合体を形成することを見出した。ところがこの2重欠失体は、Tom40だけでなくTom22も含む、一見正常なTOM複合体が形成されるにもかかわらず、前駆体のインポート効率が *in vivo* でも *in vitro* でも著しく減少した。この結果は、三量体から外れたTom22をPor1が安定化することで、三量体TOM複合体の機能的に不完全な再形成

を防いでいることを示唆する[9]。

前述のように、機能型TOM複合体の主要分子種はTom40, Tom22を三分子ずつ含む三量体であるが、一部はTom40を二分子含むがTom22は含まない二量体として存在する[5]（**図2**）。Por1が欠失するとTOM複合体の二量体–三量体平衡はさらに三量体側へとシフトする[9]（**図3**）が、このとき *in vivo* でも *in vitro* でも膜間部の可溶性タンパク質のインポート効率が著しく低下し、酵母の増殖も悪くなった。Por1による小分子の輸送が阻害されたことによる、間接的影響が懸念されたが、Por1のチャネル機能に欠損のある点変異体を用いたミトコンドリアでは、膜間部の可溶性タンパク質について、*in vitro* で野生型と同程度のインポート効率を示した。したがって、Por1の小分子輸送機能の欠損による、間接的影響の可能性は低いものと考え

られた．2014年にChacinskaらは，膜間部の可溶性タンパク質（TIM40/MIA経路の基質，**図1**）の取り込みは，Tom40のチャネルは使うがTom22には依存しないことを報告していた[12]．すなわち，膜間部の可溶性タンパク質専用の，Tom22を含まないTOM複合体の存在が，暗に示唆されていた．今回のわれわれの発見は，膜間部の可溶性タンパク質専用のTOM複合体が，三量体と平衡にあるTom22を含まない二量体であることを強く示唆する．そして，膜間部の可溶性タンパク質専用のTOM複合体を動的に生成するためには，解離したTom22のPor1による安定化が重要である．言い換えれば，ポリンはTom22の受け皿となることで，TOM複合体の三量体（Tom22を含む）－二量体（Tom22を含まない）構造の変換を制御し，多様なミトコンドリアタンパク質の効率のよい膜透過に貢献していると考えられる．

近年，ミトコンドリアポリンの新たな役割に関する報告が相次いでいる．われわれと同時期にPfannerらは，膜間部で内膜の複数回膜貫通タンパク質（キャリアタンパク質）とPor1が相互作用し，さらにPor1はキャリアタンパク質の外膜通過に必要なTOM複合体およびキャリアタンパク質の内膜への組込みに必要なTIM22複合体と相互作用することを見出した[13]．TOM複合体とTIM22複合体がPor1を介して近接し，そしてPor1がキャリアタンパク質そのものと相互作用することで，キャリアタンパク質の外膜透過，膜間部の水溶性区画の移動，そして内膜への組込みという一連のプロセスをうまく共役させるというモデルを提案している．また，宮田らはポリンがミトコンドリアの外膜と内膜間でのリン脂質輸送に関与することを報告している[14]．

おわりに

今日までに，ミトコンドリアタンパク質の輸送にかかわる因子の同定と機能解析が進み，ミトコンドリア生合成の全体像が見えつつある．今後は，現在欠けている膜透過装置の構造情報が得られることで，大きくその機構の理解が進むことが期待される．さらに，ミトコンドリアタンパク質輸送にかかわる膜透過装置の調節機構，あるいはミトコンドリアタンパク質輸送とタンパク質の品質管理，さらには他のオルガネラとの関係などについても新たな知見が少しずつ得られており，今後の進展が期待される．

文献

1) Martijn J, et al：Nature, 557：101-105, 2018
2) Wiedemann N & Pfanner N：Annu Rev Biochem, 86：685-714, 2017
3) Wiedemann N：Nat Rev Mol Cell Biol, 20：267-284, 2019
4) Song J, et al：EMBO Rep, 15：670-677, 2014
5) Shiota T, et al：Science, 349：1544-1548, 2015
6) Bausewein T, et al：Cell, 170：693-700.e7, 2017
7) Nakai M, et al：J Biol Chem, 270：30571-30575, 1995
8) van Wilpe S, et al：Nature, 401：485-489, 1999
9) Sakaue H, et al：Mol Cell, 73：1044-1055.e8, 2019
10) Lee AC, et al：J Membr Biol, 161：173-181, 1998
11) Harbauer AB, et al：Science, 346：1109-1113, 2014
12) Gornicka A, et al：Mol Biol Cell, 25：3999-4009, 2014
13) Ellenrieder L, et al：Mol Cell, 73：1056-1065.e7, 2019
14) Miyata N, et al：J Biol Chem, 293：17593-17605, 2018

＜筆頭著者プロフィール＞

阪上春花：2011年兵庫県立大学理学部生命科学科卒業，'16年兵庫県立大学生命理学研究科博士後期課程修了，'16年より京都産業大学遠藤研究室の博士研究員．学生時代からタンパク質のオルガネラ標的化に興味をもち，現在はミトコンドリアタンパク質の膜透過の分子機構解明に取り組んでいる．

> **第1章** ミトコンドリアの基礎研究の飛躍的進展

Ⅱ. ミトコンドリアネットワークとシグナル伝達

4. オルガネラコンタクトサイトを介した脂質輸送と代謝

田村　康，河野　慎，遠藤斗志也

> 真核細胞内に発達した膜構造であるオルガネラは，それぞれが特徴的な酵素を隔離して独立した機能を発揮するため，構造的な独立性が保たれなければならない．しかしここ10年ほどの研究により，異なるオルガネラ同士が直接結合し，物質や情報を交換することが，オルガネラの正常な機能発現に必須であることが明らかになってきた．本稿では，リン脂質輸送の場として機能するオルガネラコンタクトサイト，特にミトコンドリアを介したオルガネラコンタクトサイトに焦点を当て，最新の知見を解説する．

はじめに

　脂質合成酵素の多くは小胞体（ER）膜に局在するため，細胞内に存在する脂質のほとんどはER膜上で合成された後，さまざまな生体膜へと輸送される．ER，ゴルジ体，リソソーム（液胞），エンドソーム，細胞膜と言ったいわゆる細胞内膜系の生体膜は，小胞輸送によって脂質が供給されると考えられるが，小胞輸送経路に含まれないミトコンドリアのようなオルガネラにどのように脂質が輸送されるのかはほとんどわかって

いなかった．疎水性分子である脂質が，水溶性区画であるサイトゾルを横切って小胞体からミトコンドリア膜へと移動する反応は，熱力学的に非常に不利な反応である．それにもかかわらず，細胞内では大量の脂質分子がERとミトコンドリア間を行き来する．**図1**に示した通り，ホスファチジルエタノールアミン（PE）やカルジオリピン（CL）と言った一部のリン脂質は，ミトコンドリア内膜に局在するPEまたはCL合成酵素によって合成される．その一方で，PEやCLの前駆体リン脂質であるホスファチジルセリン（PS）やホス

［略語］

CL：cardiolipin（カルジオリピン）

ER：endoplasmic reticulum（小胞体）

ERMES：ER–mitochondria encounter structure

MMM：maintenance of mitochondrial morphology

MDM：mitochondrial distribution and morphology

PA：phosphatidic acid（ホスファチジン酸）

PC：phosphatidylcholine（ホスファチジルコリン）

PE：phosphatidylethanolamine（ホスファチジルエタノールアミン）

PS：phosphatidylserine（ホスファチジルセリン）

SMP：synaptotagmin–like mitochondrial–lipid–binding protein

Lipid transport and biogenesis via organelle contact sites
Yasushi Tamura[1] /Shin Kawano[2] /Toshiya Endo[2]：Faculty of Science, Yamagata Unversity[1] /Faculty of Life Sciences, Kyoto Sangyo University[2]（山形大学理学部理学科[1] /京都産業大学生命科学部[2]）

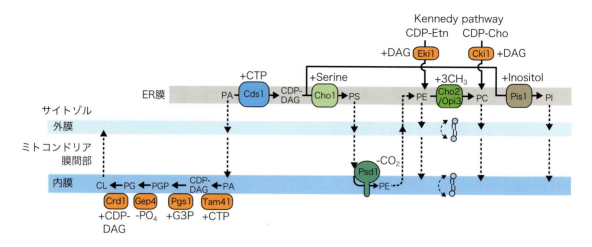

図1 出芽酵母におけるリン脂質合成輸送経路
リン脂質はERとミトコンドリアを行き来しながら合成される．PA：ホスファチジン酸，PS：ホスファチジルセリン，PE：ホスファチジルエタノールアミン，PC：ホスファチジルコリン，PI：ホスファチジルイノシトール，PGP：ホスファチジルグリセロールリン酸，PG：ホスファチジルグリセロール，CL：カルジオリピン，DAG：ジアシルグリセロール．

ファチジン酸（PA）は，ERで合成されるため，これらのリン脂質はERで合成された後，ミトコンドリア内膜へと供給されなければならない．さらにミトコンドリアで合成されたPEは，生体膜に最も豊富に存在するリン脂質，ホスファチジルコリン（PC）の前駆体リン脂質であるため，ミトコンドリアから小胞体膜へと輸送され，ERに局在する酵素によってメチル化されPCへと変換される必要がある（**図1**）．このようにER-ミトコンドリア間のリン脂質輸送は，各オルガネラの機能発現だけでなく，リン脂質合成のためにも重要なプロセスであるが，リン脂質がどのようにこれらのオルガネラ間を行き来するのかは最近までほとんどわかっていなかった[1]．本稿ではまず，主に出芽酵母を用いた解析により明らかになってきたミトコンドリア-ER間コンタクトサイトにおけるリン脂質輸送機構について解説する．

1 リン脂質輸送反応を仲介するミトコンドリア-小胞体のコンタクトサイト

1）オルガネラ結合因子ERMESの同定

ミトコンドリア-ER間のリン脂質輸送機構の解析は，Kornmannらによってミトコンドリア-ER間結合因子，ERMESが同定されたことを契機に，急速に進んだ[2]．

ERMESはER-Mitochondria Encounter Structureのことであり，Mmm1, Mdm10, Mdm12, Mdm34の4つのコアサブユニットで構成されるタンパク質複合体構造である（**図2**）．これらの4つの因子はもともと，ミトコンドリアの形態維持に重要なミトコンドリアタンパク質をコードする遺伝子*MMM*（<u>m</u>aintenance of <u>m</u>itochondrial <u>m</u>orphology），*MDM*（<u>m</u>itochondrial <u>d</u>istribution and <u>m</u>orphology）として同定されていた[3]．これらの因子が1つでも欠損すると，ミトコンドリア形態はチューブ状からボール状へと変化し，強い細胞の増殖阻害，ミトコンドリアDNAの消失，ミトコンドリア外膜のβバレルタンパク質の輸送異常などが引き起こされることが知られていた[4)5]．

Kornmannらは，ミトコンドリア外膜とERを強制的に結合させることができる人工テザリングタンパク質（ChiMERA，GFPのN末端にミトコンドリア外膜局在化シグナル，C末端にER局在化シグナルを融合させたタンパク質）を設計し，ChiMERAの発現が細胞の増殖に有利になる突然変異株を探索した[2]．本来細胞の増殖に不必要なChiMERAの発現が，細胞の増殖に必須となった突然変異株では，酵母細胞が本来備えているミトコンドリア-ER結合因子に変異が入り，機能不全になるだろうという発想である．この合成生物学的手法を組み込んだチャレンジングな酵母遺伝学ス

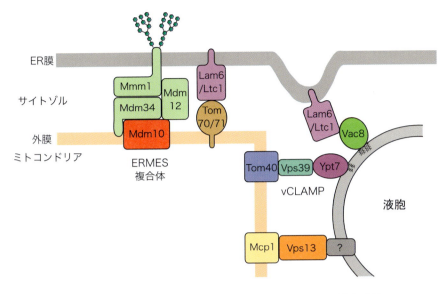

図2　出芽酵母におけるミトコンドリア，ER，液胞間結合因子

クリーニングの結果，KornmannらはERMES構成因子の機能不全による増殖阻害を，ChiMERAの発現によって部分的に相補可能であることを見出した．さらに解析を進めた結果，もともとミトコンドリア外膜タンパク質であると考えられていたMmm1が糖鎖付加を受けること（ER膜に局在するタンパク質であることを意味する）が判明した．これらの結果から，ER膜タンパク質であるMmm1とミトコンドリア外膜タンパク質であるMdm10, Mdm34，さらに表在性膜タンパク質であるMdm12が，オルガネラを隔ててタンパク質複合体を形成することで，ミトコンドリア外膜と小胞体膜を物理的に結合することが明らかになった[2]（図2）．

2）ERMES複合体のリン脂質輸送能が証明された経緯

Kornmannらは^{14}Cセリンを用いたパルスチェイス実験によりERMESがリン脂質輸送に関与する可能性を示した[2]．細胞に取り込まれた^{14}Cセリンの一部はER膜におけるPS合成に使用される．すなわちパルスラベルされたPSがPE, PCへと変換される過程を調べることで，ER-ミトコンドリア間のリン脂質輸送をモニターできる（図3）．興味深いことに，ERMES構成因子が欠損した酵母株ではPSからPCへの変換が遅延していた[2]．しかし，前述の通り，ERMES構成因子の欠損は，さまざまな細胞内プロセスに強い悪影響を引き起こすため，PS→PE→PCの変換の遅延が，本当にER-ミトコンドリア間のリン脂質輸送阻害を直接反映しているかについては疑問が残った．さらに異なる複数の研究グループから，ERMES構成因子の欠損が，これらのオルガネラ間のリン脂質輸送には全く影響しないという報告もなされ，ERMESのリン脂質輸送への関与は論争となっていた[6][7]．

そこでわれわれはまず，細胞ではなく，ミトコンドリアとERを含む単離膜画分を用いることで，ERMES欠損による二次的な影響を排除した実験系を構築し，ミトコンドリアとER間のリン脂質輸送反応を*in vitro*で直接評価した[8]．この*in vitro*実験系では，細胞の代わりに膜画分を^{14}Cセリンとインキュベートすることで放射性同位体ラベルしたPSを合成し，PE, PCへの変換を追跡する．興味深いことに，ERMES構成因子Mmm1やMdm12を欠損した細胞から単離した膜画分を用いた場合，顕著にPS→PEの変換，すなわちERからミトコンドリアへのPSの輸送が遅くなることがわかった[8]（図3）．この結果はERMESがERからミトコンドリアへのPS輸送に関与することを強く示唆する．ただし，ERMESが間接的にリン脂質輸送に影響する可能性を完全に排除できないため，精製ERMESタンパク質がリン脂質輸送活性をもつことを示す必要があっ

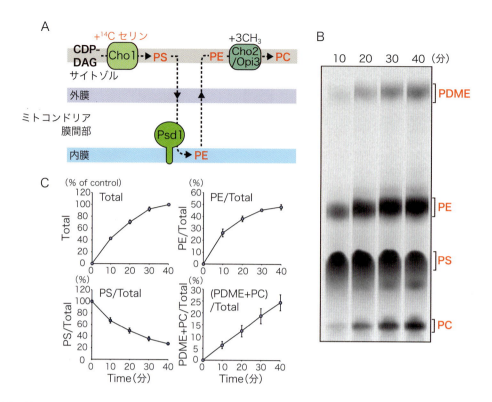

図3 膜画分を用いた in vitro リン脂質輸送実験
A）ミトコンドリア–ER間リン脂質輸送経路の模式図．ER膜とミトコンドリアを含む膜画分を^{14}Cセリン存在下でインキュベートすると，RIラベルされたPSが in vitro で合成される．このPSがオルガネラ間移動に伴い，PE，PCへと変換されることを指標にオルガネラ間リン脂質輸送をモニターできる．B）膜画分を一定時間インキュベート後，反応液に有機溶媒を加えて脂質画分を抽出後，薄層クロマトグラフィーにより脂質を分離し，ラジオイメージングにより検出した．C）全リン脂質に対するPS，PE，PCの相対量をプロットした．PSの割合がインキュベート時間とともに減少し，PE，PCの割合が上昇する．PS/Totalの値をもとにリン脂質輸送能を見積もることができる．PDME：ホスファチジルジメチルエタノールアミン．

た．そこでさらにわれわれは，精製ERMESタンパク質が人工リポソーム間でリン脂質を輸送する能力があるかを検討したが，Mdm12やMmm1の可溶性ドメイン単独ではほとんどリン脂質輸送活性がみられなかった．しかし興味深いことに，精製したMmm1-Mdm12複合体は，リポソーム間でリン脂質を輸送する活性があることがわかった[9]．これの解析により，ERMESが単にER-ミトコンドリア間テザリング因子として機能するのではなく，これらのオルガネラ間のリン脂質輸送を直接仲介する役割をもつことが明らかになった．

3）ERMES複合体の構造

ERMES構成因子のうちMmm1，Mdm12，Mdm34はSMP（synaptotagmin-like mitochondrial-lipid-binding protein）ドメインとよばれる脂質結合モ

チーフをもつことが知られている[10]．実際に，Mdm12（ほぼ全長がSMPドメイン）やMmm1のSMPドメインは，どちらの場合もリン脂質が結合した状態でのX線結晶構造が明らかにされている[9)11)12]．これらの結晶構造では，Mdm12一分子に対しリン脂質が1つ結合し，Mmm1のSMPドメイン一分子に対しては，リン脂質が二分子結合していた．現在異なる2種類の生物種〔*Saccharomyces cerevisiae*（Sc）と *Kluyveromyces lactis*（Kl），どちらも出芽酵母〕のMdm12の結晶構造が明らかにされており，どちらの場合もコーン型の形状をとり，コーン型の広い部分（底）にリン脂質の脂肪酸鎖を収納可能な疎水性ポケットを有することがわかっている．しかしこれらのMdm12の構造の疎水性ポケットの形状は異なっており，KlMdm12

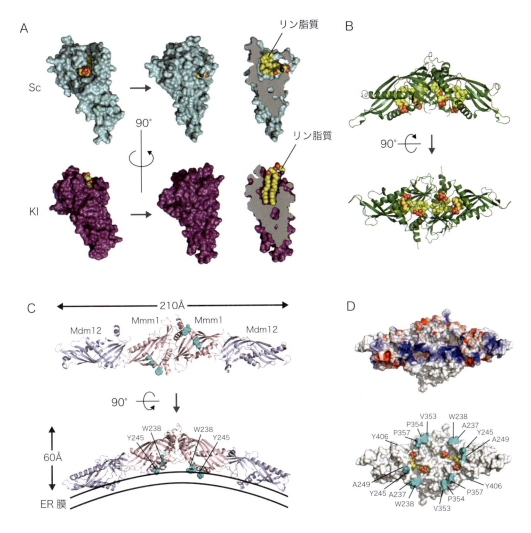

図4 ERMES複合体構成因子のX線結晶構造

A) Mdm12の構造と脂質結合ポケット．*S. cerevisiae* (Sc, シアン) と *K. lactis* (Kl, 紫) 由来Mdm12の結晶構造．左および中央が分子表面を異なる角度から表示したもの．結合したリン脂質は実体モデルであらわしており，炭素，窒素，酸素およびリン原子はそれぞれ黄，青，赤，橙色で示す．B) Mmm1の二量体構造．図中に示す角度で回転させた位置からの表示で，下段の分子中央の紙面上にC2対象軸が存在する．結合するリン脂質は (A) と同じ．C) Mmm1-Mdm12の構造と予想される膜コンタクト．Mmm1-Mdm12の結晶構造を，異なる角度から表示したもの．図中にMmm1 (ピンク) およびMdm12 (青紫) を示しており，おおよその分子長を矢印上に示した．下図には，予想されるER膜とのコンタクト様式を示す．ER膜との相互作用への関与が示唆される疎水性アミノ酸残基の側鎖をシアンであらわした．D) Mmm1のリン脂質結合ポケット周辺の電荷と疎水性．Mmm1を (B) の下図と同じ角度から，それぞれ表面化電分布 (上) と疎水性アミノ酸 (下) に着目してあらわした．上図の青から赤への分布は，プラスからマイナス電荷への分布を示しており，下図はリン脂質結合ポケット周辺に配置されている疎水性アミノ酸をシアンであらわしている．結合したリン脂質は (A) と同じ．

は底の部分に完全に閉じた疎水性の穴があいているのに対し[9]，ScMdm12の場合は，疎水性ポケットがタンパク質の側面まで広がったクレバス型であった[11)12)]（**図4A**）．この相違は，後者の結晶のパッキングに由来するドメインスワッピングによりもたらされた可能性がある．

Mmm1のSMPドメインは対称な二量体として結晶構造が明らかとなっており，どちらのMmm1分子にも全く同じ部位に二分子のリン脂質が結合していたことから，リン脂質がMmm1にも特異的に結合するこ

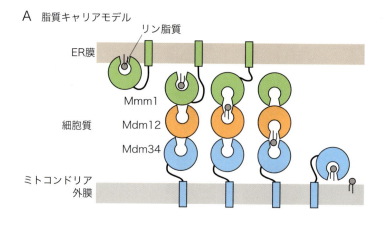
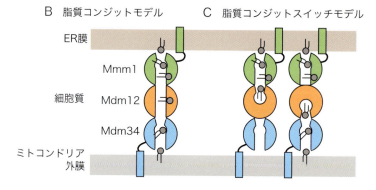

図5 ERMESによるリン脂質輸送機構モデル

とが示された[12]（**図4B**）.

Mmm1-Mdm12の構造はネガティブ染色後の電子顕微鏡解析から，Mmm1の二量体の両端にMdm12が結合した約210Å長のゆるく曲がった形状をもつことが示唆されていた[13]．最近，X線結晶構造解析においても同様の形状を示すことが明らかとなり，Mmm1-Mdm12複合体の凹型構造の表面でER膜の曲がった膜形状を認識するというモデルが提案されている[12]（**図4B, C**）が，直接的な証拠はなく，モデルの妥当性の検証は今後の課題である．

4）ERMES複合体によるリン脂質輸送の分子機構

ERMESのリン脂質輸送機構に関しては，現在主に「脂質キャリアモデル」と「脂質コンジットモデル」の2つのモデルが提唱されている[9)11)12]．SMPドメインを有する3つのタンパク質Mmm1，Mdm12，Mdm34がリン脂質分子をバケツリレーのように受け渡しながら異なるオルガネラ膜へと輸送するのが脂質キャリアモデルである（**図5A**）．このモデルはわれわれが明らかにしたMdm12の結晶構造が，底が完全に閉じた不連続なリン脂質結合ポケットを有していたことから提唱された[9]．一方脂質コンジットモデルでは，リン脂質がMmm1-Mdm12-Mdm34によって形成された連続した脂質輸送トンネルを通過することで，ER-ミトコンドリア間を移動する（**図5B**）．このモデルはJeongらによって明らかにされたMmm1-Mdm12複合体は連続したクレバス状の疎水性トンネルを有していた（ただしその大きさは脂質のトンネル内拡散に十分ではない）ことから提唱された[11)12]．ERMES複合体が実際にどのようにリン脂質を輸送するのか，その分子機構の全容解明には，現在その機能が不確定なもう1つのSMPドメインタンパク質Mdm34も含めたERMES複合体の構造解明が必須である．特に，Mdm34が，どのような形状のリン脂質結合ポケットを有し，ERMES複合体においてどの位置に配置されるかを明らかにす

る必要がある．これまでに精製タンパク質を用いた結合実験により，Mdm34はMdm12とは直接結合するが，Mmm1とは結合しないことが示されている[13]．Mdm34がMmm1–Mdm12–Mdm34複合体を形成し，連続的な脂質輸送トンネルを形成するのか（脂質コンジットモデル，**図5B**），それともMmm1，Mdm12，Mdm34すべてが不完全な脂質ポケットをもちバケツリレー形式で脂質を輸送するのか（脂質キャリアモデル，**図5A**）を明らかにする必要がある．また脂質キャリアモデルとコンジットモデルの両方を組合わせたコンジットスイッチモデルも考えられる（**図5C**）．このモデルではMmm1からMdm12へは連続した脂質結合トンネルによってリン脂質を受け渡すが，Mdm12側でトンネルは閉じているため，そのままではMdm34にリン脂質を受け渡せない．リン脂質を組み込んだMdm12分子がその相互作用相手をMmm1からMdm34へスイッチすることで新たにMdm12–Mdm34に脂質輸送トンネルを形成し，ミトコンドリア膜へとリン脂質を輸送するかもしれない．

2 リン脂質輸送反応を仲介するミトコンドリア–液胞のコンタクトサイト

1）リン脂質輸送因子Vps13

前述の通り，さまざまな証拠からERMES複合体の第一の機能が，リン脂質輸送であることが明らかになった[9]．ERMESの欠損によるリン脂質輸送不全は，ミトコンドリア形態異常やミトコンドリアDNAの消失と言った強い表現型を引き起こす原因となる一方で，これらの表現型が回復してしまう復帰突然変異株が得られることが以前から知られていた．この結果は，ERMESと機能的に重複する因子が何らかの要因により活性化したことを示唆する．最近，この復帰突然変異株の原因遺伝子が，リン脂質輸送活性をもつ*Vps13*であることが明らかとなった[14]．VPS13は3,000アミノ酸以上からなる巨大なタンパク質で，ミトコンドリア外膜タンパク質Mcp1と直接結合し，ミトコンドリア–液胞コンタクトサイトに局在することが明らかとなった[15]（**図2**）．*Mcp-1*遺伝子は以前からERMES複合体構成因子の欠損による増殖阻害を抑制するマルチコピーサプレッサーであることがわかっていた因子で

ある[16][17]．また最近，ヒトのVps13が，さまざまなオルガネラコンタクトサイト（Vps13A：ER–ミトコンドリア；Vps13C：ER–脂肪滴，ER–エンドソーム）に局在すること，精製Vps13タンパク質（N末端側1,350アミノ酸領域）が，その結晶構造からリン脂質結合に適したリン脂質結合ポケットを有し，リン脂質輸送活性をもつことが示された[18]．これらの結果は，ミトコンドリア–液胞間コンタクトサイトを介したリン脂質輸送経路が，ERMESの欠損による，ER–ミトコンドリア間でのリン脂質輸送不全を代替可能であることを示している．

2）ミトコンドリア–液胞結合因子vCLAMP

Vps13–Mcp1とは異なるミトコンドリア–液胞結合因子vCLAMP（<u>v</u>acuole <u>a</u>nd <u>m</u>itochondria <u>p</u>atch）も報告されている（**図2**）．2つの研究グループがほぼ同時に，後期エンドソームと液胞の結合（融合）に必須のHOPS複合体構成因子Vps39の過剰発現が，ERMES欠損株の増殖阻害を部分的に回復させることを報告した[19][20]．Vps39はミトコンドリア外膜タンパク質Tom40，さらに液胞膜に局在するYpt7（酵母のRab7）と相互作用することで，ミトコンドリア–液胞間の結合に寄与すると提案されている[21]．GFP融合タンパク質の蛍光顕微鏡観察によって，Vps39とVps13がミトコンドリア–液胞間でも異なる領域に局在することや，Mmm1の温度感受性変異株（*mmm1–1*）の増殖阻害が，ミトコンドリア–液胞間の結合に貢献できないVps39変異体を発現した状態でもMcp1の過剰発現によって回復することから，Vps13–Mcp1とvCLAMPは機能的に独立しているらしい[21]．今後vCLAMPが単にオルガネラ膜結合因子としてのみ機能するのか，それともVps13のようなリン脂質輸送因子がvCLAMP側にも存在するかを明らかにする必要があるだろう．

おわりに

本稿では主にリン脂質輸送におけるミトコンドリア–ERまたは液胞間コンタクトサイトの役割に関して概説した．誌面の都合上言及できなかったが，ミトコンドリア以外のオルガネラ同士もさまざまな組合わせでオルガネラコンタクトサイトを形成することが示唆

されており[22]，その生理的役割もリン脂質輸送だけでなく，Ca^{2+}を含むシグナル分子の伝達や，オートファゴソーム形成，ミトコンドリア分裂などさまざまなプロセスに関与することが示唆されている．当然，リン脂質以外のコレステロール，スフィンゴ脂質などの輸送の場としても機能することが予想される．実際に出芽酵母においては，ステロール輸送タンパク質Lam6が，ミトコンドリア–ER，ER–液胞間のコンタクトサイトで，機能することも報告されている[23][24]．今後の研究により，細胞内に存在するオルガネラコンタクトサイトと，その結合因子の分子実態，生理的機能が解明されることで，これまでの常識を覆す新たなオルガネラ像が明らかになっていくだろう．

文献

1) Tamura Y & Endo T：Adv Exp Med Biol, 997：121–133, 2017
2) Kornmann B, et al：Science, 325：477–481, 2009
3) Dimmer KS, et al：Mol Biol Cell, 13：847–853, 2002
4) Hobbs AE, et al：J Cell Biol, 152：401–410, 2001
5) Meisinger C, et al：EMBO J, 26：2229–2239, 2007
6) Nguyen TT, et al：Traffic, 13：880–890, 2012
7) Voss C, et al：J Cell Sci, 125：4791–4799, 2012
8) Kojima R, et al：Sci Rep, 6：30777, 2016
9) Kawano S, et al：J Cell Biol, 217：959–974, 2018
10) Kopec KO, et al：Biochem Soc Trans, 39：1033–1038, 2011
11) Jeong H, et al：EMBO Rep, 17：1857–1871, 2016
12) Jeong H, et al：Proc Natl Acad Sci U S A, 114：E9502–E9511, 2017
13) AhYoung AP, et al：Proc Natl Acad Sci U S A, 112：E3179–E3188, 2015
14) Lang AB, et al：J Cell Biol, 210：883–890, 2015
15) John Peter AT, et al：J Cell Biol, 216：3219–3229, 2017
16) Tan T, et al：J Cell Sci, 126：3563–3574, 2013
17) Kojima R, et al：FEBS Lett, 590：3061–3070, 2016
18) Kumar N, et al：J Cell Biol, 217：3625–3639, 2018
19) Hönscher C, et al：Dev Cell, 30：86–94, 2014
20) Elbaz-Alon Y, et al：Dev Cell, 30：95–102, 2014
21) González Montoro A, et al：Dev Cell, 45：621–636.e7, 2018
22) Kakimoto Y, et al：Sci Rep, 8：6175, 2018
23) Murley A, et al：J Cell Biol, 209：539–548, 2015
24) Elbaz-Alon Y, et al：Cell Rep, 12：7–14, 2015

＜筆頭著者プロフィール＞

田村　康：2002年名古屋大学理学部化学科卒業，'07年同大学院理学研究科博士後期課程物質理学専攻修了（指導教員：遠藤斗志也教授），米ジョンズ・ホプキンス大学医学部博士研究員，名古屋大学高等研究院特任助教，名古屋大学准教授物質科学国際研究センター准教授を経て，'15年より山形大学理学部准教授（現職）．博士研究員時代に解析したタンパク質がリン脂質代謝に関与することを見出して以降，オルガネラコンタクトサイトを介した脂質輸送研究に取り組んでいます．

第1章 ミトコンドリアの基礎研究の飛躍的進展

Ⅱ．ミトコンドリアネットワークとシグナル伝達

5. 小胞体から発信されるストレスシグナルによるミトコンドリア制御

加藤裕紀，西頭英起

> 小胞体とミトコンドリアが相互に影響しあいながら機能していることは，古くから言及されているが，いまだ多くのことが不明である．最近は，小胞体–ミトコンドリア間で物質や情報を交換させる膜接触場，すなわちコンタクトサイトの重要性が注目されている．一方で，ミトコンドリアで起こるさまざまな現象に，小胞体を起点としたシグナル伝達経路が利用されていることも解明されつつある．本稿では，さまざまな局面でミトコンドリアを制御している小胞体からのストレスシグナル伝達経路に焦点を当て解説する．

はじめに

　小胞体は，多様な機能を担うとともに，細胞内外からのさまざまなストレスを受けるオルガネラである．ストレス状況下での細胞は，小胞体内に折りたたみ不全な未成熟タンパク質が蓄積した状態（小胞体ストレス）に陥るが，小胞体ストレス応答（unfolded protein response）とよばれるシグナル伝達経路を活性化させ，小胞体の恒常性を維持しようとする．一方で，小胞体

[略語]
ATF6：activating transcription factor 6
eIF2α：eukaryotic initiation factor 2α–sub-unit
ERAD：endoplasmic reticulum–associated degradation（小胞体関連分解）
IRE1α：inositol–requiring enzyme 1α
mPTP：mitochondrial permeability transition pore
PERK：PKR–like ER kinase

ストレス応答による品質管理能力を超える強さの，あるいは遷延化した小胞体ストレスに晒されると，細胞は，小胞体ストレス誘導性の細胞死シグナルを発動させて死に至る．これまでに小胞体ストレス応答の大筋の分子機構，生理的意義に加えて，疾患発症や病態形成への関連性も明らかにされてきた．しかし，細胞や個体の表現型を観察すると，小胞体ストレス応答の生理的機能は，細胞内のさまざまなオルガネラの1つである小胞体の機能のみに寄与するものではないことがわかる．

　最近になり，異なる種類のオルガネラ同士の膜接触（コンタクトサイト）を介した協調的な働きが，さまざまな細胞機能の維持に関与するとして注目されている．そのなかでも，小胞体とミトコンドリアとの接触に関する研究が勢力的に進められている．小胞体ストレス応答を構成する一部のシグナル伝達経路が他オルガネラであるミトコンドリアのタンパク質恒常性，ダイナミクス，生合成等にかかわっていることも明らかにさ

Regulation of mitochondria through stress signaling pathway from endoplasmic reticulum
Hironori Kato/Hideki Nishitoh：Laboratory of Biochemistry and Molecular Biology, Department of Medical Sciences, University of Miyazaki（宮崎大学医学部機能制御学講座機能生化学分野）

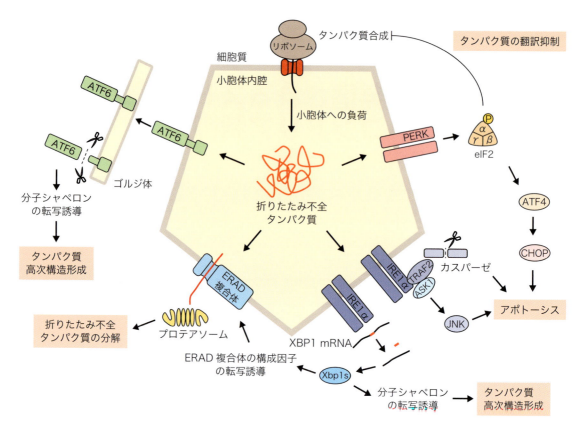

図1 小胞体ストレス応答

れつつある．本稿では，はじめに古典的な小胞体ストレス応答に関する知見を概説し，後半で，小胞体から発信されるシグナル伝達経路を介したミトコンドリアの機能制御について紹介する（コンタクトサイトを介した脂質輸送については第1章-Ⅱ-4を参照）．

1 小胞体ストレス応答を構成するシグナル伝達経路

小胞体ストレス応答が担う機能は，大きく3つに分類できる．1つ目はさらなる小胞体への負荷を防ぐ機構，2つ目は小胞体内に蓄積した折りたたみ不全タンパク質を改善・処理する機構，3つ目は細胞死を発動する機構である．これらの機構は，哺乳類細胞では3種類の小胞体ストレス受容体タンパク質（PERK：PKR-like ER kinase, IRE1α：inositol-requiring enzyme 1α, ATF6：activating transcription factor 6）から発信される．これら受容体は，膜貫通型タンパク質であり，小胞体内腔側で折りたたみ不全タンパク質を感知し，おのおのの受容体に特異的な細胞質側の機能的ドメインの活性化により，多様なストレス応答シグナルが発信される（図1）．

1）PERK経路

PERKは，細胞質側にセリン／スレオニンキナーゼ領域をもち，翻訳開始因子eIF2α（eukaryotic initiation factor 2αサブユニット）をリン酸化することで[1]，キャップ依存的な翻訳を抑制し細胞全体のタンパク質合成量を低下させ，小胞体へ流入するタンパク質を減少させる[2]．一方で，upstream open reading frame構造をもつ転写因子ATF4の翻訳は促進され，アミノ酸代謝の促進や活性酸素の軽減にかかわる遺伝子を特異的に転写誘導する[3]．小胞体ストレスが遷延化すると，PERK-eIF2α-ATF4経路は転写因子CHOP（C/EBP homologous protein）を転写誘導する．CHOPの標的となる遺伝子産物には，アポトーシスに関連する分子群が含まれる．

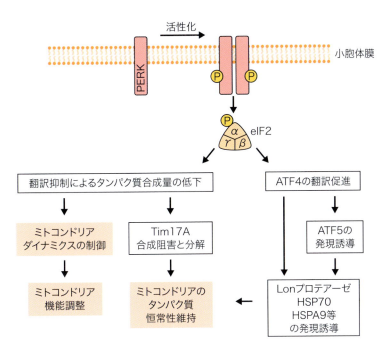

図2 小胞体ストレス応答とミトコンドリアのタンパク質恒常性維持とダイナミクス

2）IRE1α経路

　IRE1αは，細胞質側にキナーゼ領域とリボヌクレアーゼ（RNase）領域をもつユニークな受容体であり，多量体化による自己リン酸化を介して構造変化し，RNaseドメインを活性化させることで，特異的基質 *Xbp1*（X-box binding protein1）mRNAの2カ所を切断する．この *Xbp1* mRNAのスプライシングフォームからは，転写活性を有するXbp1sが翻訳される[4]．この転写因子は，小胞体シャペロンや折りたたみ不全タンパク質分解機構である小胞体関連分解（endoplasmic reticulum-associated degradation：ERAD）で機能する遺伝子群等を発現させる．ERADは，小胞体内の折りたたみ不全タンパク質を細胞質に逆輸送しながらユビキチン化させ，プロテアソームで分解させる機構である[5]．小胞体膜上には，多数のユビキチンリガーゼが存在している．

　一方でIRE1αは，アダプタータンパク質TRAF2と結合する．この複合体は，カスパーゼ経路あるいはMAPキナーゼASK1-JNK経路を活性化してアポトーシスを誘導する[6,7]．

3）ATF6経路

　ATF6は，bZIPドメインを有する膜結合型転写因子であり，N末端が細胞質側に位置する．全長型ATF6は，ゴルジ体に輸送されると，site-1およびsite-2プロテアーゼにより切断を受けることで，N末端断片が転写因子として機能する[8]．これにより，BiP（別名：GRP78）等の分子シャペロンが転写誘導され，小胞体内におけるタンパク質の高次構造形成が向上する．

2 ミトコンドリアを標的とした小胞体発信シグナル

1）ミトコンドリアのタンパク質恒常性

　ミトコンドリアは，1,000種類以上のタンパク質から構成されるが，そのほとんどは細胞質で合成される．細胞質で合成されたミトコンドリアタンパク質は，ミトコンドリア外膜のTOM複合体と内膜のTIM複合体を通って輸送される（第1章-Ⅰ-3）[9]．興味深いことに，ミトコンドリア機能障害時におけるミトコンドリアタンパク質の輸送は，小胞体ストレス時に誘導されるキャップ依存的な翻訳抑制を介して制御されている[10]（図2）．PERK-eIF2α経路の活性化による翻訳抑制は，内膜のTIM23膜透過装置の構成因子であるTim17Aの翻訳を減少させるとともに，ミトコンドリ

ア内のAAAファミリーメタロプロテアーゼである
YME1L（YME1 like ATPase）によりTim17Aの分解
が促進される．これにより，ミトコンドリアタンパク
質の輸送が阻害され負荷が軽減されることで，ミトコ
ンドリア内タンパク質恒常性が維持される．さらに
PERK-eIF2α-ATF4経路は，ミトコンドリアマトリ
クス内のLonプロテアーゼや分子シャペロンHSP70，
HSPA9（別名：GRP75）の発現誘導にも寄与してい
る[11]．加えてこの経路は，ミトコンドリアストレス応
答を誘引するATF5の発現誘導にも関与している[12]．
ATF5は，N末端側にミトコンドリア移行シグナル配
列を，C末端側に核移行シグナル配列とbZIPドメイン
を有する．この転写因子は，ミトコンドリアのタンパ
ク質品質管理機構の異常により核へ移行し，ミトコン
ドリア内の分子シャペロン等の発現を誘導する[13]．以
上のように，PERK経路は複数のタンパク質恒常性維
持機構を制御することで，ミトコンドリアの品質を管
理している．

2）ミトコンドリアのダイナミクス

　小胞体は，ミトコンドリアの分裂位置の決定に寄与
する[14]．その分裂位置は，小胞体とミトコンドリアが
接触した領域であるとされ，分裂因子Drp1（dynamin-
related protein 1）等がミトコンドリア分裂の制御に
関与している（第1章-I-1）[15]．これまでに小胞体ス
トレスが，ミトコンドリアの形態変化を誘引すること
が多くの論文で示されてきた．しかし，形態変化を引
き起こすメカニズムやその生理的意義・役割は不明で
あった．PERKは，ミトコンドリアの過融合を引き起
こし，小胞体ストレス下でミトコンドリアネットワー
クの形成を促進させている[16]（**図2**）．これには，
PERK-eIF2α経路による翻訳抑制が重要な役割を果た
しているが，ATF4は関与しない．興味深いことに，
PERKを介したミトコンドリアの過融合は，Drp1の阻
害やミトコンドリア融合因子MFN1（Mitofusin 1）お
よびMFN2の活性化とは非依存的に誘導されていた．
詳細なメカニズムは不明であるが，このミトコンドリ
ア過融合には，既述のミトコンドリア内膜に局在する
YME1Lが関与している．YME1Lの発現や機能が
PERK-eIF2α経路を介して制御されているかどうかは
明らかにされていないが，ミトコンドリアのタンパク
質恒常性とダイナミクスが密接に関与していることが

予想される．
　ミトコンドリアの過融合は，ストレス状況下で細胞
の機能を維持するために誘導される[17]．事実，伸長し
たミトコンドリアの方が断片化したミトコンドリアよ
りもエネルギー産生能が高い．小胞体ストレス状況下
でミトコンドリアの過融合を阻害すると，ミトコンド
リア機能は著しく低下する[16]．以上のことから，PERK
は小胞体ストレス状況下で，ミトコンドリアの機能調
整に寄与していると考えられる．

3）ミトコンドリアの生合成

　ミトコンドリア自身およびそこで機能しうるタンパ
ク質の生合成には，複数の転写因子やそれらの調整因
子が協調的に機能する[18]．それらのなかでも，PGC-1
α（peroxisome proliferator-activated receptor
coactivator-1α）やPGC-1βは，最も重要なマス
ター調節因子である[18]．PGC-1αは，半減期の短いタ
ンパク質であり，ユビキチン・プロテアソーム系によっ
て分解を受けている．これまでに，PGC-1αの分解に
は，ユビキチンリガーゼRNF34（RING finger protein
34）やSCFユビキチンリガーゼ複合体が寄与している
ことも示されている[19][20]．一方でPGC-1βは，ERAD
関連ユビキチンリガーゼの1つHRD1（HMG-CoA
reductase degradation protein1）の基質であること
も報告されている[21]（**図3**）．HRD1の脂肪組織特異的
ノックアウトマウスは，体重の減少，白色脂肪細胞の
縮小が認められ，ノックアウトマウスの白色脂肪組織
では，PGC-1βの発現量が亢進し，ミトコンドリアの
数とサイズが増加していた．HRD1は，PGC-1βと結
合して，ユビキチン・プロテアソーム系を介してPGC-1
βを特異的に分解する．このことからHRD1は，
PGC-1βの調整因子であり，ミトコンドリアの生合成
に寄与しているといえ，この機構を標的とした新たな
肥満の治療法が期待される．しかし，PGC-1βの分解
にHRD1以外のERAD分子群が動員されているのか，
またはERAD非依存的にHRD1が機能しているのか，
詳細な分子メカニズムは不明である．

4）ミトコンドリアを介した細胞死

　小胞体から放出されたCa^{2+}を適量取り込んだミトコ
ンドリアは，機能が向上するが，過剰量のCa^{2+}を取り
込むとmPTP（mitochondrial permeability transi-
tion pore）を起こし，アポトーシスが誘導される．古

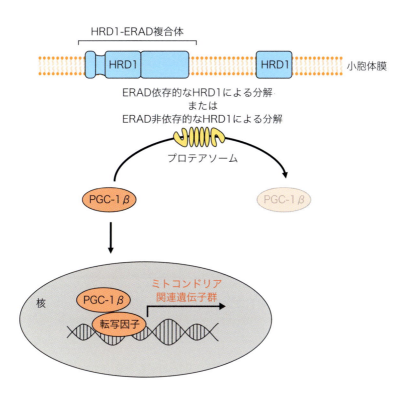

図3　小胞体ストレス応答とミトコンドリアの生合成

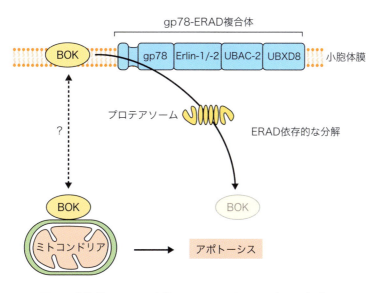

図4　小胞体ストレス応答とミトコンドリアを介した細胞死

典的な経路としては，BCL-2ファミリータンパク質BAXやBAK等を介したアポトーシス誘導機構がある[22]．最近，BCL-2ファミリータンパク質であるBOK（BCL-2 ovarian killer）により誘導されるアポトーシスが，ERADにより制御されていることが明らかにされた[23]（図4）．BOKは，BAXやBAKとは非依存的にmPTPを引き起こし，アポトーシスを誘引する機能をもつ．BOKの結合タンパク質として，gp78（別名：

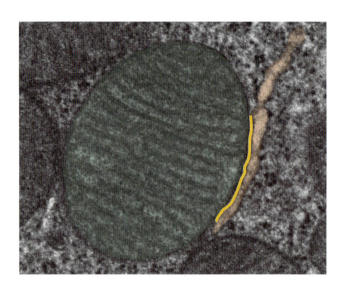

図5　褐色脂肪組織における小胞体とミトコンドリアの近接・接触
緑色はミトコンドリア，薄赤色は小胞体，黄色は小胞体とミトコンドリアの近接・接触した領域を示す．

AMFR），Erlin-1，Erlin-2，UBAC-2，UBXD8が同定されており，これらのタンパク質は，いずれも小胞体に局在するERADの構成因子である．gp78は，ERAD関連ユビキチンリガーゼであり，BOKを特異的にユビキチン化し，その発現を負に制御することで，アポトーシスの誘導を抑制している．このことからBOKによるアポトーシスの誘引には，ERADやプロテアソーム等の機能の低下が関係すると考えられる．BOKは，小胞体とミトコンドリアの両方に局在しており，小胞体に局在するBOKがERADを介して特異的に分解され，アポトーシス誘導の際にはBOKがミトコンドリアの外膜上に局在性を変化させている可能性がある．一方でBOKは，ミトコンドリアのダイナミクスにも関与しており[24]，ミトコンドリアにおいて多様な役割を果たしていると考えられる．

5）ミトコンドリアストレスと小胞体センサー

小胞体ストレス応答は，小胞体のみならずミトコンドリアへも作用することが明らかにされはじめている．しかしこれらは，小胞体ストレス状況下や遺伝子操作した細胞やマウスでの応答であり，ミトコンドリアストレス状況下においても，小胞体ストレス応答が同じように活性化し，ミトコンドリアの品質管理に寄与しているのかは不明である．さらには，小胞体がミトコンドリアで生じたストレスを感知して小胞体ストレス応答を活性化させているのかも明確にされていない．われわれは，ミトコンドリアストレスを受容する小胞体センサーの存在を想定し，研究に取り組んでいる．最近，小胞体ストレス受容体PERKがミトコンドリアストレスを受容し，ミトコンドリアの生合成にかかわる新規のシグナル伝達経路を活性化させていること見出した（投稿準備中）．興味深いことに，このシグナルは，タプシガルギンやツニカマイシンといった小胞体ストレス誘導剤では誘導されなかったことから，ミトコンドリアストレス依存的なPERKの機能であると考えている．体温維持やエネルギー消費の自律調節に寄与する褐色脂肪細胞の内部構造を電子顕微鏡で解析すると，ミトコンドリアと小胞体とが近接・接触していることが頻繁に観察されることから（**図5**）[25]，褐色脂肪細胞における両オルガネラ間のクロストークは，生体におけるエネルギー代謝や熱産生に重要な役割を果たしていると予想される．

おわりに

これまでのオルガネラのストレス応答に関する研究は，個々のオルガネラに焦点を当て解析されてきた．しかしオルガネラは，「細胞の臓器」であり異なるオルガネラ同士が協調的に機能することで，細胞の恒常性

を維持していると考えられはじめている．特に，ミトコンドリアはエネルギー供給の場であり，小胞体はタンパク質，脂質，イオンなどさまざまな分子の供給源であることから，両オルガネラ間のクロストークシグナルは，生体機能の維持に不可欠である．オルガネラストレス応答を個々のオルガネラの恒常性維持機構としてではなく，他のオルガネラやオルガネラクロストーク，さらには細胞全体の恒常性維持機構として捉えて，今後オルガネラ研究を進めていく必要がある．小胞体とミトコンドリア，さらにその接触部位から広がるネットワーク，その形成メカニズムや生理的意義・役割が明らかになれば，さまざまな生命現象や多彩な疾患群の病態分子メカニズムを解き明かす鍵となるであろう．

文献

1) Bertolotti A, et al：Nat Cell Biol, 2：326-332, 2000
2) Harding HP, et al：Nature, 397：271-274, 1999
3) Harding HP, et al：Mol Cell, 6：1099-1108, 2000
4) Yoshida H, et al：Cell, 107：881-891, 2001
5) Smith MH, et al：Science, 334：1086-1090, 2011
6) Nishitoh H, et al：Genes Dev, 16：1345-1355, 2002
7) Urano F, et al：Science, 287：664-666, 2000
8) Ye J, et al：Mol Cell, 6：1355-1364, 2000
9) Chacinska A, et al：Cell, 138：628-644, 2009
10) Rainbolt TK, et al：Cell Metab, 18：908-919, 2013
11) Rainbolt TK, et al：Trends Endocrinol Metab, 25：528-537, 2014
12) Zhou D, et al：J Biol Chem, 283：7064-7073, 2008
13) Fiorese CJ, et al：Curr Biol, 26：2037-2043, 2016
14) Friedman JR, et al：Science, 334：358-362, 2011
15) Klecker T, et al：Trends Cell Biol, 24：537-545, 2014
16) Lebeau J, et al：Cell Rep, 22：2827-2836, 2018
17) Tondera D, et al：EMBO J, 28：1589-1600, 2009
18) Scarpulla RC, et al：Trends Endocrinol Metab, 23：459-466, 2012
19) Wei P, et al：Mol Cell Biol, 32：266-275, 2012
20) Trausch-Azar JS, et al：J Cell Physiol, 230：842-852, 2015
21) Fujita H, et al：EMBO J, 34：1042-1055, 2015
22) Dewson G & Kluck RM：J Cell Sci, 122：2801-2808, 2009
23) Llambi F, et al：Cell, 165：421-433, 2016
24) Ausman J, et al：Cell Death Dis, 9：298, 2018
25) de Meis L, et al：PLoS One, 5：e9439, 2010

＜筆頭著者プロフィール＞
加藤裕紀：2011年，山梨大学大学院医学工学総合教育部博士課程修了（医科学），'11〜'13年，山梨大学グローバルCOE博士研究員，'13年，宮崎大学医学部機能制御学講座機能生化学分野博士研究員，'14年，日本学術振興会特別研究員（PD），'17年より宮崎大学医学部機能制御学講座機能生化学分野特任助教．研究テーマ：オルガネラクロストークとストレス応答．

第1章　ミトコンドリアの基礎研究の飛躍的進展

Ⅲ．マイトファジーの分子機構と生理的役割

6. 受精卵における精子ミトコンドリアの排除機構

佐藤美由紀，佐藤　健

> 多くの生物種においてミトコンドリアDNAは母性遺伝によって受け継がれる．モデル生物である線虫の解析から，この現象には父性ミトコンドリアの選択的オートファジー（マイトファジー）による分解が関与することが明らかとなり，その分子機構が解明されつつある．本稿では線虫をはじめハエや哺乳類で明らかとなってきた父性ミトコンドリアとミトコンドリアDNAの運命について，最近の知見を概説する．

はじめに

　オートファジーは細胞内成分を非選択的または選択的にリソソームへ取り込んで分解する機構であり，ミトコンドリアも選択的オートファジーの基質となることがわかってきた．この分解はマイトファジーとよばれ，栄養源の変化や低酸素，ミトコンドリアの機能低下などの刺激によって誘導される．ミトコンドリアはエネルギー代謝で中心的な役割をもつオルガネラであると同時に活性酸素種（ROS）の主要な発生源でもあることから，細胞はマイトファジーによってミトコンドリアの質・量を適切にコントロールしていると考えられる．さらに，遺伝性パーキンソン病の原因因子であるPINK1やParkinとマイトファジーの関連が報告されたことからも大きな注目を集めている．

【略語】
LIR：LC3-interacting region
MO：membranous organelle
mtDNA：mitochondrial DNA（ミトコンドリアDNA）

　マイトファジーには動物の発生過程にプログラムされたものも存在し，哺乳類では赤血球の分化過程に起きるミトコンドリアの分解が知られている．モデル生物である線虫 *C. elegans* を用いた解析からは，マイトファジーの別の役割もわかってきた．ミトコンドリアは細菌の共生を起源にもつオルガネラであり，内部に独自のDNA（mtDNA）をもっている．そこには呼吸鎖の構成因子やミトコンドリアtRNAやrRNAといった遺伝子がコードされており，ミトコンドリア機能に必須である．興味深いことにmtDNAは多くの生物で母方（片親）からのみ遺伝することが知られている．母性遺伝とよばれるこの遺伝様式はヒトにおいても保存されており，そのためmtDNAの変異に起因するミトコンドリア病などの疾患は母性遺伝する．では，精子のmtDNAはどのタイミングでどのように排除されるのだろうか？ 1990年代までのマウスなど哺乳類を用いた研究では，精子のミトコンドリアとそのmtDNAは受精卵にもち込まれるものの，初期胚で消失する様子が観察されていた[1]．さらに1999年にはアカゲザル

How are paternal mitochondria eliminated from embryos ?
Miyuki Sato/Ken Sato：Institute for Molecular and Cellular Regulation, Gunma University（群馬大学生体調節研究所）

やウシの精子ミトコンドリアが受精前にユビキチンによって標識されていることが報告されたが，当時は具体的な分解のしくみまでは解明されていなかった[2]．しかし2011年になり，線虫を用いた解析から，精子に由来する父性ミトコンドリアとそのmtDNAがオートファジーによって受精卵から選択的に排除されることが示され，オートファジーと母性遺伝の関係がはじめて明らかとなった[3] [4]．本稿では近年さまざまな生物種で明らかとなってきた精子ミトコンドリアやそのmtDNAの受精後の運命と母性遺伝との関係について紹介する．

1 *C. elegans*における父性ミトコンドリアの分解機構

　線虫の精子は50〜70個の粒状のミトコンドリアを含んでいる．精子ミトコンドリアを蛍光タンパク質で標識して観察すると，受精によって卵子の中にもち込まれた後，16細胞期にかけて消失する様子が観察された．このとき，オートファゴソーム膜のマーカーとして用いられるAtg8/LC3の線虫ホモログ・LGG-1を可視化すると，受精直後の1細胞期において父性ミトコンドリアをとり囲むようにオートファゴソーム膜が形成されることがわかった（**図1A**）．オートファゴソームにとり囲まれた父性ミトコンドリアは割球にランダムに分配されながら16細胞期にかけて分解される．しかし，オートファジー制御因子の変異体の受精卵では，父性ミトコンドリアやそのmtDNAが胚発生後期や幼虫期にまで残存するようになることから，オートファジーによる父性ミトコンドリア分解がmtDNAの母性遺伝に必要なメカニズムであることが確認された[3] [4]．また，線虫精子にはMOs（membranous organelles）とよばれるゴルジ体由来の多胞体状オルガネラが存在し，精子の受精能に必須である．このMOsも精子ミトコンドリア同様に受精卵にもち込まれるが，やはりオートファジーによって分解されることが判明した（**図1A**）[3] [4]．そこで，われわれはこれら父性オルガネラの分解をアロファジー〔allophagy：allogeneic（non-self）organelle autophagy〕と名付けた[5]．

2 オートファジーによる基質選択のメカニズム

　父性オルガネラが選択的に排除されるしくみも明らかとなりつつある．一般的に選択的オートファジー経路においてはオートファジーアダプターもしくはレセプターとよばれる因子群が標的上に局在化するとともに，LC3などのオートファジー因子とも結合することで基質周囲への局所的なオートファゴソーム膜形成を促している．マイトファジーにおいては，ミトコンドリア外膜タンパク質がマイトファジーレセプターとして働く場合と，ユビキチン結合タイプのオートファジーアダプターの局在化が誘導されるケースがある[6]．後者であるPINK1・Parkin依存的経路では，膜電位が低下した不良ミトコンドリアをParkinがユビキチンで標識し，それをOPTN（optinuerun）やNDP52，p62といったユビキチン結合ドメインをもつオートファジーアダプターが認識することで選択的分解が実行される．また，アダプターレセプターのなかにはリン酸化による制御を受けるものも知られており，OPTN，NDP52，p62は自然免疫のシグナル伝達でも働くキナーゼ・TBK1によりリン酸化され，LC3またはユビキチンとの結合能が増強される（**図1B**）[7]．

　アロファジーにおいても父性オルガネラ上にユビキチン化が検出され，また唯一のE1酵素*uba-1*をノックダウンするとアロファジーも阻害されることから，ユビキチン化の関与が考えられた[4] [8]．しかし，線虫のPINK1またはParkinホモログの破壊株においてもなお父性オルガネラはアロファジーにより完全に分解されたことから，アロファジーにはPINK1，Parkinは少なくとも必須ではないと考えられた[8]．一方，前述のように既知のマイトファジー経路ではキナーゼの関与が知られていたことから，線虫キナーゼ遺伝子に対して網羅的なRNAiスクリーニングを行ったところ，哺乳類のTBK1/IKKεファミリーに相同性を示すキナーゼであるIKKE-1がアロファジーに関与することを見出し，線虫においてもキナーゼが選択的オートファジーにかかわることがはじめて明らかになった[8]．さらに，線虫にはOPTNやNDP52遺伝子のホモログは存在しないことから，これらに相当する因子の探索を行った結果，IKKE-1結合因子としてALLO-1を同定した．

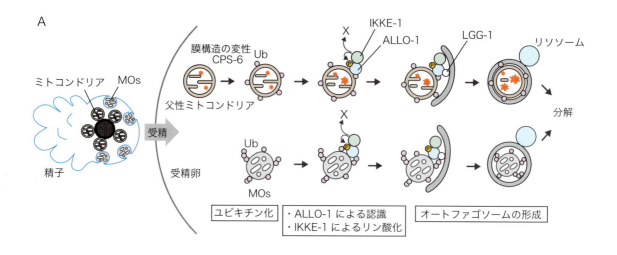

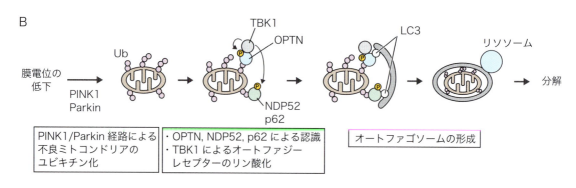

図1 線虫アロファジーと哺乳類マイトファジーの分子機構の類似性
A）線虫においてはアロファジーによって父性ミトコンドリアとMOsが分解される．受精後には父性ミトコンドリアの膜構造の変性とユビキチン化が起き，さらにALLO-1の働きによって局所的にオートファゴソーム膜の形成が誘導される．B）哺乳類のPINK1-Parkin依存的マイトファジーでは，ユビキチン化されたミトコンドリアがOPTNやNDP52, p62によって認識され局所的オートファゴソーム膜の形成が誘導される．どちらの場合もTBK1ファミリーキナーゼによるオートファジーアダプターのリン酸化が関与する．

ALLO-1は線虫類に特異的な因子であったが，オートファジーアダプターに共通するLC3結合モチーフ・LIRを有する機能未知のタンパク質であった．*ikke-1*または*allo-1*破壊株では父性ミトコンドリアやMOs周囲へのLGG-1の集積が阻害され，オートファジー変異体同様に父性オルガネラの分解が起きなくなる．ALLO-1は野生型またはオートファジー経路の上流因子であるUNC-51（Atg1）の欠損胚においても父性ミトコンドリア・MOsの両方に局在化し，さらにLIRを介してLGG-1と直接結合することから，オートファジーアダプターとして機能していると考えられた．また，ALLO-1はリン酸化による制御を受けており，74番目のスレオニン（T74）はIKKE-1依存的リン酸化部位の1つであることも判明した[8]．一方，*uba-1*ノックダウンによりALLO-1の局在性も低下することから，ALLO-1の父性オルガネラ局在化はユビキチン依存的であることが示唆された[8]．ALLO-1には既知のユビキチン結合モチーフは見出せないものの，ALLO-1は父性オルガネラ上のユビキチンを直接または別のユビキチン結合タンパク質を介して間接的に認識していると考えられる．父性オルガネラのユビキチン化を担う酵素はいまだ同定されておらず，今後の課題である．

哺乳類の不良ミトコンドリアのマイトファジーや線虫の父性ミトコンドリア分解において，プロヒビチン

がオートファジーレセプターとして働くという報告もある[9]. プロヒビチンはミトコンドリア内膜タンパク質であり, 通常は細胞質に存在するLC3とは接触できない. しかし, 基質となる不良ミトコンドリアでは外膜が破れることによりプロヒビチンが細胞質に露出しLC3と結合できるようになるとのモデルが提唱されている. 後述するように父性ミトコンドリアでも外膜の損傷が観察されることから, ユビキチン依存的オートファジーアダプター群に加えてプロヒビチンもマイトファジーを促進する働きをしているのかもしれない.

3 精子ミトコンドリアで起きる受精後の変化

　線虫精子の詳細な電子顕微鏡観察から, 受精前後で精子ミトコンドリアの構造に大きな変化が生じることもわかってきた[10]. 父性ミトコンドリアでは受精直後からクリステ構造の縮退や凝集体の蓄積などの変化が起きることが報告されている. さらに時間が経過すると, 外膜が破れたような像も観察されるようになる. このような形態変化は機能とも相関しており, 受精後の父性ミトコンドリアでは膜電位の低下がみられる. この変化はオートファゴソーム膜の形成が完了する前にはじまることから, オートファジーによる分解過程を見ているのではなく, 精子ミトコンドリアに自発的に起きる変化であることが示唆されており, この膜構造の変化がユビキチン化とそれに続くオートファジーを誘導している可能性が考えられる.

　この過程にかかわる因子として, ミトコンドリア内に局在するエンドヌクレアーゼG・CPS-6が報告されている[10]. CPS-6は通常は膜間領域に局在するが, 内膜構造の崩壊によりマトリクスへ移行したCPS-6がmtDNAの損傷を引き起こし, 精子ミトコンドリアの機能低下を増幅させるという仮説が提唱されている. この研究では精子側でcps-6を欠損させると受精後の父性ミトコンドリア変性の進行とその後のオートファジーによる分解が遅延することが報告されている. しかしながら, cps-6破壊株においても最終的には父性ミトコンドリアの分解は起こることから, 父性ミトコンドリア分解におけるCPS-6の重要性については議論の余地がある. また, 受精後にこのような膜構造の変

化を開始させる最初の引き金についてはいまだ明らかとなっていない.

　このように, 父性ミトコンドリアの分解と不良ミトコンドリアのマイトファジーは, 膜構造の変性とユビキチン化, それに続くTBK1ファミリーとオートファジーアダプターを介した分解という点において高い類似性をもつことがわかってきた. 興味深いことにTBK1やOPTN・NDP52を介したしくみは感染細菌を標的とするゼノファジー経路でも共通に用いられる. ミトコンドリアももとは細菌であったことを考えると, これらの分解経路は同じ起源から進化した異物の排除機構と考えることができるのかもしれない.

4 哺乳類やハエにおける父性ミトコンドリア分解

　ハエや哺乳類でもオートファジーの関与が報告されてきているが, 種ごとの違いも見えてきている. ショウジョウバエの精子は鞭毛内を貫く非常に長いミトコンドリアをもつ. 内部のmtDNAは精子形成時にミトコンドリア特異的なエンドヌクレアーゼGによってあらかじめ消化されてしまうため, ハエではこれが主な母性遺伝のしくみになっている[11]. しかし, 受精卵のなかで精子由来ミトコンドリアはユビキチン化され, オートファジー様の分解によって排除される[12]. このとき父性ミトコンドリア近傍には後期エンドソームまたはアンフィソーム (オートファゴソームとエンドソームが融合したオルガネラ) のような多胞体 (内部に多数の小胞を含む膜構造) 状のオルガネラが出現し, 父性ミトコンドリアが短く断片化された後にオートファゴソームにとり囲まれ分解されることが観察されている (図2A). 多胞体上にはオートファジー制御因子であるAtg8が局在化すること, さらにオートファジー変異体では断片化のステップも遅延することから, オートファジー関連因子が断片化のステップにも関与することが示唆されている. また, ユビキチン化されたミトコンドリアの認識にはユビキチン依存的オートファジーアダプターであるp62の関与が報告されている[12].

　マウス胚における父性ミトコンドリアとmtDNAの運命については近年相反する報告がなされている (図2B). Sunらは, マウスでは精子の段階ですでに

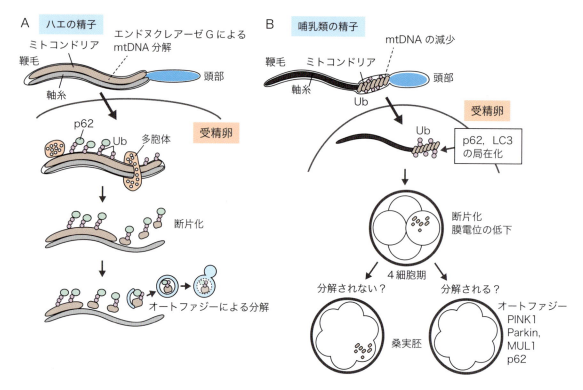

図2　ハエと哺乳類における父性ミトコンドリアの運命
A) ハエにおいては精子分化時に細長いミトコンドリアが形成されるとともにmtDNAの分解が起きる．受精後に父性ミトコンドリアはユビキチン化されるとともに断片化され，オートファジーによって分解される．断片化には後期エンドソームまたはアンフィソーム様の多胞体の関与が示唆されている．B) 哺乳類においては受精前後の精子においてミトコンドリア上にユビキチン化が観察され，受精後にはp62やLC3といったオートファジー因子の局在化が複数のグループによって観察されている．その後は積極的に分解されないとする説と，桑実胚以降にPINK1・Parkin経路とMUL1を介してオートファジーによって分解されるという説がある．

mtDNAがかなり減少しており，これが母性遺伝の主な要因となっているとしている．また，初期胚において父性ミトコンドリア上にユビキチンやp62，LC3などの局在化はみられるものの，1990年代までの報告とは異なり，父性ミトコンドリアは積極的には分解されず，少なくとも桑実胚期までは残存していると報告している[13]．一方で，マウス胚においてもユビキチン化された父性ミトコンドリアがp62を介してオートファジー依存的に分解されるとの報告もなされている[14]．このような父性ミトコンドリアでは受精後に膜電位の低下がみられること，ParkinとMUL1という2つのユビキチンリガーゼを同時にノックダウンするとこの分解が遅延することから，体細胞における不良ミトコンドリアのマイトファジーとの共通性が指摘されている[14]．このようにマウスにおいてもmtDNAは母性遺伝するものの，発生過程において父性ミトコンドリアが積極的に分解されているかどうかについては今後のさらなる検証が必要である．

おわりに

これらの研究から生物は父性ミトコンドリアとそのmtDNAを排除するための多段階のしくみをもち，そのメカニズムには共通性と種ごとの特異性があることがわかってきた[15]．一方で，生物がこのようなしくみを進化させてきた理由については明確な答えは得られていない．*allo-1*破壊株は通常の培養条件下では目立った生育異常を示さないことから，父性mtDNAが遺伝しても直ちに生育に影響することはなさそうである．さまざまな説が提唱されているなかでわれわれが

有力だと考えているのは，生物は進化の過程でmtDNAをホモプラスミー（1種類のmtDNAのみをもつ）な状態で保持しようとしてきたという説である．もともとmtDNAは核内DNAに比べ複製の正確性が低く，細胞内に多コピー存在するため，複数の遺伝子型が混在するヘテロプラスミーな状態になりやすいと予測される．しかし，このような状態が生じても数世代のうちにホモプラスミーな状態に移行することが知られており，この現象は急調分離とよばれている[16]．急調分離と母性遺伝はともにmtDNAをホモプラスミー状態に維持するためのしくみと考えることができ，ミトコンドリアを適切に維持するためにはmtDNAが均一である方が有利なのかもしれない．これを実験的に検証する試みも報告されている．異なるマウス系統に由来する2種類のmtDNAをもつように遺伝子操作したマウスは，活動量や代謝，空間学習などに軽微ではあるが異常がみられることから，ホモプラスミー状態の方が生理的に好ましい可能性が示唆されている[17]．また昨年には，ミトコンドリア病が疑われる患者において，mtDNAが両性遺伝し，母方・父方のヘテロプラスミー状態である症例が3家系で発見された[18]．以前にもミトコンドリア病の患者で父性mtDNAが混在している例が一例だけ報告されていたが，新しい解析技術によって両性遺伝するケースもあることが再確認されたことになる．ヘテロプラスミーと疾患の因果関係までは証明されておらず，また父性mtDNAが遺伝した原因も現時点では不明だが，母性遺伝とミトコンドリア機能の関連を示唆する新しい事実として注目される．このように，mtDNAの遺伝をコントロールするメカニズ

ムの詳細やその意義，さらに病態との関連についてはいまだ未解明な部分も多く，今後のさらなる解析が必要である．

文献

1）Sato M & Sato K：Biochim Biophys Acta, 1833：1979–1984, 2013
2）Sutovsky P, et al：Nature, 402：371–372, 1999
3）Al Rawi S, et al：Science, 334：1144–1147, 2011
4）Sato M & Sato K：Science, 334：1141–1144, 2011
5）Sato M & Sato K：Autophagy, 8：424–425, 2012
6）Okamoto K：J Cell Biol, 205：435–445, 2014
7）Yamano K, et al：EMBO Rep, 17：300–316, 2016
8）Sato M, et al：Nat Cell Biol, 20：81–91, 2018
9）Wei Y, et al：Cell, 168：224-238.e10, 2017
10）Zhou Q, et al：Science, 353：394–399, 2016
11）DeLuca SZ & O'Farrell PH：Dev Cell, 22：660–668, 2012
12）Politi Y, et al：Dev Cell, 29：305–320, 2014
13）Luo SM, et al：Proc Natl Acad Sci U S A, 110：13038–13043, 2013
14）Rojansky R, et al：Elife, 5：doi:10.7554/eLife.17896, 2016
15）Sato K & Sato M：J Biochem, 162：247–253, 2017
16）設楽浩志，他：細胞工学，29：461–465，2010
17）Sharpley MS, et al：Cell, 151：333–343, 2012
18）Luo S, et al：Proc Natl Acad Sci U S A, 115：13039–13044, 2018

＜筆頭著者プロフィール＞
佐藤美由紀：東京大学理学系研究科生物科学専攻博士課程修了．博士（理学）．理化学研究所基礎科学特別研究員，米ラトガーズ大学博士研究員，日本学術振興会特別研究員（PD），群馬大学生体調節研究所助教などを経て，2013年より群馬大学生体調節研究所准教授．受精卵の中のオルガネラに注目して研究を展開中．

第1章　ミトコンドリアの基礎研究の飛躍的進展

Ⅲ．マイトファジーの分子機構と生理的役割

7. 哺乳類におけるミトコンドリア オートファジーの分子機構

井上敬一，山下俊一，神吉智丈

> ミトコンドリアオートファジー（マイトファジー）は，不要になったミトコンドリアを特異的に分解除去するシステムである．マイトファジーはその分解を通じて細胞内ミトコンドリアの恒常性維持に寄与していると考えられているが，その分子メカニズムや生理的・病理的意義については充分に解明されていない．本総説では，哺乳類のマイトファジーの分子メカニズムや個体における機能について，われわれの最近の成果を踏まえて概説した後，今後の課題・展望について述べる．

はじめに

　ミトコンドリアは，ほとんどの真核生物の細胞に含まれる細胞内小器官であり，酸化的リン酸化によるATPの産生やアポトーシスの制御など，細胞にとってきわめて重要な役割を担っている．一方でATP産生に伴う活性酸素種（ROS）の発生はミトコンドリアDNAやタンパク質に傷害を与えるため，ミトコンドリアの機能低下を引き起こす．マイトファジーは，機能低下に陥ったミトコンドリアをオートファジー・リソソーム系を介して分解除去することにより，ミトコンドリア恒常性の維持に寄与している．

　オートファジーは一般に，細胞質に存在するタンパク質やオルガネラを“非選択的に”脂質二重膜からなるオートファゴソーム内に隔離した後，オートファゴソームとリソソームが融合することにより，その内容物を分解する（**図1A**）．マイトファジーはオートファジーの一種で，ミトコンドリアを“選択的に”オート

[略語]

ARIH1：ariadne RBR E3 ubiquitin protein ligase 1
BCL2L13：BCL2–like 13
BNIP3：BCL2/adenovirus E1B 19 kDa interacting protein 3
FKBP8：FK504–binding protein 8
FUNDC1：FUN14 domain containing protein 1
LIR：LC3–interacting region
Mfn2：Mitofusin 2

MUL1：mitochondrial ubiquitin ligase activator of NF–κB1
NDP52：nuclear dot protein 52
NIX：BNIP3–like/NIP–3–like protein X
OPTN：optineurin
PINK1：PTEN–induced kinase 1
VDAC：voltage–dependent anion–selective channel protein

Molecular mechanism of mitochondrial autophagy in mammals
Keiichi Inoue/Shun–ichi Yamashita/Tomotake Kanki：Department of Cellular Physiology, Niigata University Graduate School of Medical and Dental Sciences（新潟大学大学院医歯学総合研究科機能制御学分野）

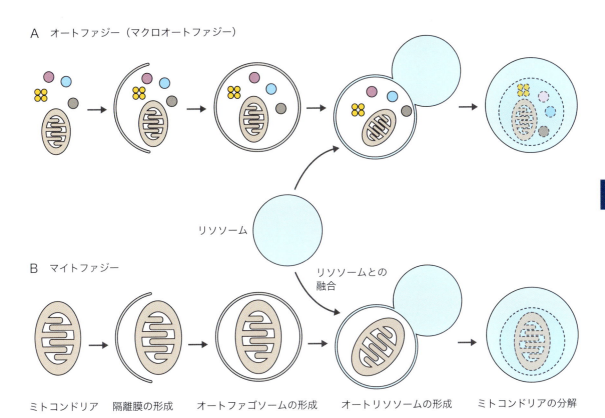

図1 オートファジーとマイトファジーの比較
一般的なオートファジー（マクロオートファジー）は，タンパク質や細胞内小器官を非特異的に分解するが，マイトファジーはミトコンドリアを特異的に分解する．

ファゴソームに隔離し，リソソームで分解する（**図1B**）．このマイトファジーという現象は，1957年に電子顕微鏡観察によりマウス発達期の腎臓組織において報告されていたが[1]，その分子機構や生理的意義はほとんど明らかにされていなかった．近年パーキンソン病原因遺伝子であるPINK1とParkinによるマイトファジー制御機構の発見[2]や，酵母マイトファジー必須因子であるAtg32の発見[3,4]などが契機となって，マイトファジー研究は大きく進展することとなった．

1 マイトファジーはどのように実行されるのか？

マイトファジーはオートファジーの一種であり，オートファゴソーム形成以降からリソソームによる分解までの過程は，通常のオートファジーと共通である（**図1**）．それゆえマイトファジーに特異的なメカニズムは，「ミトコンドリアがどのようにしてオートファゴソームに選択的に取り込まれるか」という点にある．これまでの研究からその過程にはいくつもの報告があるが，大きく分けると，(1)ユビキチン介在経路と(2)レセプター介在経路，の2種類に分類される[5〜7]．

図2に示すように，(1)ユビキチン介在経路では，まずユビキチンリガーゼによりミトコンドリアタンパク質がユビキチン化される（①ユビキチン化），次にユビキチン化を指標にアダプタータンパク質がミトコンドリアにリクルートされる（②アダプター結合），さらにアダプタータンパク質と隔離膜上の因子が結合し（③LC3ファミリー分子結合），隔離膜が閉じてオートファゴソームが形成される．一方，(2)レセプター介在経路では，まずミトコンドリア上にマイトファジーレセプターが発現する（①レセプター発現），リン酸化・脱リン酸化によりレセプターが活性化される（②レセプター活性化），活性化したレセプターに隔離膜上の因子が結

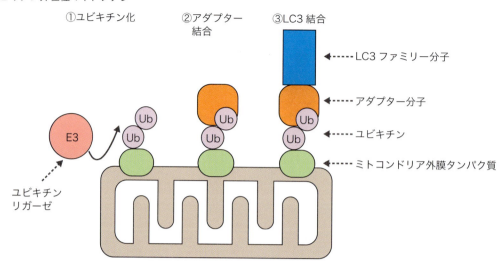
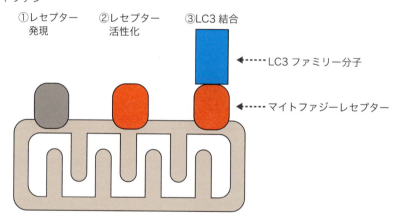

図2　ユビキチン介在性マイトファジーとレセプター介在性マイトファジー
A） ユビキチン介在性マイトファジーでは，①ユビキチンリガーゼによるミトコンドリア外膜タンパク質のユビキチン化，②ユビキチンへのアダプター分子（p62，OPTN，NDP52など）の結合，③アダプター分子とLC3ファミリー分子の結合，の過程を経る．**B）** レセプター介在性マイトファジーでは，①マイトファジーレセプター分子の発現，②レセプター分子の活性化，③レセプター分子とLC3ファミリー分子の結合，の過程を経る．

合し（③LC3ファミリー分子結合），隔離膜が閉じてオートファゴソームが形成される，という過程を経る．

1）ユビキチン介在性マイトファジー

　ユビキチン介在性マイトファジーは，ユビキチンリガーゼによってユビキチン化されたミトコンドリア表面タンパク質を標識として誘導されるマイトファジーであり，ユビキチン化酵素であるユビキチンリガーゼを中心とした経路である（**図2A**）．ここでは最もよく研究されているユビキチンリガーゼParkinを介した経路を紹介し，さらに他のユビキチンリガーゼを介した経路（ARIH1，MUL1）についても概説する．

i）Parkin依存型ユビキチン介在性マイトファジー（PINK1-Parkin依存型マイトファジー）

　Parkinが機能するためには，PINK1による活性化が必要なので，ここではPINK1-Parkin依存型マイトファジーとして紹介する（**図3**）．PINK1とParkinはとも

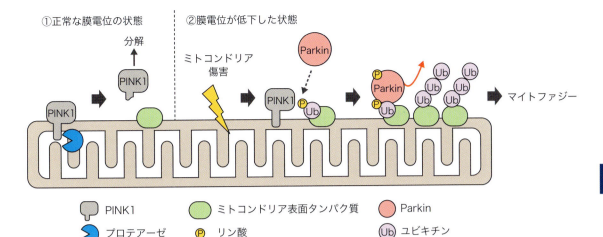

図3 PINK1-Parkin依存性ユビキチン介在性マイトファジー
①ミトコンドリア膜電位が正常の場合，PINK1は内膜プロテアーゼにより切断され，ミトコンドリアに局在しない．
②ミトコンドリア傷害により膜電位が低下すると，PINK1はミトコンドリアに局在する．ミトコンドリアに局在したPINK1はミトコンドリア外膜タンパク質に付いたユビキチンをリン酸化し，Parkinをミトコンドリア外膜に局在化させる．さらにPINK1はParkinをリン酸化して活性化する．Parkinはミトコンドリア外膜タンパク質をつぎつぎにユビキチン化し，マイトファジーを促進する．より詳しくは文献10, 11参照．

に家族性（遺伝性）パーキンソン病の原因遺伝子であり[8)9)]，PINK1-Parkin依存型マイトファジーはこれまでさかんに研究されてきた[10)11)]．PINK1はそのN末端にミトコンドリア移行シグナルをもつリン酸化酵素で，細胞質で翻訳され，ミトコンドリアに移行する．ミトコンドリアの膜電位が正常な状態では，ミトコンドリア外膜を通過したPINK1はそのN末端がミトコンドリア内膜も通過する．そこでプロテアーゼによるN末端部分の切断を受けることで細胞質に戻され，プロテアソームにより分解される．しかしミトコンドリアが傷害を受け，ミトコンドリア膜電位が低下すると，PINK1は内膜を通過せずプロテアーゼによる切断をまぬがれ，ミトコンドリア外膜にとどまる．ミトコンドリアに蓄積したPINK1はそのキナーゼ活性依存的に，細胞質に存在するParkinをミトコンドリアに局在化させ，さらにParkinをリン酸化することで活性化する．活性化したParkinはMfn2，VDACなどのミトコンドリア外膜タンパク質を次々とユビキチン化していく．ミトコンドリア外膜に大量に集積したユビキチンは，OPTNやNDP52といったアダプタータンパク質と結合する．さらにアダプタータンパク質は隔離膜上の因子LC3と結合する領域LIR（LC3-interacting region）をもつため，隔離膜とミトコンドリアを結びつけることができ，その結果，膜電位の低下したミトコンドリアはオートファゴソームに取り込まれることになる．

ii）Parkin非依存型ユビキチン介在性マイトファジー

Parkin以外にも，いくつかのユビキチンリガーゼがマイトファジーを制御していることが知られている．これらはどれもミトコンドリア外膜のタンパク質をユビキチン化し，アダプタータンパク質をリクルートする．例えばARIH1は，Parkin同様PINK1と協働してマイトファジーを起こすユビキチンリガーゼである[5)12)]．ARIH1は肺がん細胞において化学療法により傷害を受けたミトコンドリアの分解を誘導しているが，標的とするミトコンドリアタンパク質は不明である．ARIH1とParkinは構造的に類似しており，組織での発現分布に違いがあることから，相補的に働いている可能性がある．一方，MUL1はミトコンドリア外膜に局在するユビキチンリガーゼで，Mfn2をユビキチン化し，マイトファジーを誘導する[5)13)]．Parkinと標的タンパク質が類似していること，またPINK1やParkinの欠損による表現型をレスキューしうることから，MUL1はPINK1-Parkin経路と並行して機能していると考えられる．このほかGp78，SIAH1，SMURF1といったユ

ビキチンリガーゼがマイトファジーを制御することが報告されている[14].

2）レセプター介在性マイトファジー

レセプター介在性マイトファジーは，ミトコンドリアに局在するマイトファジーレセプターを介して誘導される（**図2B**）．マイトファジーレセプターは，ミトコンドリア外膜タンパク質として存在し，細胞質側にN末端を露出している．N末端には隔離膜上のLC3ファミリー分子と結合する領域をもっているため，マイトファジーレセプターは，ユビキチン化やアダプタータンパク質を必要とすることなく，マイトファジーを誘導することができる．マイトファジーレセプターとしてこれまでに，BNIP3，NIX，FUNDC1，BCL2L13，FKBP8などが知られている．

i）BNIP3とNIX

BNIP3はアポトーシス促進因子として，NIXは赤血球成熟の最終段階で起こるミトコンドリア除去にかかわる因子として報告された分子であり，この2つは相同性がある[15]～[18]．Parkin遺伝子を欠損したHeLa細胞にも，これらの分子を過剰発現させることでマイトファジーを誘導できる．また両分子はともに低酸素により誘導されるマイトファジーにもかかわっている．BNIP3はLC3Bと，NIX/BNIP3LはGABARAPと結合する領域LIRをN末端にもち，それぞれのLIR近傍のセリン残基のリン酸化によりLC3やGABARAPとの結合が亢進し，マイトファジーが誘導されると考えられている[5][14]．

ii）FUNDC1

FUNDC1は低酸素によって誘導されるマイトファジーに関与している[19]．タンパク質の細胞質側に存在するLIRを介してLC3と結合してマイトファジーを誘導するが，その結合は第13番セリンのリン酸化状態により制御されている．通常条件下ではSrcとCK2によりFUNDC1はリン酸化されており，マイトファジーは抑制されている．しかし低酸素条件下ではFUNDC1がPGAM5により脱リン酸化され，LC3との結合が亢進しマイトファジーが誘導される．低酸素で誘導されるマイトファジーにはBNIP3やNIXも関与しているが，FUNDC1がそれらの分子とどのようにかかわっているかは不明である[5][14]．

iii）BCL2L13

BCL2L13はミトコンドリア外膜に存在する1回膜貫通型の膜タンパク質であり，アポトーシスを誘導することが知られていたが，出芽酵母のマイトファジーレセプターAtg32とよく似た構造上の特徴をもつことから，新たにマイトファジーレセプターとして同定された[20]．BCL2L13の過剰発現は，ミトコンドリアの分裂と，Parkinに非依存的なマイトファジーを誘導する．またミトコンドリア脱共役剤で処理することにより，BCL2L13は一過性に発現量が増加し，ミトコンドリアの分裂を誘導すると同時に，そのLIR近傍のセリンのリン酸化によりマイトファジーを誘導する．出芽酵母のマイトファジーレセプターAtg32の破壊株はマイトファジーが完全に抑制されているが，BCL2L13を発現させると，*atg32*破壊酵母のマイトファジー異常が回復することから，BCL2L13はAtg32の機能的ホモログではないかと考えられている[14]．

iv）FKBP8

FKBP8はミトコンドリア外膜に存在する1回膜貫通型の膜タンパク質であり，アポトーシスを抑制することが知られていたが，近年LC3の結合分子のスクリーニングによりマイトファジーレセプターとして同定された[21]．FKBP8はLC3Aとともに過剰発現することにより，LIRを介してLC3Aと強く結合し，Parkin非依存的にマイトファジーを誘導する．興味深いことにFKBP8はマイトファジーを誘導後，ミトコンドリアから小胞体に移行して分解を免れる．分解を免れることでマイトファジーが起こっている間のアポトーシスを抑制しているのではないかと考えられている．一方他のマイトファジーレセプター分子と異なり，FKBP8のLIR配列近傍にはリン酸化部位がないことから，どのように活性化されるかは不明である．

2 マイトファジーの生理機能と疾患とのかかわり

これまでマイトファジーが起こる分子メカニズムについて見てきたが，次はマイトファジーが，動物個体や細胞内で起こるどのような現象と関連しているか検討したい．

1）生理的な条件下で起こるマイトファジー

これまでの研究からマイトファジーは，（ⅰ）基底マイトファジー（basal mitophagy），（ⅱ）ストレス誘導性マイトファジー（stress-induced mitophagy），（ⅲ）プログラムマイトファジー（programmed mitophagy），の3種類に分類される[14]．

ⅰ）基底マイトファジー

基底マイトファジーは，ミトコンドリアの品質維持のため，古くなって傷ついたミトコンドリアを定常的にリサイクルするシステムであると考えられる．これまで多くのマイトファジー研究は培養細胞に刺激を加えることで行われてきたが，近年マイトファジー活性を in vivo でモニターできる遺伝子改変マウスが開発されたことで研究が可能となった．その活性は組織や細胞ごとにさまざまで，心臓や骨格筋，神経系，肝臓，腎臓等で高く，胸腺や脾臓では低い[22][23]．興味深いことに生体内での基底マイトファジーは，PINK1に非依存的である[24]．われわれのグループでも独自にマイトファジーモニターマウスを作製しており，今後このマウスを用いて，生体内でのマイトファジーの機能を明らかにしたいと考えている（未発表）．

ⅱ）ストレス誘導性マイトファジー

ストレス誘導性マイトファジーは，さまざまな外的刺激により傷害を受けたミトコンドリアをすみやかに除去するシステムである．例えばミトコンドリア脱共役剤は，PINK1-Parkin依存性のマイトファジーを誘導する．また細胞を飢餓や低酸素状態に置くと，BNIP3，NIXやFUNDC1といったレセプター介在性のマイトファジーが誘導される．

ⅲ）プログラムマイトファジー

プログラムマイトファジーは，個体の発生・発達に合わせてさまざまな組織・細胞で起こるマイトファジーである．例えば赤血球の分化成熟過程において，NIX介在性マイトファジーによりミトコンドリアが除去される[16][17]．また受精卵において，精子由来ミトコンドリアがマイトファジーにより特異的に除去されることで，父親由来のミトコンドリアDNAは次世代に受け継がれない[25]～[27]（第1章-Ⅲ-6参照）．

2）疾患とのかかわり

ⅰ）家族性パーキンソン病

マイトファジーはいくつかの病態と関連しているが，そのなかでも最もよく研究されているのが，家族性パーキンソン病とのかかわりである[5][14]．前述のように，PINK1とParkinはともに家族性パーキンソン病の原因遺伝子であり，PINK1やParkinを欠いたショウジョウバエはミトコンドリアの異常に加え，ドーパミン神経細胞の脱落などのパーキンソン病に類似した表現型を示す．しかしながらPINK1やParkin遺伝子のKOマウスは，そのような異常は示さない．PINK1の遺伝子欠損は，マウス脳組織における基底マイトファジー活性に影響を及ぼさないことから，パーキンソン病患者の症状は，PINK1-Parkin介在性のストレス誘導性マイトファジーの異常によるものと推察される．どのような内在性ストレスによるマイトファジーが，家族性パーキンソン病の発症につながるのか今後の課題である．

ⅱ）心疾患

心不全患者の心臓では，PINK1のタンパク質量が減少しており，このことはマウスを用いた心不全モデルでも確認されている[5][14]．さらにPINK1 KOマウスは心臓の肥大と機能異常，ROSの増加，ミトコンドリアの異常がみられる．一方Parkin KOマウスの心臓は，ミトコンドリアの軽微な形態異常がみられるものの機能的には正常である．しかしながらParkin KOマウスは心筋障害に対し脆弱であり，マイトファジーの誘導もみられない．心筋特異的FUNDC1 KOマウスも，心筋障害に対し脆弱でマイトファジーも誘導されない．さらにNIX KOマウスや心筋特異的NIX/BNIP3二重KOマウスは，異常ミトコンドリアの蓄積と心機能の低下がみられることから，マイトファジーは心臓の正常な発達や機能維持に重要であると考えられる．

家族性パーキンソン病や心疾患以外にも，肥満やさまざまな神経疾患，老化との関連性も指摘されており，今後その詳細について明らかとなっていくであろう．

おわりに

これまで示してきたようにマイトファジーを担う分子メカニズムが数多く報告されている．しかしながらこうした多様なマイトファジー経路がどのように使い分けられているのか，また多様な経路を統一的に理解できるメカニズムが存在するのか，といった疑問は解決されていない．PINK1，Parkinはともにパーキンソ

ン病原因遺伝子であるにもかかわらず，KOマウスは
パーキンソン病の症状を示さないことからも，マイト
ファジーには複雑な制御機構が存在することが想像さ
れる．パーキンソン病を含む病気の発症メカニズムを
探るうえでも，多様なマイトファジーの分子メカニズ
ムを解明することは重要であろう．

　ミトコンドリアは活発に融合と分裂をくり返しなが
ら，その形態を変化させて生理的に重要な機能を果た
している．これまで一般的にマイトファジー誘導には
ミトコンドリアがオートファゴソームに取り込まれる
ぐらい適度なサイズまで分裂することが必要と考えら
れてきた．近年われわれは，必ずしもミトコンドリア
が分裂せずとも，オートファゴソームにより引きちぎ
るように分解されうることを発見した[28]．このことは
マイトファジーによる，より積極的なミトコンドリア
動態への関与をも示唆しており，より詳細な解析が待
たれる．

　最後にマイトファジーモニターマウスの開発により，
生体内でのマイトファジー活性を詳細に解析すること
が可能となった．このマウスを利用することで，個体
の発生から老化にいたるマイトファジー活性の経年変
化や，疾患モデルにおけるマイトファジーの動態を解
析することができるであろう．また現在のところマイ
トファジーのみを完全に阻害する方法はないが，マイ
トファジー不全マウスが開発されればさらに多くの新
しい知見がもたらされると思われる．そして究極的に
はマイトファジー活性を人為的に調節できるようにな
れば，マイトファジーの関与が疑われる疾患の治療法
となると期待される．

文献

1) Clark SL Jr：J Biophys Biochem Cytol, 3：349-362, 1957
2) Narendra D, et al：J Cell Biol, 183：795-803, 2008
3) Kanki T, et al：Dev Cell, 17：98-109, 2009
4) Okamoto K, et al：Dev Cell, 17：87-97, 2009
5) Villa E, et al：Trends Cell Biol, 28：882-895, 2018
6) 山下俊一，神吉智丈：BIO Clinica, 33：617-621, 2018
7) 神吉智丈：最新医学，72：49-54，2017
8) Kitada T, et al：Nature, 392：605-608, 1998
9) Valente EM, et al：Science, 304：1158-1160, 2004
10) Pickles S, et al：Curr Biol, 28：R170-R185, 2018
11) 岡本浩二：「オートファジー」（吉森　保，他／編），pp113-123，南山堂，2018
12) Villa E, et al：Cell Rep, 20：2846-2859, 2017
13) Braschi E, et al：EMBO Rep, 10：748-754, 2009
14) Palikaras K, et al：Nat Cell Biol, 20：1013-1022, 2018
15) Chen G, et al：J Exp Med, 186：1975-1983, 1997
16) Sandoval H, et al：Nature, 454：232-235, 2008
17) Schweers RL, et al：Proc Natl Acad Sci U S A, 104：19500-19505, 2007
18) Diwan A, et al：Proc Natl Acad Sci U S A, 104：6794-6799, 2007
19) Liu L, et al：Nat Cell Biol, 14：177-185, 2012
20) Murakawa T, et al：Nat Commun, 6：7527, 2015
21) Bhujabal Z, et al：EMBO Rep, 18：947-961, 2017
22) McWilliams TG, et al：J Cell Biol, 214：333-345, 2016
23) Sun N, et al：Mol Cell, 60：685-696, 2015
24) McWilliams TG, et al：Cell Metab, 27：439-449.e5, 2018
25) Sato M & Sato K：Science, 334：1141-1144, 2011
26) Al Rawi S, et al：Science, 334：1144-1147, 2011
27) Rojansky R, et al：Elife, 5：doi:10.7554/eLife.17896, 2016
28) Yamashita SI, et al：J Cell Biol, 215：649-665, 2016

＜筆頭著者プロフィール＞
井上敬一：1998年京都大学農学部卒業，2003年東京大学
大学院農学生命科学研究科修了，博士（農学）．理化学研究
所，東京医科歯科大学，米コロンビア大学，米Prevail
Therapeuticsを経て，'18年12月より現職．研究テーマは，
神経変性疾患とマイトファジー・オートファジーのかかわ
りについて．新しい概念を提唱できるような研究を行いた
いと考えています．

第1章　ミトコンドリアの基礎研究の飛躍的進展

Ⅲ．マイトファジーの分子機構と生理的役割

8. Atg5 非依存的マイトファジーの生理的役割

清水重臣

> マイトファジーは，ミトコンドリアがオートファジーによって除去されるミトコンドリアの品質管理機構の1つである．余剰なミトコンドリアや膜電位を失ったような病的ミトコンドリアがマイトファジーによって処理される対象となる．オートファジーには，ミトコンドリア融合小胞体膜を起源としてAtg5やLC3を用いる一般的なオートファジーの他に，トランスゴルジ膜を起源としてAtg5やLC3を必要としない新規オートファジーがある．パーキンソン病の原因分子であるパーキンが関与するマイトファジーが前者であるのに対し，赤血球の最終分化におけるマイトファジーには，Atg5非依存的マイトファジーが用いられる．

はじめに

　マイトファジーは，ミトコンドリアを除去する選択的オートファジーである．ミトコンドリアは，細胞の環境に応じて，その数や体積を増減させたり融合分裂を行うなど，きわめてダイナミックな動態を示す．マイトファジーは，このような動態を実行する細胞機能の1つであり，傷害ミトコンドリア，古いミトコンドリア，過剰なミトコンドリアなどを除去する役割を担っている．マイトファジーの研究は，パーキンソン病の原因分子であるParkinを介したマイトファジーの解析を通して広がりを見せてきた．このマイトファジーは，Atg5やLC3など通常のオートファジーに必要な分子を介して実行される．一方，われわれは，Atg5やLC3を介さないオートファジー機構を発見し，この新規オートファジーによってもマイトファジーが実行されることを報告してきた．本稿では，このAtg5非依存的マイ

トファジーに関して，これまでの知見を概説する．

1 オートファジーの分子機構

　Atg5非依存的マイトファジーの概説の前に，それを実行するためのオートファジーについて記す．オートファジーは形態学的に定義づけられており，①2重膜であるオートファゴソームが細胞内成分を包み込み，②その内容物をリソソームの消化酵素が分解する，というものである．実際に，オートファジーはミトコンドリア融合小胞体膜[※1]に由来する隔離膜（2重膜の小

> ### ※1　ミトコンドリア融合小胞体膜
>
> mitochondria-associated ER membrane（通称：MAM）ミトコンドリアが近接した小胞体膜であり，小胞体のIP$_3$受容体とミトコンドリアのVDACが接触して直接Ca^{2+}の受け渡しを行う．また，MAMを通した膜脂質の輸送，神経保護機能，オートファジー膜の形成など，多彩な役割が報告されている．

Biological roles of Atg5-independent mitophagy
Shigeomi Shimizu：Medical Research Institute, Pathological Cell Biology, Tokyo Medical and Dental University（東京医科歯科大学難治疾患研究所病態細胞生物）

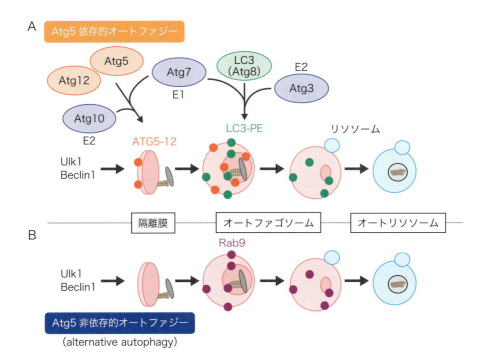

図1　オートファジーの模式図
オートファジーには，Atg5に依存した反応（**A**）と依存しない反応（**B**）が存在する．どちらの反応も，①隔離膜の形成，②伸長，③オートファゴソームの形成，④オートリソソームの形成（リソソームと融合）の順序で進行する．Atg5依存的オートファジーの場合には，Atg5-Atg12複合体が隔離膜の伸長に必須である．LC3-PEはATG5-12複合体依存的に隔離膜に結合し，オートファゴソーム形成に寄与する．

胞形成）からはじまり，隔離膜が伸長するとともに湾曲して，細胞質やオルガネラを囲い込む2重膜のオートファゴソームを形成する．オートファゴソームはリソソームと直接融合し，リソソームの消化酵素によってその内容物が消化される（**図1A**）．

オートファジーに関与する一連の遺伝子群は，飢餓刺激によって誘導されるオートファジーの関連分子として同定されてきた．その結果，最初の誘導段階で機能するセリン／スレオニンキナーゼUlk1複合体（Ulk1，Fip200など），それに続くPI3キナーゼ複合体（Beclin1など），膜供給にかかわると考えられるAtg9複合体，隔離膜の伸長や融合にかかわるAtg5-Atg12複合体（ATG5，7，12，16など），LC3反応系などが重要な因子として同定された．このなかで，Atg5-Atg12複合体やLC3反応系は，オートファジー実行に必要不可欠であると考えられてきた[1)2)]．

2　Atg5非依存的オートファジーの発見

しかしながらわれわれは，Atg5欠損マウスの胎仔にはほとんど異常がみられない[3)]ことより，Atg5に依存しない代替機構の存在を疑った．この代替メカニズムの存在を検討するために，野生型マウスとAtg5欠損マウスより細胞を調製し，さまざまな刺激を加えてみた．すると，飢餓誘導やラパマイシン（mTOR阻害剤）を投与したときには，野生型細胞でのみオートファジーが観察され，Atg5欠損細胞ではオートファジーは誘導されなかった．一方，エトポシド（DNA傷害誘導剤）を加えたときには，野生型細胞において大規模なオートファジーが観察されたのみならず，Atg5欠損細胞においても同程度の大規模なオートファジーが観察された（**図2A**）[4)]．また，この際に，オートファジーの各ステップ（隔離膜，オートファゴソーム，オートリソソーム）がすべて観察できた．すなわち，Atg5欠損細胞においても，正常細胞と同様の形態学特徴をもった

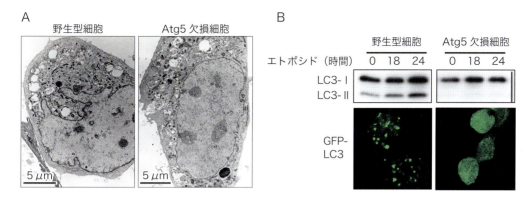

図2 Atg5非存在下で誘導されるオートファジー
A) 野生型およびAtg5欠損MEFをエトポシドで刺激したところ，同程度のオートファジーが誘導された．B) Atg5欠損細胞でみられる新規オートファジーには，LC3の脂質化（LC3-II形成）やGFP-LC3のドット形成は伴わない．
文献4より引用．

オートファジーが実行されているものと思われた．さらに，Atg5欠損細胞におけるオートファジーの存在を確認するために，オートファジー阻害剤として知られる3-MA（3-methyl adenine）やBafilomycin Aをエトポシドとともに，Atg5欠損細胞に添加した．その結果，オートファジーの初期反応の阻害剤である3-MAを投与すると，オートファゴソーム形成より前のステップでオートファジーが阻害され隔離膜が多数出現した．一方，オートファゴソームとリソソームの融合を阻害するBafilomycin Aを投与すると，オートリソソーム形成の直前のステップでオートファジーが阻害されオートファゴソームが蓄積した．これらの結果は，Atg5欠損細胞においてもオートファジーが実行されていることを示している[4]．

さらに，オートファジーの重要な機能であるタンパク質分解の有無を解析したところ，Atg5欠損細胞においても正常細胞と同様に，エトポシド投与によってオートファジー依存的タンパク質分解が行われていることが判明した．これらの結果より，Atg5を必要としないオートファジーの存在が明らかとなり，このオートファジーをわれわれは"alternative macroautophagy"（以下，「新規オートファジー」と記す）と命名した[4]．

ファジーマーカーでは検出できるであろうか？Atg5依存性のオートファジーにおいては，LC3とPEとの共有結合は重要な反応であり，かつオートファジーの多寡を示すよい指標として認識されてきた[5]．しかし，新規オートファジーにおいては，LC3とPEとの共有結合は起こらず，LC3のオートファジー膜への結合反応も起こらなかった（**図2B**）．また，Atg5依存性オートファジーの別の指標であるp62の分解も，新規オートファジーでは認められなかった．

一方で，オートリソソーム検出法として開発されたKeima遺伝子（酸性オルガネラを検出），GFP-RFP融合遺伝子（酸性環境でGFPの蛍光が消退するためオートリソソームが赤色蛍光を示す），蛍光化合物であるCyto-IDなどは両方のオートファジーを検出できた[6]（**図3A**）．また，マイトファジー感受性化合物として開発されたM-phagy2も両方のオートファジーを検出できる．M-phagy2はミトコンドリア指向性を有する蛍光化合物で，酸性環境下ではじめて蛍光を発する．このため，ミトコンドリアがオートリソソームに取り込まれるときに蛍光が出現する[7]（**図3B**）．両系統のオートファジーを観察できる評価系を用いる場合は，Atg5欠損細胞を用いることにより，新規オートファジーや新規マイトファジーを定量評価できる．

3 Atg5非依存的オートファジーの検出

われわれは，Atg5欠損細胞を電子顕微鏡観察することで，新規オートファジーを発見したが，他のオート

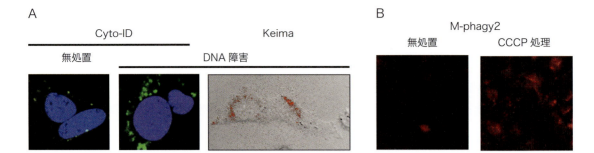

図3　オートファジー検出方法
A）Atg5欠損MEFをエトポシドで刺激したところ，KeimaならびにCyto-IDにて新規オートファジーを検出できた．B）M-phagy2によるマイトファジー検出：HeLa細胞にCCCP（1μM）を投与して，その後のマイトファジーをM-phagy2にて検出した．その結果，CCCP投与後9時間で，M-phagy2の蛍光は強く検出された．文献6より引用．

4 新規オートファゴソームの形成は隔離膜とトランスゴルジ/エンドソームの融合により起こる

それでは，このような新規オートファジーはどのようなメカニズムによって実行されるのであろうか？ まず，既知のオートファジー関連分子のなかから新規オートファジーにかかわる分子を検討したところ，Ulk1，Fip200，Beclin1などオートファジー機構の比較的上流で機能する分子群は，新規オートファジーにおいても重要な役割を果たしていることが判明した（**図1**）．一方，Atg5，Atg7，Atg9，Atg12，Atg16，LC3の関与はみられなかった．これらの分子は，隔離膜からのオートファゴソーム形成に必須と考えられていることから，この反応の代替機構の存在が想定された．この機構を解析するため，微細構造観察等による検討を行った．その結果，①隔離膜はゴルジ体のトランス側（トランスゴルジ）より伸張してくること，②オートファゴソームの形成は，隔離膜とゴルジ体輸送小胞/エンドソームとの融合によって行われていること，を見出した．実際に，トランスゴルジやエンドソームの融合を担っている低分子量Gタンパク質Rab9は，オートファゴソーム/オートリソソーム上に存在していた．また，Rab9の発現を抑制すると新規オートファジーの誘導は妨げられた．これらの結果より，新規オートファジーにおけるオートファゴソーム形成は，Rab9を介した隔離膜とトランスゴルジ/エンドソームとの融合によって実行されるものと考えられた[4)8)]（**図1**）．

5 オートファジーが分解するもの

オートファジーが分解する基質側に目を向けると，従来は基質の選択性はなく，細胞質成分やオルガネラなどがひとまとめに分解されるものと考えられてきた．しかしながら，最近では，特定のタンパク質やオルガネラ，病原菌等を選択的に取り込み分解する選択的オートファジーの存在が明らかになってきた．さらに，興味深いことに，Atg5に依存したオートファジーも新規オートファジーも，タンパク質分解やオルガネラ分解を行っているにもかかわらず，それぞれが分解する基質には一定の選択性がある．例えば，オートファジーの基質としてよく知られているp62タンパク質はAtg5依存的オートファジーによってのみ分解される．一方で，赤血球のミトコンドリア分解は，以下に詳述するように新規オートファジーによって主に分解される．すなわち，基質の種類によって，両方のオートファジーが使い分けられているものと思われる．

6 新規オートファジーによる赤血球からのミトコンドリア除去

では，新規オートファジーの生理的な役割はどのようなものであろうか？ Atg5欠損マウスの胎仔を観察したところ，心筋，肝臓などを含め，さまざまな臓器で新規オートファジーを確認できた．しかしながら，最も顕著に観察されたのは，赤血球であった．赤血球は，その最終分化において，脱核とミトコンドリアの

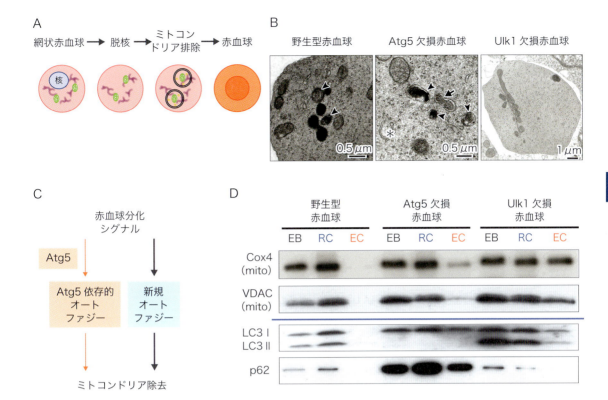

図4 赤血球からのミトコンドリア除去は新規オートファジーが行う
A) 赤血球の最終分化は，網状赤血球から脱核，ミトコンドリア排除が起こって，最終的な成熟赤血球となる．B) 野生型，Atg5欠損，Ulk1欠損胎仔の赤血球を電子顕微鏡にて観察した．野生型やAtg5欠損赤血球では，隔離膜（アスタリスク），ミトコンドリアの入ったオートリソソーム（矢じり），オートファゴソーム（矢印）が観察され，ミトコンドリアがオートファジーで分解されている像が取得できた．一方，Ulk1欠損赤血球では，ミトコンドリアの分解はみられなかった．C) 赤血球からミトコンドリアが除かれるときには，Atg5を利用するオートファジーの関与は小さく，Ulk1を利用する新規オートファジーが強くかかわっている．D) 各マウスから単離した赤芽球（EB），網状赤血球（RB），成熟赤血球（RC）のウエスタンブロット．Bは文献4より引用，Dは文献9より引用．

除去が行われて成熟赤血球となる（**図4A**）．ミトコンドリアの除去は，脱核後24時間以内に行われ，これはマイトファジーによって実行されていることが示唆されていた．実際に，われわれが電子顕微鏡を用いて正常マウスの網状赤血球を観察したところ，ミトコンドリアを2重の膜で囲んでいるオートファゴソーム，ミトコンドリアの一部を分解しているオートリソソームが観察された（**図4B**）．すなわち，ミトコンドリアの除去がマイトファジーによって行われていることは間違いないものと確認された．

さらに，興味深いことにオートファジー実行に重要な分子であるAtg5を欠損したマウスにおいても，ミトコンドリアを囲んだオートファゴソームやオートリソソームが同程度に観察された[9)10)]（**図4B**）．そこで，電子顕微鏡を用いて，ミトコンドリアの多寡を胎仔肝臓（赤血球の造血の場である）と血液で検討したところ，Atg5欠損マウスにおけるマイトファジーは野生型マウスとほぼ同程度であり，赤血球の多くはミトコンドリアを失っていることが確認された[9)]．すなわち，Atg5に依存したオートファジーは，赤血球におけるミトコンドリア除去にかかわっていないものと考えられた．一方で，新規オートファジー制御にかかわっているUlk1を欠損したマウスにおいては，マイトファジーが誘導されず，赤血球内にミトコンドリアが多数残存していた（**図4B**）．また，Atg5/Ulk1二重欠損マウスでは，Atg5の影響はほとんどなく，Ulk1欠損マウスと同程度にミトコンドリアが残存していた．これらの事実は，胎仔における赤血球マイトファジーが新規オー

トファジーに大きく依存していることを示している[9]. また, スタウロスポリンを網状赤血球に投与すると, オートファジーが強く誘導され, 多数のマイトファジーが観察されるようになるが, この現象は野生型マウス由来の網状赤血球のみならずAtg5欠損網状赤血球においても同程度に観察された. 一方で, Ulk1欠損網状赤血球では, オートファジーは同程度に誘導されたものの, 内容物にミトコンドリアを含むことはなかった[9]. すなわち, Ulk1がマイトファジーの必須分子であり, Atg5は不要であることが確認された (**図4C**).

さらに, 赤血球中の残存ミトコンドリアをより定量的に評価するために, 赤血球の分化マーカーTer119, CD71[※2]を用いて, 赤芽球, 網状赤血球, 成熟赤血球をおのおの回収してウエスタンブロットにてオートファジーやオルガネラを定量したところ, Atg5欠損マウス由来の成熟赤血球では, 通常型オートファジーが誘導されていないにもかかわらず, ミトコンドリアがほぼ消失していること, 一方Ulk1欠損成熟赤血球では, 通常型オートファジーが誘導されているにもかかわらず, ミトコンドリアがほぼ残存していることが確認できた (**図4D**). すなわち, Ulk1欠損成熟赤血球における通常型のオートファジーは, ミトコンドリア以外の成分を分解していることが示された. 赤血球では, 1つの細胞内で両方のオートファジーが活性化され, 新規オートファジーはミトコンドリアを, 通常型オートファジーはマイトファジーと同時期に消失する小胞体などを分解しているものと考えられた. 赤血球の系において, ミトコンドリアが基質として認識されるメカニズムは十分には明らかにされていないが, HSP90-Cdc32複合体による(1)Ulk1の活性化, (2)Atg13とUlk1の解離, (3)Atg13のミトコンドリアへの蓄積, の関与が報告されている[11].

おわりに

生体においては, 本稿で示した赤血球などのように, 特殊な細胞 (皮膚細胞などを含む) の分化にミトコンドリア除去は必須である. さらに, *C. elegans*の受精卵において父親由来のミトコンドリアが除去される過程[12] (第1章-Ⅲ-6参照) など, さまざまな生命現象にミトコンドリア除去がかかわっていることが示されつつある. また, iPS細胞のように, 分化細胞から脱分化細胞になるときには, ミトコンドリアの一部が分解されることが知られており, この反応に新規オートファジーが使われていることなども報告されている[13]. 病的なミトコンドリアや余剰なミトコンドリアの品質管理はすべての組織において重要な意義をもっていることから, 今後さらに多くの生命現象とマイトファジーとの関係が明らかにされていくものと思われる. また, それぞれの生命現象において, ミトコンドリアが基質として認識される分子機構を明らかにすることにより, マイトファジーの統一的メカニズムが包括的に解明されることが期待される.

文献

1) Nakatogawa H, et al：Nat Rev Mol Cell Biol, 10：458–467, 2009
2) Yang Z & Klionsky DJ：Curr Top Microbiol Immunol, 335：1–32, 2009
3) Kuma A, et al：Nature, 432：1032–1036, 2004
4) Nishida Y, et al：Nature, 461：654–658, 2009
5) Kabeya Y, et al：EMBO J, 19：5720–5728, 2000
6) Nagata, M et al：Cell Stress, 2：55–65, 2018
7) Iwashita H, et al：ACS Chem Biol, 12：2546–2551, 2017
8) Yamaguchi H, et al：EMBO J, 35：1991–2007, 2016
9) Honda S, et al：Nat Commun, 5：4004, 2014
10) Kundu M, et al：Blood, 112：1493–1502, 2008
11) Joo JH, et al：Mol Cell, 43：572–585, 2011
12) Sato M & Sato K：Science, 334：1141–1144, 2011
13) Ma T, et al：Nat Cell Biol, 17：1379–1387, 2015

＜著者プロフィール＞
清水重臣：1984年大阪大学医学部卒業. 外科臨床に約10年従事. '94年, 大阪大学第一生理学教室助手. 翌年, 大阪大学医学部遺伝子学教室助手. 2000年より同助教授. '06年より現職. 研究テーマは, 細胞死, オートファジー, ミトコンドリア.

※2 Ter119とCD71

赤血球の分化マーカー. Ter119は, glycophorin-Aに会合する52 kDの表面タンパク質結合タンパク質で, その発現はpro-erythroblast時にはじまる. CD71は, トランスフェリンレセプターで, 鉄の取り込みにかかわる. $CD71^+/Ter119^-$から, $CD71^+/Ter119^+$, $CD71^-/Ter119^+$と進行する.

老化細胞を
見る方法いろいろ

フローサイトメーター　　蛍光顕微鏡　　プレートリーダー

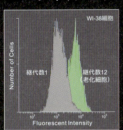
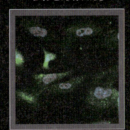
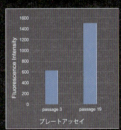

老化細胞検出試薬　　　　　Cellular Senescence Detection Kit - SPiDER-βGal
老化細胞プレートアッセイキット　Cellular Senescence Plate Assay Kit - SPiDER-βGal

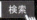
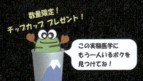

試薬を通して最新研究をサポート

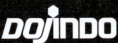

製品についてのお問い合わせは
株式会社 同仁化学研究所
カスタマーサポート
フリーダイヤル　Tel 0120-489-548
E-mail　info@dojindo.co.jp

本社・営業所
株式会社 同仁化学研究所
　Tel 096-286-1515（代表）　Fax 096-286-1525
ドージン・イースト（東京）
　Tel 03-3578-9651（代表）　Fax 03-3578-9650

第2章 ミトコンドリアと疾患・老化

Ⅰ. ミトコンドリア病

1. ミトコンドリア病の理解と治療をめざす試み
—ミトコンドリアゲノム変異マウスとその逆遺伝学

石川　香，中田和人

> ミトコンドリア病の複雑な病態発症機構を理解するためには，核ゲノムが均質でmtDNA（ミトコンドリアDNA）に突然変異を有する病態モデルマウスの樹立が不可欠である．しかし，mtDNAは人為的な操作がきわめて困難なゲノムであり，ゲノム編集技術が格段に進歩した現代にあっても，多様なヒトミトコンドリア病を模倣するモデルマウスの樹立は十分に進んでいるとは言えない．本稿では，現在までに樹立されているいくつかのモデルマウスについて概説し，その特徴や各マウスの解析から明らかになった知見などを今後の課題と併せて紹介したい．

はじめに

　ミトコンドリアの機能が低下することが原因で引き起こされる多様な疾患群を総称して，ミトコンドリア病とよんでいる．その原因として，ミトコンドリアが独自に有するmtDNA（ミトコンドリアDNA）の突然

［略語］
adPEO：autosomal dominant progressive external ophthalmoplegia（常染色体優性進行性外眼筋麻痺）
CPEO：chronic progressive external ophthalmoplegia（慢性進行性外眼筋麻痺）
IOSCA：infantile–onset spinocerebellar ataxia（乳児発症脊髄小脳失調）
KSS：Kearns–Sayre syndrome（カーンズ・セイヤー症候群）
mtDNA：mitochondrial DNA（ミトコンドリアDNA）

変異と，核DNAにコードされたミトコンドリア関連遺伝子の突然変異，あるいはその両方が考えられる．

　mtDNAは細胞内に多コピー存在しているため，同一の突然変異であっても変異率によって症状の重症度には違いが現れる．また，ミトコンドリアの機能自体がmtDNAだけでなく核DNAにコードされた遺伝子にも大きく依存しているため，患者の核背景によって現れる病態の質も異なる．患者ごとに異なる核ゲノムの影響とmtDNA突然変異の影響とを切り分けて評価することができないため，ミトコンドリア病はその病態発症メカニズムもよくわかっておらず，有効な治療法がいまだ確立されていない困難な疾患である．このミトコンドリア病を理解するためには，核背景が均質なモデル生物にmtDNA突然変異を導入した病態モデル動物を樹立し，その表現型を解析することが有効なアプローチであると考えられる．ところが，二重の膜に

Challenges for understand and treatment of mitochondrial diseases – Reverse genetics of mice with mitochondrial DNA mutations
Kaori Ishikawa/Kazuto Nakada：Faculty of Life and Environmental Sciences, University of Tsukuba（筑波大学生命環境系）

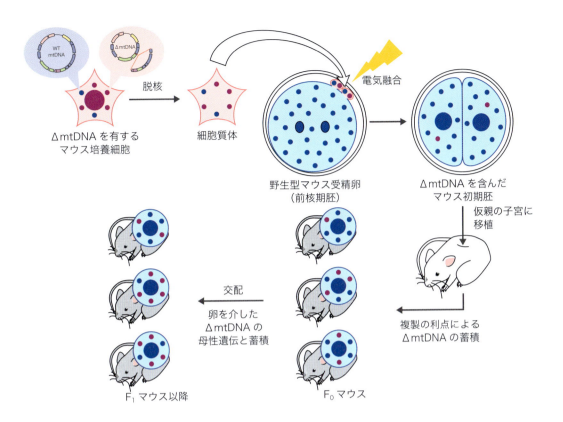

図1　mito-mice Δ 樹立時に用いられた手法の模式図
　まずΔmtDNAを有するマウス培養細胞を脱核して細胞質体を得た．これを前核期胚の囲卵腔に注入し，電気融合させることによってΔmtDNAをマウス胚に導入した．導入されたΔmtDNA量は，卵がもともと有する野生型mtDNA量と比べるとごくわずかであるが，ΔmtDNAには複製の利点があるため，時間の経過に伴って少しずつ割合が増加する傾向にある．この性質によって，最初に得られたF₀マウスの数世代後には病態が発症する程度までΔmtDNAを蓄積した個体を得ることができた．

よって細胞質と隔絶されたmtDNAの特殊な局在や多コピー性などにより，mtDNAの人為的な改変には今なお非常に高いハードルがあり，そうしたモデル動物の樹立そのものが困難とされてきた．本稿では，そうしたハードルを乗り越えて樹立されたいくつかのmtDNA変異モデルマウスと，核にコードされたミトコンドリア関連遺伝子の変異によるモデルマウスについて概説したい．

1　mtDNA変異モデルマウス

1）mito-mice Δ

　mtDNAの人為的改変が困難ななか，われわれの研究室において世界ではじめて樹立されたmtDNA変異モデルマウスが，mito-mice Δである[1]．このマウスは，mtDNAに人為的な操作を加えたのではなく，マウス培養細胞中にもともと低い割合で含まれていた大規模欠失突然変異型mtDNA（ΔmtDNA）をマウス受精卵に導入することによって樹立された（**図1**）．マウスの卵には10^5オーダーのmtDNAが含まれているのに対し，培養細胞の細胞質を介して導入できるmtDNAは多く見積もっても10^3コピー程度である．そのため，通常は導入された変異型mtDNAの割合が低すぎてマウスに異常は現れない．ところが，ΔmtDNAはmtDNA全長の30％近くを欠損しているため，複製効率が野生型mtDNAよりも高く，時間の経過とともに蓄積していく傾向があった．この性質により，導入時にはわずかだったΔmtDNAが個体内で増加し，結果として全身の細胞にさまざまな割合でΔmtDNAを有するマウス，mito-mice Δを得ることに成功した[1]．

このマウスの病態を解析すると，興味深いことに，組織におけるΔmtDNA含有率が70％を超えてはじめて，重篤な呼吸機能低下が誘導されることが明らかとなった．すなわち，この閾値を超えるまではΔmtDNAが含まれていても目立った異常が現れないということである．これを「閾値効果」とよんでいる．この理由を探るためにmito-miceΔの組織細胞を詳細に解析した結果，同じ組織内でもΔmtDNAを閾値よりも低い割合で有する細胞のミトコンドリアはすべて正常な呼吸機能を維持しているのに，閾値を超えた細胞ではすべてのミトコンドリアが呼吸欠損状態になっていた．これは，細胞内のミトコンドリアが互いに融合・分裂をくり返しながら内容物を補完し合うことによって細胞全体としてのミトコンドリア機能を維持するという非常に優れた防御システム，「ミトコンドリア間相互作用」の存在を示している[2]．このミトコンドリア間相互作用によってもたらされる病態発症の閾値効果（**図2**）は，mtDNAの突然変異によって誘導されるミトコンドリア病の病態理解に欠かせない概念となっている．

ΔmtDNAの欠失領域は，ヒトのCPEOやKSS[※1]の患者において報告されているcommon deletion領域とほぼ一致している．ΔmtDNAの含有率に応じて若齢でも表現型が現れるため，ミトコンドリア病の三大病型の1つであるCPEOの重症型，KSSのモデルマウスであると考えることができるが，KSS患者とmito-miceΔの間には共通点と同時にいくつかの相違点もある．共通点としてあげられるのは，低身長（低体重）や高乳酸血症，腎障害，難聴，心伝導障害などであり，mito-miceΔはこれらの病態をよく模倣している．一方で，KSSはその大部分が孤発性で家族歴が認められないのに対し，mito-miceΔのΔmtDNAは母性遺伝する．また，KSSを鑑別するうえで重要な指標の1つである骨格筋の赤色ぼろ線維はmito-miceΔではきわめて稀にしか観察されない．こうした違いは，病態発症におけるヒトとマウスの種間の差を反映しているのと同時に，核との相互作用で形成される病態の存在を示唆するものでもある．現在mito-miceΔは一般的に野生型マウスとして用いられるC57BL/6系統の核型で維持されているが，この核型を別の系統に変えたり，何らかの病態モデルマウスと掛け合わせたりすることによって，現在のmito-miceΔとは異なる病態が観察

されるかもしれない．

2）mito-miceCOI[M]

mito-miceΔと同様に，マウス培養細胞のなかからミトコンドリアの呼吸機能に影響を及ぼしうる病原性突然変異型mtDNAを探索するなかで，呼吸酵素複合体IVのサブユニットの1つであるCOIをコードする領域にアミノ酸置換を伴う非同義変異としてT6589C変異が見つかった．この変異は，もともと培養細胞中にヘテロプラスミー[※2]の状態で含まれていたが，細胞のリクローニングをくり返すことによって，細胞内のすべてのmtDNAがT6589C変異を有するホモプラスミー[※3]のクローンを得ることに成功した．T6589C変異に相当するヒト病原性突然変異はこれまでのところ報告がないものの，樹立されたクローンは複合体IVの活性低下を示し，マウス個体においても病原性を発揮することが期待された．この変異は点突然変異であり，ΔmtDNAのようにゲノムサイズが小さくなるわけではないので，mito-miceΔを樹立時と同様の手法でマウス個体に導入するのは困難であると予想された．そこでわれわれは，受精卵への細胞質移植（**図1**）とは異なる，ES細胞を介したアプローチ（**図3**）によってこの突然変異をマウスに導入することに成功した[3]．

樹立されたmito-miceCOI[M]は，各臓器で呼吸酵素複合体IVの活性低下が認められ，若齢時の発育不全や軽度の高乳酸血症などが観察された[3]ものの，多くのミトコンドリア病に共通する重篤な神経筋症状はみられず，全体的に軽度な病態にとどまった．しかし，人為的な操作が難しく，かつ複製の利点のない病原性点突然変異型mtDNAをマウス個体に導入できたという事実はそれだけで有意義な成果であり，さらに多様なmtDNA変異モデルマウスを作出するための技術的な基盤としての価値は大きい．

※1　CPEOとKSS

いずれもmtDNAの欠失突然変異が原因で起こる疾患で，まぶたが下がる眼瞼下垂が特徴的である．KSSは眼瞼下垂に加えて網膜色素変性と心伝導障害を伴い，発症年齢がCPEOより低いことが多いため，CPEOの重症型と考えられている．

※2　ヘテロプラスミー

配列の異なるmtDNAが細胞内に混ざって存在している状態．

※3　ホモプラスミー

細胞内のすべてのmtDNAが同一の分子である状態．

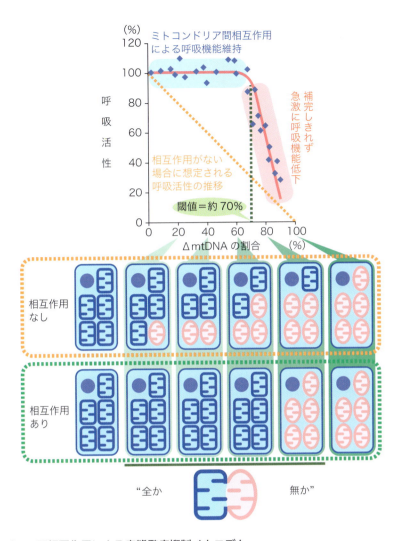

図2 ミトコンドリア間相互作用による病態発症抑制メカニズム
ミトコンドリア間相互作用がない場合,細胞や組織の呼吸活性はΔmtDNAの含有率に応じて直線的に低下することが想定される(橙色の破線).ところが,実際にはΔmtDNAの含有率が70％程度までであれば,細胞や組織は正常な呼吸活性を維持する(図上部グラフ).これは,細胞内でミトコンドリアが互いに融合・分裂をくり返しながら遺伝子産物や内容物を交換・均質化することによって呼吸活性を維持するシステムの存在を意味する.図の下部では,ΔmtDNAの含有率が20,40,60％の場合にはミトコンドリア間相互作用によって細胞内のすべてのミトコンドリアの呼吸機能が正常に維持されるが,ΔmtDNAを80％含有するとわずかな正常遺伝子産物を細胞内のミトコンドリアが奪い合い,結果的にすべてのミトコンドリアが機能を失った状態になることを模式的に示している.つまり,ミトコンドリア間相互作用によって細胞の呼吸機能は閾値を挟んで"全か無か"の状態になり,通常は正常なミトコンドリア(青色)と呼吸機能が異常になったミトコンドリア(薄い桃色)が同一細胞内に混在することはない(緑色の破線).

3) mito-miceND6^M

モデルマウス樹立をめざす研究とは独立して行われていた研究を通じて,がん細胞の転移に影響を及ぼしうる突然変異として,マウスmtDNAのG13997A突然変異が同定された[4].この変異はmtDNA上にコードされた呼吸酵素複合体Ⅰのサブユニットである ND6 にアミノ酸置換をもたらし,これによって複合体Ⅰの活性が顕著に低下して活性酸素種(ROS)の産生が増加するという病原性を有していることが明らかになっている[4].また,マウスにおけるG13997A変異は,ミトコンドリア脳症の症例報告があるヒトG14600A変異に相当していた[5].われわれは,mito-miceCOI^{M}を

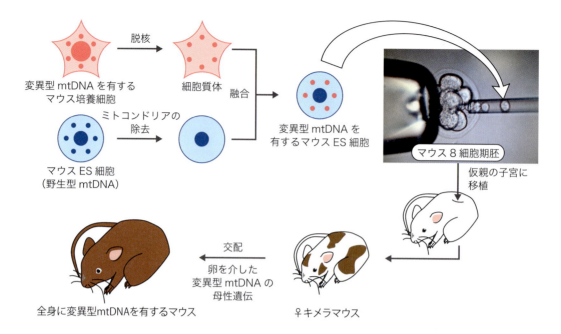

図3　病原性点突然変異型mtDNAをマウス個体に導入するための手法の模式図
複製の利点がない点突然変異型mtDNAの場合，図1の手法では変異型mtDNAを個体内で濃縮することは困難なため，高い割合で変異型mtDNAを有する培養細胞からミトコンドリアを一時的に除去したES細胞に細胞質移植で変異型mtDNAを導入する．このES細胞を用いてキメラマウスを作製し，雌キメラマウスの生殖系列にES細胞が分化していれば，母性遺伝を利用して目的の変異型mtDNAを全身に有するモデルマウスを得ることができる．

樹立したときと同様のES細胞を介したアプローチ（図3）によって，この突然変異をホモプラスミーで有するマウスを得た[6]．

mito-miceND6^{M}の組織は肺がん細胞でみられたのと同様に呼吸酵素複合体Ⅰの活性低下やROSの産生量増加を呈するが，その度合はがん細胞で観察されたものより軽度である．そのため，個体として若齢時には目立った病態はみられないものの，加齢に伴ってリンパ腫の発症頻度が上昇することが示されている[7]．一方，われわれとは独立して樹立された同じ変異を有するマウスでは，視神経萎縮が認められたことから，ヒトLeber病のモデルとして報告されている[8]．これらのマウスは，同一変異をいずれもホモプラスミーで有していながら表現型に違いがあるのと同時に，ヒトにおける相同変異であるG14600A変異を有する患者の症例報告と比較するといずれも病態は軽度である．mito-miceΔとCPEO患者を比較した場合もそうであったが，同一あるいは類似したmtDNA変異を共有しながらも異なる病態を呈するという実態は，ミトコンドリア病の病態が核とミトコンドリア間のクロストークを経て形成されるという複雑な病態発症機構をまさに反映していると考えられる．

2 核DNAコードのミトコンドリア関連遺伝子変異マウス

1）mtDNA mutator mice

mtDNAを複製するための唯一のDNAポリメラーゼであるpolymerase γ（POLG）は，核DNAにコードされている．POLGには，塩基を重合させるポリメラーゼ活性に加えて，間違った塩基を重合させた場合にそれを校正するために塩基を脱重合させるエキソヌクレアーゼ活性がある．このエキソヌクレアーゼの活性中心に位置するアミノ酸を置換することによって，POLGの校正機能を完全に破壊したマウスが樹立された[9)10]．POLGの校正機能は，核DNAを複製するポリメラーゼと比較するともともと貧弱であり，それゆえmtDNAは核DNAよりも突然変異が生じやすいことで知られていた．しかし，その校正機能が完全に破壊されたことで，このマウスでは野生型のPOLGを発現するマウ

スと比較してさらに数倍～数十倍程度，mtDNAの突然変異の頻度が上昇しており，「変異が誘発されているマウス」という意味でmtDNA mutator miceとよばれている．

このマウスでは，組織を構成する細胞の呼吸機能低下，脱毛，脊柱後弯といった表現型が認められ，通常よりも短命であることがわかっている．これらがヒトの老化と類似した表現型であることから，mutator miceは一般的には早老症のモデルとされており，mtDNAへの突然変異の蓄積が老化の原因の1つであるとする「老化ミトコンドリア原因説」を立証するものとして注目を集めた．

ところが，mutator miceにおけるmtDNAへの突然変異挿入の頻度[9][10]は，ヒトの老化によってmtDNAに蓄積される突然変異の頻度[11]～[13]よりもはるかに高いと考えられることに加えて，組織によってはそもそも老化でmtDNAへの突然変異の蓄積はほとんど起こらないとの観察もある[14]．こうした背景から，mutator miceには老化モデルという側面に加えて，mtDNAにランダムな突然変異が多数蓄積したことによって全身性の病態を発症した「病態モデルマウス」としての側面もあるのではないかとわれわれは考えている．実際，POLGの突然変異が原因と考えられるヒトミトコンドリア病は多数報告されており[15]，老化のみならずこれらの病態との関連も今後注目されていくべきであろう．

2）mtDNA deletor mice

POLGとともにmtDNAの複製において重要な役割を果たすタンパク質として，mtDNAの二重らせんをほどくヘリカーゼ，Twinkle（TWNK）がある．この遺伝子の突然変異がIOSCAやadPEOといった疾患の原因として同定されており[16][17]，特にadPEO患者においてはmtDNAに欠失突然変異が蓄積していることが知られていた[17]．そこで，TWNKのアミノ酸配列を一部重複させた機能欠損型TWNKを過剰発現させたマウスが樹立された[18]．このマウスの組織ではadPEO患者と同様にmtDNAに多数の異なるサイズのmtDNA欠失突然変異が検出されたことから，「欠失変異が誘発されているマウス」という意味でmtDNA deletor miceとよばれている．

deletor miceでは確かにmtDNAに欠失変異が挿入されるが，その割合は決して高くはない．先に紹介し

た mito-mice Δ の項で述べたように，ミトコンドリアは「ミトコンドリア間相互作用」という病原性突然変異型mtDNAの蓄積による病態発現を抑える優れた防御システムを備えている．この概念に従えば，deletor miceで蓄積する欠失型mtDNAの割合は，病態を発症するには不十分であるように思えるのだが，deletor miceは12カ月齢以降になってから組織の呼吸機能の低下が観察される[18]．じつは，このマウスではmtDNAの欠失突然変異の増加に加えてmtDNAのコピー数が組織によっては半分程度まで減少することがわかっている[18]．このことから，deletor miceにおける表現型はmtDNAへの欠失変異の挿入だけではなく，変異型TWNKの影響によってmtDNAの複製効率が下がり，mtDNAそのものが大きく減少していることも要因となって発現していると推測される．

おわりに

近年，核DNAへのゲノム編集技術が飛躍的に向上し，任意の遺伝子に対するノックアウトや変異挿入が従来よりもかなり手軽にできるようになってきた．そのようななかにあってもなお，mtDNAに突然変異を有するモデルマウスの樹立は困難なままである．核のゲノム編集技術でも用いられているTALENなどの人工制限酵素にミトコンドリア移行シグナルをつなぐことでミトコンドリア内に導入し，特定の配列を有するmtDNAを切断するという試みもなされているが[19][20]，核DNAの操作技術と比較すればまだまだ「意のままに変異を導入できる」状況とは言い難い．

こうした状況下においては，本稿で紹介したモデルマウス（**表**に各マウスの概要をまとめた）はそれぞれがmtDNAの突然変異が個体レベルでどのような影響をもたらすかを評価するうえで重要な示唆を含んでいる．どのマウスにも共通して言えるのは，その突然変異（あるいはその遺伝子の変異）によって起こるとされているヒトの疾患とは現れる病態の質や程度に相違点があるということだ．核DNAにコードされた単一遺伝子の突然変異による遺伝病であれば，ヒトでの突然変異に相当するものをマウスに導入することでヒトの疾患をそれなりに模倣できることが多い．ミトコンドリア病のモデルマウスにおける病態の再現度が核

表　本稿で紹介したmtDNAに突然変異を有するモデルマウスの概要

	mito-mice Δ	mito-miceCOI^M	mito-miceND6^M	mutator mice	deletor mice
mtDNA変異	大規模欠失	T6589C（COIのV421Aアミノ酸置換）	G13997A（ND6のP25Lアミノ酸置換）	ランダム	欠失とmtDNA減少
核DNA変異	—	—	—	POLGの校正機能破壊	TWNKのアミノ酸配列を一部重複した機能不全型を過剰発現
変異率	個体・組織によって異なる（ヘテロプラスミー）	100％（ホモプラスミー）	100％（ホモプラスミー）	10 kbあたり数個〜十数個	筋肉のmtDNAの約5％に欠失変異，脳のmtDNAが約半分に減少
ヒトにおける当該変異（当該遺伝子の変異）による代表的疾患	mtDNAの大規模欠失突然変異による疾患としてCPEO，KSS，ピアソン症候群など	ヒトにおける相同変異による病態報告はないが，COI遺伝子の変異としてミオパチーなど	ヒトにおける相同変異（G14600A）を有する患者でミトコンドリア脳症など	POLG遺伝子に変異を有する患者でアルパーズ症候群，adPEO，感覚神経障害など	TWNK遺伝子に変異を有する患者でadPEO，感覚神経障害など
実際にマウスで確認されている病態	低体重，高乳酸血症，腎障害，心伝導障害，低血糖，網膜萎縮，長期記憶障害，貧血，難聴，雄性不妊など	組織の呼吸機能低下，若齢時低体重，軽度乳酸血症	組織の酸化ダメージ，老齢時高血糖，リンパ腫発症頻度増加，視神経萎縮など	脱毛，脊柱後弯，短命，呼吸機能低下，心肥大，貧血，難聴など	12カ月齢以降に脳や筋組織の呼吸機能低下
病態から推測されるマウスにおける疾患	KSS	発育遅延，乳酸アシドーシス	（視神経異常がみられるなら）レーベル遺伝性視神経症	早老症	遅発性ミオパチー
ヒト疾患との主な相違点	Δ mtDNAの母性遺伝，赤色ぼろ線維がほとんどない，血液中にも容易にΔ mtDNAを検出する	筋肉における異常は認められていない	ミトコンドリア脳症を示唆する所見はない	ヒトの老化よりもmtDNAの突然変異頻度が高い，ヒトではPOLGの校正機能異常によって早老症が起こるという報告がない	ヒトで報告されている外眼筋麻痺など眼における所見の報告がない
マウス樹立の報告（文献番号）	1	3	6, 8	9, 10	18

DNAの突然変異による遺伝病のモデル生物と比較して低いように見えるのは，mito-mice Δの項でも述べた通り，ミトコンドリア病の複雑な病態形成機構を反映した結果であると考えられる．ミトコンドリア病の多様な症状のうち，あるものはmtDNAの突然変異単独によって引き起こされ，別のあるものはmtDNAの突然変異と核DNAコードの遺伝子機能の相互作用によって現れ，さらに別のあるものはそうした相互作用に加えて患者の生活習慣や既往歴などのより複雑な要素も絡んで発現しているかもしれない．そうした複雑な相互作用を経て形成されるミトコンドリア病の病態を理解するためには，2つの側面で現状よりもさらに多様なミトコンドリア病モデルマウスの樹立が求められる．

1つの側面は，mtDNA変異の多様性である．mito-mice Δは大規模欠失突然変異，mito-miceCOI^Mとmito-miceND6^Mはいずれも構造遺伝子上の点突然変異を有しているが，ミトコンドリア病患者から最も頻繁に報告されるのは，mtDNAにコードされたtRNA遺伝子の突然変異である．なかでもtRNA^Leu (UUR)遺伝子上のA3243G変異はミトコンドリア病の原因として代表的な変異であり，そのモデルマウスの樹立はミトコンドリア病を理解するうえで非常に大きな命題である．

もう1つの側面は，核背景の多様性である．既存のmtDNA変異モデルマウスを異なる系統や何らかの病態モデルマウスの核に置き換えることによって，mtDNAの変異単独で現れる病態と，核-ミトコンドリア間クロストークによって生じる病態とを切り分けた解析が可能になるかもしれない．

ミトコンドリア病以外にも，糖尿病や神経変性疾患，がんなどの多様な疾患とmtDNAの突然変異との関連が指摘されているが，こうした疾患の一部は，mtDNAの突然変異と核−ミトコンドリア間クロストークによって生じている可能性がある．モデルマウスを活用した病態理解の今後の進展に期待したい．

文献

1 ）Inoue K, et al：Nat Genet, 26：176-181, 2000
2 ）Nakada K, et al：Nat Med, 7：934-940, 2001
3 ）Kasahara A, et al：Hum Mol Genet, 15：871-881, 2006
4 ）Ishikawa K, et al：Science, 320：661-664, 2008
5 ）Malfatti E, et al：Brain, 130：1894-1904, 2007
6 ）Yokota M, et al：FEBS Lett, 584：3943-3948, 2010
7 ）Hashizume O, et al：Proc Natl Acad Sci U S A, 109：10528-10533, 2012
8 ）Lin CS, et al：Proc Natl Acad Sci U S A, 109：20065-20070, 2012
9 ）Trifunovic A, et al：Nature, 429：417-423, 2004
10）Kujoth GC, et al：Science, 309：481-484, 2005
11）Williams SL, et al：PLoS Genet, 9：e1003990, 2013
12）Greaves LC, et al：PLoS Genet, 10：e1004620, 2014
13）Kennedy SR, et al：PLoS Genet, 9：e1003794, 2013
14）Hashizume O, et al：Sci Rep, 5：10434, 2015
15）Stumpf JD, et al：Cold Spring Harb Perspect Biol, 5：a011395, 2013
16）Nikali K, et al：Hum Mol Genet, 14：2981-2990, 2005
17）Spelbrink JN, et al：Nat Genet, 28：223-231, 2001
18）Tyynismaa H, et al：Proc Natl Acad Sci U S A, 102：17687-17692, 2005
19）Bacman SR, et al：Nat Med, 19：1111-1113, 2013
20）Bacman SR, et al：Nat Med, 24：1696-1700, 2018

＜筆頭著者プロフィール＞

石川　香：筑波大学大学院生命環境科学研究科にて学位取得後，武田薬品工業株式会社にて創薬研究に携わる．2014年より筑波大学生命環境系にテニュアトラック助教として着任，現在に至る．mtDNAや核DNAにコードされたミトコンドリア関連遺伝子の突然変異がミトコンドリアの機能や生体機能に及ぼす影響全般について，さまざまなモデルマウスや培養細胞を用いて検証している．

第2章 ミトコンドリアと疾患・老化

Ⅰ. ミトコンドリア病

2. ミトコンドリア病の新規病因遺伝子の発見

大竹　明

生化学的解析でミトコンドリア病と診断した後は，病因遺伝子が核とミトコンドリア遺伝子の両方にまたがっている関係で，次世代シークエンサーを用いた網羅的遺伝子解析が重要であることを説明した．すなわち既知の遺伝子異常についてまずキャプチャーシークエンス解析を行い，それで病因の同定できない症例について全エキソーム，あるいは全ゲノム解析を行うことが現在考えられる最も迅速な病因遺伝子への迫り方である．遺伝子解析状況について世界の趨勢を紹介した後，われわれの報告した核 *ATAD3* 異常と *m.13094T>C*（*MT-ND5*）異常について説明し，最後に現在の治療法の開発状況にも触れた．

はじめに

　ミトコンドリアはほとんどすべての細胞に存在する細胞内小器官であり，その最大の役割はエネルギー（ATP）の生合成である．ATP合成にかかわるのがミトコンドリア呼吸鎖であり，ミトコンドリア病はミトコンドリア呼吸鎖異常症（MRCD：mitochondrial respiratory chain disorder）とほぼ同義と捉えること

ができる．ミトコンドリアの働きが低下することが原因で起こる病気を総称しミトコンドリア病とよび，病気の主座がどこであるかによりミトコンドリア脳筋症・肝症・心筋症などに分けられるが，すべてのミトコンドリア病で全身の症状が発現する危険がある．一次的・遺伝的病因で発症する病気を狭義のミトコンドリア病とよぶが，ミトコンドリアに発現するタンパク質のうちミトコンドリア遺伝子（mtDNA：mitochon-

---

[略語]

5-ALA：5-aminolevurinic acid（5-アミノレブリン酸）
ATAD3：ATPase family AAA domain-containing protein 3
LHON：Leber hereditary optic neuropathy
MELAS：mitochondrial encephalomyopathy, lactic acidosis, and stroke-like episodes
MRCD：mitochondrial respiratory chain dis-

order（ミトコンドリア呼吸鎖異常症）
MRS：magnetic resonance spectroscopy（磁気共鳴分光法）
mtDNA：mitochondrial DNA（ミトコンドリアDNA）
nDNA：nuclear DNA（核遺伝子）
OCR：oxygen consumption rate（酸素消費速度）

Discovery of new causative genes for mitochondrial disorders
Akira Ohtake：Department of Pediatrics & Clinical Genomics, Faculty of Medicine, Saitama Medical University[1] /Center for Intractable Diseases, Saitama Medical University Hospital[2]（埼玉医科大学小児科ゲノム医療科 [1] / 埼玉医科大学病院難病センター [2]）

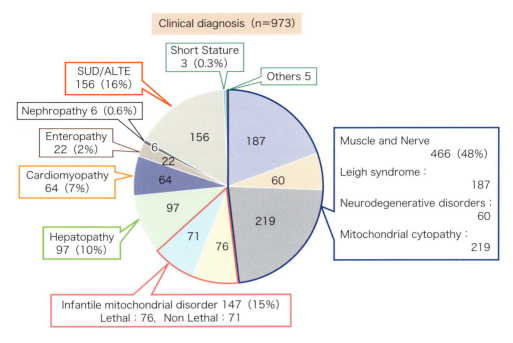

図1 ミトコンドリア病の臨床診断(千葉-埼玉-順天グループ)
SUD:sudden unexpected death, ALTE:apparent life-threatening event.

drial DNA)の働きでつくられるものは13種類(すべて呼吸鎖サブユニット)のみであり,大部分は核遺伝子(nDNA:nuclear DNA)の働きでつくられる.したがってその遺伝形式は従来から言われているミトコンドリア遺伝(母系遺伝)以外の常染色体性,X染色体性の遺伝形式によるものが過半数であり,特に小児期発症のものではその約75%がnDNA異常による[1)2)].本稿では,次世代シークエンサーを用いた最新のミトコンドリア病病因遺伝子解析状況を紹介し,最後に病態解明の応用としての新規治療法の開発状況にも触れたい.

1 臨床診断から病因遺伝子解明へ

1) 診断への第一歩:まずは疑うこと

ミトコンドリアはほぼ全身の細胞に存在しているので,ミトコンドリア病の症状は全身に現れる.そのため1人の患者さんが単一臓器由来では説明のつかない症状・所見をもっているときにはミトコンドリア病を疑う必要がある.ミトコンドリア病の症状の多くはエネルギー産生不足に起因するのでエネルギーを大量に必要とする臓器・組織に症状が現れやすく,特に幼小児期には,①脳筋症状に加えて,②消化器・肝症状,③心筋症状が3大症状とされる[3)4)].従来からミトコンドリア病の中心的存在であった脳や筋肉に症状の主座があるいわゆる"ミトコンドリア脳筋症"は,比較的軽症のミトコンドリア病に属し年長・成人発症例に多い.図1にわれわれが生化学的に診断したミトコンドリア病の臨床診断一覧を示す.いわゆる脳筋症が48%,従来は原因不明として処理されることの多かった新生児・乳児ミトコンドリア病が15%の他,肝症,心筋症,腸症,腎症などの単一臓器障害のミトコンドリア病もかなりみられる.さらに突然死や単なる低身長の患者のなかにもミトコンドリア病が存在することを忘れてはならない.

図2にわれわれの用いている病因遺伝子診断とその後の新規治療法開発へ向けたストラテジーを示す[1)5)].高乳酸血症あるいは髄液中乳酸高値はミトコンドリア病を強く疑わせる所見であるが,乳酸値の上昇しないミトコンドリア病もあること,乳酸値は啼泣やけいれんで容易に上昇することには注意が必要である.高乳酸尿症や高アラニン血症の存在は慢性的高乳酸血症を

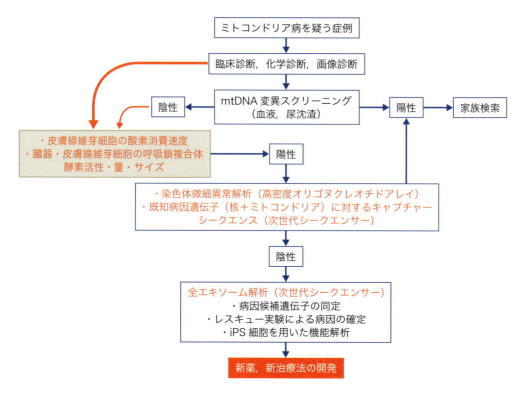

図2 ミトコンドリア病の病因遺伝子解析から新規治療法開発までのストラテジー

意味する．CT/MRIを中心とする各種画像診断，脳MRSによる乳酸ピークの検出も診断に役立つ．血液を用いたmtDNA遺伝子の変異検索は行ってもよいが，特に小児期発症例ではその大多数がnDNA由来であることは肝に銘じておく必要がある．

2）生化学的解析

ミトコンドリア病では症状のある臓器（ミトコンドリア脳筋症では筋肉等）を用いた生化学的解析こそが正確な診断の第一歩になる．具体的には分光光度計を用いた呼吸鎖複合体酵素活性の測定，Blue Native PAGE解析，そして細胞外フラックスアナライザーを用いた酸素消費速度（OCR）解析[6]である．われわれの検討結果では，酵素活性が正常の症例においてもOCRの低下を検出可能であった．また，検体は皮膚線維芽細胞のため，心筋，肝臓，筋よりも低侵襲で検査可能である．結論として細胞外フラックスアナライザーによるOCRの測定は酵素活性測定よりも感度が高く，ミトコンドリア病のスクリーニングに有用と考えられる．

3）次世代シークエンサーを用いた遺伝子解析

ミトコンドリア病の症状は多種多様であり，呼吸鎖酵素活性測定や最近はOCRの検討で診断に至るものが多い．しかし病因遺伝子が核とミトコンドリア遺伝子の両方にまたがっており，その後の病因遺伝子検索において従来の単一遺伝子病のような欠損酵素—異常遺伝子の1対1対応は望めない．そこで活用されるのが次世代シークエンサーである．ミトコンドリア遺伝子異常を含む既知の遺伝子異常についてまずキャプチャーシークエンス解析を行い，それで病因の同定できない症例について全エキソーム，あるいは全ゲノム解析を行うことが現在考えられる最も迅速な病因遺伝子への迫り方と考える．

2 ミトコンドリア病の病因遺伝子の解析：世界の現状

次世代シークエンサーを用いた解析で，ミトコンドリア病については現在のところ300種類以上の病因遺伝子が同定されている[7,8]が，このうち100種類以上

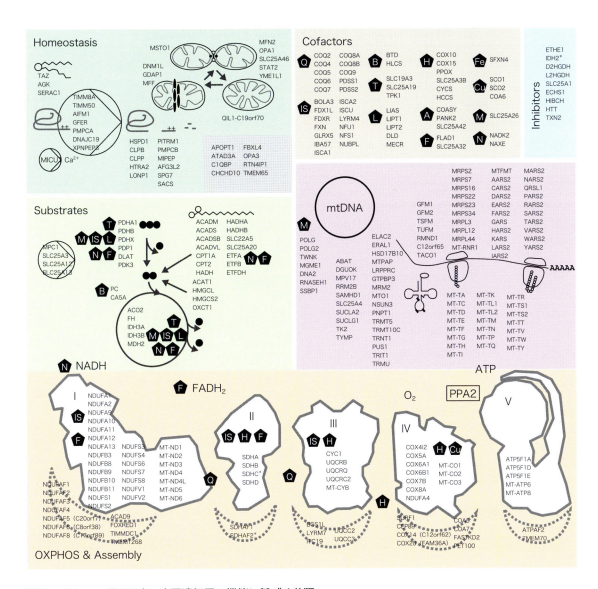

図3 ミトコンドリア病・病因遺伝子の機能に基づく分類
A：coenzyme A, B：biotin, Cu：copper, F：riboflavin/FMN/FAD, Fe：iron, H：heme, IS：iron-sulfur clusters, L：lipoic acid, M：S-adenosyl-methionine, N：NAD (P) H, Q：coenzyme Q10, T：thiamine pyrophosphate. 文献7より引用.

がこの5年以内に同定された新規の病因遺伝子である. 図3はStentonら[7]から引用したものであるが, ミトコンドリア病はそのメカニズムに基づき6つのサブグループに分けられる. ①ミトコンドリア呼吸鎖サブユニットおよびアセンブリータンパク質の異常, ②mtDNA, RNA, タンパク質合成系の異常, ③呼吸鎖上流（基質供給系）の異常, ④補酵素系の異常, ⑤ミトコンドリア維持機構（分裂・合成調節機構を含む）の異常, ⑥呼吸鎖阻害物質の産生, である. これらのなかで補酵素系の異常はその多くが治療可能な疾患であり, すなわち病因遺伝子の迅速な解析が, 病態の詳しい解明はもとより新規治療法の開発へも直結している[9].

表 われわれのグループで発見した新規ミトコンドリア病病因遺伝子

Gene	Pt No.	Clinical Dx	Enzyme Dx	Onset	文献
QRSL1	Pt0250	Cardiomyopathy	Combined	<1m	10
	Pt0860	Lethal IMD	Combined	3d	
NDUFB11	Pt0067	Lethal IMD	Complex I	0d	10
MRPS23	Pt0276	Hypoglycemia	Combined	1y6m	10
KARS	Pt0459	Mitochondrial cytopathy	Combined	9m	10
COQ4	Pt0113	Lethal IMD	Combined	0d	11
GTPBP3	Pt0751	Leigh's disease	Combined	1m11d	12
SLC25A26	Pt0185	Mitochondrial cytopathy	Combined	0d	13
PNPLA4	Pt0712	Sudden unexpected death	Complex IV	1d11m	10
TNNI3	Pt0827	Cardiomyopathy	Complex I	0d	10
MECP2	Pt0053	Mitochondrial cytopathy	Combined	11y	10
	Pt0369	Neurodegenerative disorder	Complex IV	1y4m	
IARS	Pt0687	Mitochondrial cytopathy	Complex I	4d	14
ATAD3	Pt1324	Lethal IMD	ns（OCR↓）	0d	15
C1QBP (p32)	Pt0273	Lethal IMD	Combined	0d	16
TOP3A	Pt1719	Mitochondrial cytopathy	ns（OCR↓）	10y	17
PTCD3	Pt1047	Leigh's disease	Complex I	0d	19
Gene X	Pt1753	Mitochondrial cytopathy	Complex I	Infant（alive at 24y）	Yatsuka et al. in press

IMD：infantile mitochondrial disorder，ns：not significant

（〜2019年4月）

3 ミトコンドリア病の病因遺伝子の解析：われわれの現状

表にわれわれがこの数年で同定した16個の新規核病因遺伝子一覧を示す[2) 10) 〜19)]．このなかで近年報告した*ATAD3*異常と，mtDNA異常を1つずつ紹介する．

1）*ATAD3*[15)]

ATAD3（ATPase family AAA domain-containing protein 3）遺伝子は，通常の動物では1つのみであるが，ヒトでは*ATAD3C*，*ATAD3B*，*ATAD3A*の順にタンデムに3つつながって存在する．このような高ホモロジー領域の解析は通常の次世代シークエンサーのみではしばしば困難で，*ATAD3*座位を目標としたSNPアレイ解析を組合わせることにより異常を発見できた．致死的橋小脳低形成症の遺伝的に無関係の4家系において，*ATAD3B*から*ATAD3A*へかけての大欠失が両アレルにみつかった．もう1例では，片方のアレルに*ATAD3C*から*ATAD3B*，他方のアレルに*ATAD3B*から*ATAD3A*へかけての大欠失が見つかったが，この症例は小脳萎縮，失調，ジストニアを伴う

晩期発症の脳症であった．患者由来線維芽細胞では，コレステロールの代謝異常とともにmtDNAの形態異常を認めた．以上の結果はmtDNAの形成にコレステロールが深く関与していること，さらにコレステロール代謝にATAD3が深く関与していることを示唆する．コレステロール代謝とミトコンドリア機能異常の二重の障害が多彩な神経および神経変性症状の原因となることが示唆された．

2）*m.13094T>C*（*MT-ND5*）[18)]

*MT-ND5*における*m.13094T>C*変異は以前にLeigh脳症の3例で報告されていたが，まだ真の病因であるとは認められていなかった．今回の後方視的国際コホート研究で，13家系20例の有症状患者と4人の無症候キャリアを同定したが，有症状者20例中10例がすでに死亡しており，死亡年齢は平均が10歳で，範囲は5歳4カ月〜37歳までであった．9人がLeigh脳症，1人がMELAS（mitochondrial encephalomyopathy, lactic acidosis, and stroke-like episodes），1人がLHON（Leber hereditary optic neuropathy）を発症しており，残る9人はオーバーラップ症候群か単一の

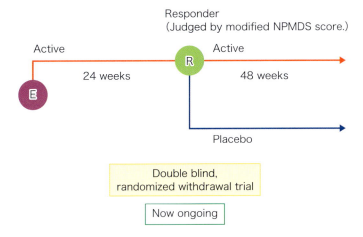

図4　5-アミノレブリン酸／クエン酸第1鉄医師主導治験
SPP-004 PMDA（http://www.pmda.go.jp/files/000229319.pdf）.

神経症状のみであった．ミトコンドリア呼吸鎖酵素活性は筋生検施行10例中5例で正常であった．6家系で母系遺伝を確認でき，臓器・組織別の変異Mt発現量には強度のばらつきがあり，血液での変異Mt発現量が比較的少なくても発病していた．以上より，各種神経症状を伴いミトコンドリア病を引き起こすミトコンドリア遺伝子異常の1つとして，今後は $m.13094T>C$（MT-$ND5$）変異も加えることが推奨される（この論文後に本変異はMITOMAP confirmedとなる）．

4 治療についての最近の話題

　ミトコンドリア病の根治的治療法はなく，一般的に高脂肪食およびミトコンドリア病ビタミンカクテル等を使用していくことになる．これまでにMELAS等一部疾患（症状）に対する治療薬の開発が行われているが，いずれも対症療法であり根治療法には成り得ていないのが現状であった．そのなかで，tRNA$^{Leu (UUR)}$ 機能の異常により起こる3243変異をもつMELASを対象とするタウリン補充療法[20]が今年2月に承認になったことは素晴らしい．tRNA$^{Leu (UUR)}$が正常に働くためには"ゆらぎ構造"を保つことが必要で，3243変異をもつ患者においてタウリンの大量補充がそれを助けるためとされる．

　最後に5-アミノレブリン酸（5-ALA）／クエン酸第一鉄ナトリウムについて少し触れる．5-アミノレブリン酸は各種生物に存在する生体内物質で，呼吸鎖の構成タンパク質であるヘムの前駆物質であり，鉄と結合することでヘムになる．外部から投与された5-ALAは内部で生合成された5-ALAと同じ代謝経路を辿り，最終的にヘムが合成され，呼吸鎖複合体の構成要素となる．さらに［5-ALA＋鉄］投与により，ヘム量を増加させ呼吸鎖IV活性・酵素量を上昇させること，低下したミトコンドリア機能を改善できること，ATP産生を増加させることが各種実験動物において示された．われわれはミトコンドリア病患者由来線維芽細胞でも［5-ALA＋鉄］投与により用量依存性に呼吸鎖II・III・IVの活性と量を改善してATP産生を有意に増加させることを確認している[21]．さらに，ヘムの分解産物はアンチオキシダントであるビリルビンであり，これが活性酸素を有意に低下させることも証明されている．

　［5-ALA＋鉄］投与は，Phase IとPhase IIにおいてその安全性と認容性は証明され，最終的に有効性を確認するためのPhase III試験（図4）が現在進行中である．対象は3カ月～成人までの脳神経症状を中心とするミトコンドリア病（Leigh脳症およびLeigh/MELASオーバーラップ症候群）であり，最初の24週間被験薬を投与し，ミトコンドリア病評価スケール

NPMDS（The Newcastle Paediatric Mitochondrial Disease Scale）[22] のうち神経・筋症状を評価する11項目のいずれかで改善の認められた患者が二重盲検期に進む．被験薬投与期に改善した神経・筋症状のNPMDSスコアが，二重盲検期の連続する2時点で続けて悪化した場合を効果不十分と判定し，二重盲検期48週時点における「治験薬の効果が不十分」となった被験者の割合を被験薬投与群と偽薬投与群で比較し，その差を主要評価項目としている（double blind, randomized withdrawal trial）．54例が参加してはじまった本試験は，脱落者は1人もいない状態で，現在ほぼすべての被験者が24週後のターニングポイントを通過し，約30名が二重盲検期に進んでいる．これまで対症療法しかなかったミトコンドリア病にはじめて根本治療が行えるようになるものと非常に期待でき，今後の進展が待たれる．

おわりに

以上，次世代シークエンサーを用いたミトコンドリア病病因遺伝子の最新の解析状況を説明したが，この方法で病因候補遺伝子の見つかる確率は40〜50％に過ぎない．今後は，全ゲノム解析の他，mRNA解析（OUTRIDER等），プロテオミクス解析等も併用し，この診断確率を上げていくことが求められる．古くは，ミトコンドリア病はmtDNA異常によるもの，すなわち母系遺伝するものがほとんどであるとの認識があり，「病気の診断＝母の苦しみ」の時代が長く続いた．遺伝子解析法の進歩に伴い特に小児期発症のミトコンドリア病の大半が核遺伝子異常であることがわかってきた他，最近はほぼ100％母系遺伝するとされたmtDNA点変異もその約1/4が突然変異であることも報告され[23]，ますます母の苦しみが減る方向に向かっているのは喜ばしい．私の小論を読み，最も頻度の大きい代謝異常症であるミトコンドリア病に挑戦し，病因・病態解明，そしてそれに続く新規治療法の開発に携わる研究者が1人でも増えてくれることを期待し，本稿の結びとしたい．

文献

1）Ohtake A, et al：Biochim Biophys Acta, 1840：1355-1359, 2014
2）Murayama K, et al：J Hum Genet, 64：113-125, 2019
3）Scaglia F, et al：Pediatrics, 114：925-931, 2004
4）Gibson K, et al：Pediatrics, 122：1003-1008, 2008
5）Yamazaki T, et al：Pediatr Int, 56：180-187, 2014
6）Invernizzi F, et al：Mitochondrion, 12：328-335, 2012
7）Stenton SL & Prokisch H：Essays Biochem, 62：399-408, 2018
8）Frazier AE, et al：J Biol Chem, 294：5386-5395, 2019
9）Distelmaier F, et al：Brain, 140：e11, 2017
10）Kohda M, et al：PLoS Genet, 12：e1005679, 2016
11）Brea-Calvo G, et al：Am J Hum Genet, 96：309-317, 2015
12）Kopajtich R, et al：Am J Hum Genet, 99：414-422, 2016
13）Kishita Y, et al：Am J Hum Genet, 97：761-768, 2015
14）Kopajtich R, et al：Am J Hum Genet, 99：414-422, 2016
15）Desai R, et al：Brain, 140：1595-1610, 2017
16）Feichtinger RG, et al：Am J Hum Genet, 101：525-538, 2017
17）Martin CA, et al：Am J Hum Genet, 103：221-231, 2018
18）Ng YS, et al：EBioMedicine, 30：86-93, 2018
19）Dorna NN, et al：Neurogenetics, 20：9-25, 2019
20）Ohsawa Y, et al：J Neurol Neurosurg Psychiatry, 90：529-536, 2019
21）Shimura M, et al：Sci Rep, in press（2019）
22）Phoenix C, et al：Neuromuscul Disord, 16：814-820, 2006
23）Sallevelt SC, et al：J Med Genet, 54：73-83, 2017

＜著者プロフィール＞
大竹 明：1979年千葉大学医学部卒業．'92年東京都臨床医学総合研究所臨床遺伝学研究部門主任研究員．'94年埼玉医科大学小児科学講師．2002年オーストラリアLa Trobe大学客員研究員（生化学）および王立メルボルン小児病院客員研究員（遺伝病学）．'07年埼玉医科大学小児科学教授．'15年埼玉医科大学病院難病センター教授・副センター長兼担．'19年埼玉医科大学ゲノム医療学教授兼担現在に至る．専門：小児代謝・内分泌疾患．最近の研究の中心はミトコンドリア病．夢：基礎と臨床の架け橋になること．趣味：クラシック音楽鑑賞／夜空の観望．

第2章 ミトコンドリアと疾患・老化

Ⅱ. 循環器疾患

3. ミトコンドリア品質管理と心筋老化制御

西田基宏，田中智弘，西村明幸

> 心臓は，生まれてから死ぬまで，休むことなく絶えず拍動し続ける筋組織である．筋収縮運動
> に莫大なエネルギーを要する心筋細胞は，エネルギー生成源であるミトコンドリアの品質を高
> く維持するための管理機構が発達しており，その機能破綻は心筋そのものの品質低下（早期老
> 化）を引き起こす．本稿では，ミトコンドリア品質を制御するタンパク質群のレドックス修飾
> と心筋の早期老化を誘導する機構とその医療応用（創薬）の可能性について概説する．

はじめに

　超高齢化が進む現代社会において，老化は個体機能の低下だけでなく，疾患の発症・増悪を招く大きな要因となっている．細胞には「ヘイフリック限界[1]」と

［略語］
ALS：amyotrophic lateral sclerosis（筋萎縮性側索硬化症）
CARS：cysteinyl tRNA synthetase
CysSSH：cysteine-persulfide（システインパースルフィド）
Drp1：dynamin-related protein 1
GAP：GTPase activating protein
GEF：GTP/GDP exchange factor
PLP：pyridoxal phosphate（ピリドキサールリン酸）
ROS：reactive oxygen species（活性酸素種）
SOD：superoxide dismutase（スーパーオキシドジスムターゼ）

よばれる分裂回数の制限があり，細胞老化とは，狭義には細胞分裂（増殖）できなくなった状態が不可逆的に起こっている状態を指す．この原因として，染色体の末端保護に働くと考えられているテロメアの短縮やそれに伴うDNA損傷，ミトコンドリア局在型スーパーオキシドジスムターゼ（SOD2）の発現低下による酸化ストレス増加，がん遺伝子産物の活性化などが指摘されている．がん細胞ではテロメア合成酵素（テロメラーゼ）が活性化状態にあるためテロメアが安定化し，老化が起こりにくいとされている．個体の老化と細胞老化との関連については議論が続いているものの，加齢に伴って増える老化細胞が体内に比較的長く存在し続けること，老化細胞から炎症性サイトカインなどが分泌されることから，加齢により蓄積される老化細胞が組織や個体の機能低下を引き起こす誘因となると考えられている．

　一方，疾患の発症・増悪においても細胞老化の関連

Mitochondrial quality control and cardiac senescence
Motohiro Nishida[1~3] /Tomohiro Tanaka[1,2] / Akiyuki Nishimura[1,3]：Division of Cardiocirculatory Signaling, National Institute for Physiological Sciences（Exploratory Research Center on Life and Living Systems），National Institutes of Natural Sciences[1] /Division of Plasma Biology, Center for Novel Science Initiatives, National Institutes of Natural Sciences[2] /Department of Translational Pharmaceutical Sciences, Graduate School of Pharmaceutical Sciences, Kyushu University[3]〔自然科学研究機構生理学研究所（生命創成探究センター）心循環シグナル研究部門[1] /自然科学研究機構新分野創成センタープラズマバイオ研究分野[2] /九州大学大学院薬学研究院創薬育薬研究施設統括室[3]〕

が示されている．心臓では，虚血や高血圧などのストレスで誘発される心筋細胞や心線維芽細胞の「早期老化」が心機能低下（心不全）や組織硬化（線維化），ひいては突然死の原因となると考えられている[2]．細胞老化を検出する最も簡便な評価法として，老化関連βガラクトシダーゼ（SA-β-gal）染色が知られている．SA-β-gal染色はさまざまなストレスによりリソソームベータガラクトシダーゼの発現が数倍程度増加することで陽性反応を示すため，必ずしも細胞老化に特異的というわけではないものの，形態変化（細胞の平坦化やヘテロクロマチン構造）やp53，Rbタンパク質などの発現増加といった詳細な解析を行う前段階評価として広く受け入れられている．心筋梗塞4週間後の慢性心不全になったマウス心臓組織を用いてSA-β-gal染色を行ったところ，梗塞周辺領域に早期老化心筋細胞が多く存在することを見出した[3]．さらに，心筋梗塞1週間後の心筋組織形態を電子顕微鏡で観察したところ，心筋ミトコンドリアが著しく分裂していることがわかった．本稿では，ミトコンドリア過剰分裂が誘導される分子機構をタンパク質の酸化還元（レドックス）修飾の観点から明らかにしたわれわれの知見を紹介する．

❶ミトコンドリア品質管理制御と心疾患

　細胞内のミトコンドリアは分裂と融合をくり返しながら膜電位を変化させ，エネルギー代謝における酸素要求性を的確に調節している．ミトコンドリアの分裂は分裂促進GTP結合タンパク質Drp1（dynamin related protein-1）やミトコンドリア外膜上に存在するDrp1結合タンパク質（Fis1やMff，MiD49，MiD51など）によって調節され，融合は融合促進GTP結合タンパク質Mfn1（mitofusin-1），Mfn2（mito-fusin-2），Opa1（optic atrophy-1）によって調節されている．ミトコンドリア分裂を担うDrp1は細胞質に存在し，GTP結合型（活性型）となるとミトコンドリア外膜へ移動する．ミトコンドリア外膜に集積し多量体化したDrp1はリング状構造をとり，GTPase活性を利用してミトコンドリアを分裂させる．一方，ミトコンドリア融合は外膜に存在するMfn1，Mfn2と内膜

に存在するOpa1によって仲介される．機能不全になった分裂ミトコンドリアは自食（mitophagy，マイトファジー）により分解される．健全な分裂ミトコンドリアはMfn1，Mfn2，Opa1を介して融合し再利用される．近年，ミトコンドリアの分裂・融合異常が虚血再灌流障害[4]や心筋症[5]，ハンチントン病[6]，アルツハイマー病[7]，筋萎縮性側索硬化症（ALS）[8]，糖尿病合併症[9]といったさまざまな疾患と関連することが明らかとなり，ミトコンドリア品質管理維持がさまざまな難治性疾患の画期的な治療になる可能性が期待されている．

　心臓におけるミトコンドリア動態変化の意義については，Drp1やMfn1/2欠損マウスを用いた興味深い知見から明らかにされている[10]．Drp1欠損マウスの心臓は，拡張型心筋症様の表現型を示す．この心筋では，顕著なミトコンドリア融合・伸長，マイトファジー亢進とミトコンドリア消失，心筋ネクローシスが観察される（**図1**）．一方，Mfn1/Mfn2両欠損マウスの心臓は遠心性心肥大様の表現型を示す．この心筋では，ミトコンドリア分裂，マイトファジー低下を伴うミトコンドリア蓄積，心筋細胞の肥大（拡張）が観察される．興味深いことに，Drp1/Mfn1/Mfn2トリプル欠損マウスの心臓は，求心性心肥大様の表現型を示し，その心筋では異種ミトコンドリアの混在，マイトファジー障害を伴う巨大ミトコンドリアの蓄積，サルコメア構造のゆがみ等が観察された．こうした知見からも，ミトコンドリア分裂・融合を介する品質管理制御機構が心筋恒常性維持にきわめて重要な役割を果たしていることが明らかになってきている．

❷Drp1の翻訳後修飾とミトコンドリア分裂活性調節

　糖尿病性心筋症や慢性心不全モデルマウスの心機能低下がDrp1阻害によって改善されることや[11]，Drp1のCys452（452番目のシステイン）遺伝的変異がパイソン型（たこつぼ）心筋症を発症することが報告されている[12]．Drp1はさまざまな翻訳後修飾によって活性調節を受けることが知られている（**図2**）．Drp1はC末端にレドックス活性の高いシステイン（Cys644）をもち，Cys644のチオール修飾〔S-ニトロソ化（SNO）やスルフェニル化（SOH）〕を介して活性化さ

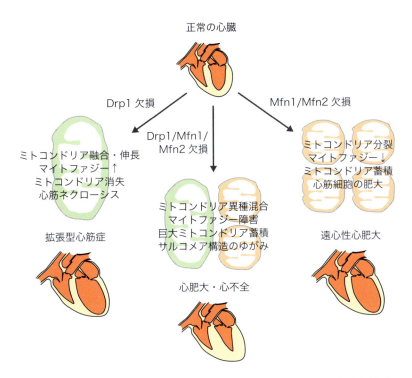

図1　ミトコンドリア動態制御Gタンパク質の機能欠損による心疾患形成

れる．一酸化窒素（NO）は，Cys644をS-ニトロソ化し，二量体化を促進すると同時に，Ser616をリン酸化することでDrp1活性を増加させるとも考えられている．Drp1のS-ニトロソ化修飾は神経変性疾患に関連することも報告されている[7]．われわれは，活性酸素種（reactive oxygen species：ROS）や親電子物質の代謝・消去を担う内因性の求核物質として活性イオウ分子種（RSS）に注目してきた．心筋梗塞モデルマウスを用いて，心筋梗塞後の心臓において8-nitro-cGMPが生成され，これがH-Rasのパルミトイル化に必要なシステインSH基を修飾することでH-Rasを恒常的に活性化し，心筋早期老化を誘導すること，低濃度のNaHS投与が8-nitro-cGMP生成およびH-Ras活性化を抑制することで心筋早期老化や慢性心不全を軽減することを報告している[2]．しかし，H_2S/HS^-は細胞内でより求核性の高い活性イオウ分子種を形成するための基質となることが新たにわかってきた[13]．H_2S/HS^-生成酵素だと信じられてきたシスタチオニンβシンターゼ（CBS）やシスタチオニンγリアーゼ（CSE）が，シスチンを基質にCysパースルフィド（CysSSH）を生成することが赤池らのグループから明らかにされ，

CysSSHを含むタンパク質中ポリスルフィドが親電子物質の直接的な代謝・消去を担う活性イオウ分子種であることが示された[13]．しかし，マウス心臓やラット心筋細胞・心線維芽細胞にCBSやCSEはほとんど存在しないため，別の生成酵素・経路の存在が示唆されていた．われわれは赤池グループとの共同研究により，哺乳類の細胞内ミトコンドリアに局在するCARS2（cysteinyl-tRNA synthetase）が活性イオウ分子種の主たる生成酵素であることを新たに見出した[14]．CARS2は心臓だけでなく組織普遍的に発現する酵素であり，CysSHを基質としてCysSSHを生成する．

3 Drp1タンパク質ポリイオウ鎖によるミトコンドリア機能制御

CARS2を欠損させたHEK293T細胞を用いて形態機能を解析した結果，野生型細胞と比べてCARS2欠損細胞ではミトコンドリア面積および数の減少と，それに伴う膜電位や酸素消費速度の低下が観察された[14]．われわれはラットDrp1タンパク質を用いて，ヒト・マウスDrp1のCys644に相当するCys624のSH基が

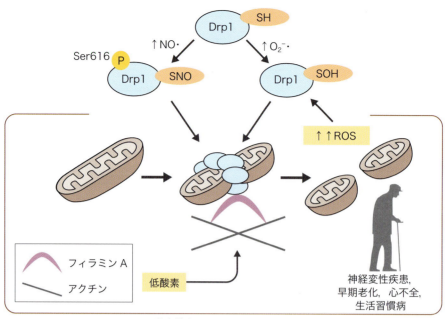

図2　Drp1の翻訳後修飾と疾患との関係
Drp1はシステインのもつチオール基におけるS-ニトロシル化（SNO）やスルフェニル化（SOH）などの酸化修飾を介して活性化される．ニトロシル化は一酸化窒素（NO・），スルフェニル化はスーパーオキシド（O_2^-・）によって起こる．一方，NO・によってDrp1のリン酸化（Ser616）が亢進し，活性化することも報告されている．これらDrp1の酸化修飾は神経変性疾患や早期老化，心不全，生活習慣病に関与している．また，心筋細胞の早期老化の引き金となる低酸素環境において，Drp1はフィラミンAとの相互作用を強め，ミトコンドリアの過剰な分裂を引き起こす．

ポリイオウ化されていることを明らかにした．CARS2欠損細胞ではDrp1のポリイオウ化レベルが著しく低下していた．CARS2欠損細胞に野生型CARS2を発現させるとミトコンドリア分裂とDrp1活性化が顕著に抑制され，これに伴って膜電位や酸素消費速度の低下も回復した．CARS2のtRNA合成酵素活性だけを阻害した変異体（CD）を発現させても同様の回復効果が認められたのに対し，CARS2のパースルフィド生成活性に必要なPLP（pyridoxal phosphate）結合部位のリジンを置換した変異体（KA）を発現させてもミトコンドリア分裂抑制効果は認められなかった．以上の結果より，ミトコンドリア品質管理を制御するDrp1が活性イオウ分子種により活性調節されていることが明らかとなった．これまでGタンパク質の活性は，GEF（GTP/GDP exchange factor）とGAP（GTPase activating protein）のバランスでのみ厳密に制御されるものと信じられてきたが，われわれはCysのポリイオウ化レベルがGタンパク質の活性を調節するという全く新しい概念を提唱した（**図3**）．一方，ミトコンドリア融合促進Gタンパク質Mfn1，Mfn2，Opa1では顕著なポリイオウ化シグナルが観察されなかった．タンパク質によって定常状態のポリイオウ化レベルが異なることを考えると，Mfn1，Mfn2，Opa1などのタンパク質Cysポリイオウ鎖は，翻訳後すみやかに脱イオウ化されている可能性が考えられる．

4 Drp1ポリイオウ鎖のイオウ枯渇による心疾患リスク増加

Drp1ポリイオウ鎖がミトコンドリア分裂活性を制御することから，ミトコンドリア分裂能の低い心筋細胞における活性イオウ分子種の病態生理学的役割を検討した．環境中には有機水銀やカドミウムなど，生体に影響を与えるさまざまな親電子物質が存在している．こうした環境化学物質の複合的曝露総量がさまざまな疾患リスクを規定する要因となる可能性が示されつつ

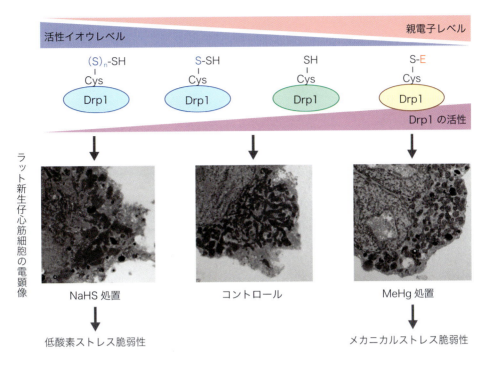

図3　Drp1のCysポリイオウ鎖を基軸とする心疾患リスク制御
Drp1のC末端側に存在するCysがポリイオウ鎖（Cys-SSH）を形成することでDrp1活性は負に制御される．環境親電子物質（Electrophile：E）によってCysポリイオウ鎖が脱イオウ化されたり，脱イオウ化されたCysSHがさらに親電子修飾を受けることでDrp1は活性化し，力学的負荷に対する心筋の抵抗性を減弱させる．一方，NaHS処置によるDrp1ポリイオウ鎖の過イオウ化もまた低酸素ストレスに対する抵抗性を減弱させる原因となる．

ある．例えば，水俣病の原因環境汚染物質であるメチル水銀（MeHg）に曝露され続けると，毛髪中の水銀濃度上昇に比例して神経毒性が誘発される．興味深いことに，神経障害発症の閾値用量より50倍も低い用量の毛髪水銀量を示すヒトにおいて，心筋梗塞発症リスクが2.5倍増加することが疫学調査から明らかにされている．神経毒性を誘発しない低用量のMeHgを1週間マウスに曝露させ続けた結果，体重量や尿排泄・食事摂取量，活動機能になんら変化がなかったものの，大動脈狭窄による圧負荷で誘発される突然死および心不全が顕著に増悪することを明らかにした．MeHg曝露心筋細胞ではDrp1のポリイオウレベルが有意に低下しており，これに伴ってDrp1活性の有意な増加とミトコンドリア過剰分裂が観察された（**図3**）．MeHgはイオウを引き抜くことで，親電子性をもたない代謝体（MeHg）$_2$Sを形成し，生体から解毒・代謝される．MeHg曝露によるDrp1ポリイオウ鎖のイオウ枯渇およびミトコンドリア過剰分裂は，心筋細胞に活性イオウ分子種の基質であるNaHSを24時間処置しておくことでほぼ完全に解除された．これらを統合して考えると，環境汚染物質の長期的曝露によるDrp1タンパク質ポリイオウ鎖のイオウ枯渇がミトコンドリア分裂を誘発し，血行力学的負荷に対する抵抗性を減弱させる原因となることを強く示唆している．一方で，NaHS処置した心筋細胞では，あたかもDrp1欠損マウス心筋と同じ表現型（ミトコンドリア巨大化と数減少）が観察され，低酸素ストレスに対して脆弱になることも明らかになっている（**図3**）．このことはすなわち，Drp1の過イオウ化もまた，Drp1活性を負に制御することでミトコンドリア品質管理異常を起こしうることを強く示唆している．

5 ミトコンドリア創薬への応用

最近，ミトコンドリア関連タンパク質を標的とした創薬研究が注目されている[15]．AMPアナログ

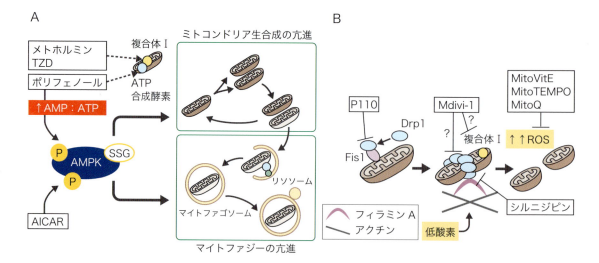

図4 ミトコンドリア関連タンパク質を標的とする化合物
A）AMPKはミトコンドリア生合成やマイトファジーを促す．AICAR（AMPアナログ）はAMPKを直接活性化する．メトホルミンやチアゾリジンジオン（TZD）は複合体Iを阻害し，ポリフェノールはATP合成酵素を阻害することが報告されている．これらはAMP：ATP比を上昇させ，AMPKを活性化する．B）ミトコンドリアの分裂を抑制する化合物．P110はDrp1とFis1の相互作用を阻害するペプチド製剤．シルニジピンはDrp1とフィラミンAとの相互作用を抑制し，疾患特異性の高いミトコンドリア分裂を選択的に抑制する．MitoVitE，MitoTEMPO，MitoQはミトコンドリア分裂を直接的には阻害せず，ミトコンドリアに局在することで局所的に発生するROSの消去剤として働く．

（AICAR）はAMPKを直接活性化し，ミトコンドリア生合成やマイトファジーを亢進させる．メトホルミンやチアゾリジンジオン（TZD）は複合体Iを阻害することで，ポリフェノールはATP合成酵素を阻害することでAMP：ATP比を上昇させ，AMPKを活性化する．こうした薬剤が糖代謝を改善させ，糖尿病治療に効果を示すことが明らかにされている．一方，ミトコンドリアの分裂を抑制する化合物もいくつか開発されてきた．P110はDrp1とFis1の相互作用を阻害するペプチド製剤であり，ALS症状を改善させる効果をもつことが最近報告されている[8]．MitoVitE，MitoTEMPO，MitoQなどはミトコンドリア分裂を直接阻害するものではないものの，ミトコンドリアから発生する局所的なROSを消去することで臓器保護に働く．

われわれは既承認薬ライブラリーのなかから，MeHg誘発性の心筋ミトコンドリア分裂を有意に抑制しうる薬（シルニジピン）を同定することに成功した[2]．シルニジピンはジヒドロピリジン骨格をもつL/N型 Ca^{2+} チャネル阻害薬であり，高血圧治療に用いられる薬である．本薬剤のヒトへの適用に関しては，国が安全性を保障しており，市販後調査からも高血圧以外の病態（腎障害や糖尿病）に対しても有効であることが示されている．シルニジピンが心筋梗塞後のマウス心不全を顕著に改善させたことから，その作用機序を詳細に調べたところ，Drp1は低酸素ストレス依存的にアクチン結合タンパク質フィラミンと相互作用することでDrp1結合活性を増大させることを明らかにした．すなわち，フィラミンがDrp1のGEFとして働くことを新たに見出した（**図2**，**図4**）．MeHg曝露によるミトコンドリア過剰分裂もシルニジピン処置によって抑制されることから，Drp1ポリイオウ鎖のイオウ枯渇はフィラミンとの結合増大を介してミトコンドリア過剰分裂を促進していると考えられる．

おわりに

超高齢化社会が迫る現代において，環境リスクの定量技術開発や健康長寿のための医療技術開発は必要不可欠である．活性イオウ分子種を軸にミトコンドリア品質管理の制御機構を解析することで，ミトコンドリ

ア創薬の新しい切り口となる既承認薬の発見に成功した．しかし，既承認薬の適応拡大はうまみ（利益）が少なく，国や企業から開発支援を得るのが難しい．今後，Drp1－フィラミン複合体や活性イオウ分子種によるその制御を構造生物学的に読み解き，*in silico* 技術と連携することで，社会ニーズにあった価値（新薬）の創出をめざしたい．

文献

1）Hayflick L & Moorhead PS：Exp Cell Res, 25：585–621, 1961
2）Nishida M, et al：Nat Chem Biol, 8：714–724, 2012
3）Nishimura A, et al：Sci Signal, 11：doi:10.1126/scisignal.aat5185, 2018
4）Archer SL：N Engl J Med, 369：2236–2251, 2013
5）Wai T, et al：Science, 350：aad0116, 2015
6）Song W, et al：Nat Med, 17：377–382, 2011
7）Cho DH, et al：Science, 324：102–105, 2009
8）Joshi AU, et al：EMBO Mol Med, 10：doi:10.15252/emmm.201708166, 2018
9）Jheng HF, et al：Mol Cell Biol, 32：309–319, 2012
10）Song M, et al：Cell Metab, 26：872–883.e5, 2017
11）Song M & Dorn GW 2nd：Cell Metab, 21：195–205, 2015
12）Ashrafian H, et al：PLoS Genet, 6：e1001000, 2010
13）Ida T, et al：Proc Natl Acad Sci U S A, 111：7606–7611, 2014
14）Akaike T, et al：Nat Commun, 8：1177, 2017
15）Tanaka T, et al：Pflugers Arch：doi:10.1007/s00424-019-02258-3, 2019

＜筆頭著者プロフィール＞

西田基宏：2001年3月東京大学大学院薬学系研究科博士課程修了〔博士（薬学）取得〕．その後，自然科学研究機構生理学研究所・助手，九州大学大学院薬学研究院・講師・准教授をへて現職．’13～’17年さきがけ「疾患代謝」研究員，’15年9月～九州大学大学院薬学研究院クロスアポイントメント教授．専門分野：循環薬理学，心血管生理学．

第2章 ミトコンドリアと疾患・老化

Ⅱ. 循環器疾患

4. ミトコンドリア機能異常による心不全

松島将士，筒井裕之

> 心不全はあらゆる心疾患の終末像であり，その病態基盤は心筋細胞死・肥大，間質線維化からなる心筋リモデリングである．心筋リモデリングには心筋細胞におけるミトコンドリア機能障害が重要な役割を果たしている．近年，ミトコンドリア機能は，オートファジー・マイトファジー，ミトコンドリアダイナミクス，ミトコンドリア・小胞体接触領域，ミトコンドリアタンパク質取込機構などの品質管理機構により高度に制御されることが明らかとなってきた．心臓の機能は，エネルギー産生プラントとしてのみならず多様な細胞機能の調節を担うオルガネラであるミトコンドリアに大きく依存しており，ミトコンドリアは心不全における重要な治療ターゲットである．

はじめに

ミトコンドリアは細胞で消費する総酸素量の約90％を使用し，細胞で必要とするATPの80〜90％を生成する．心臓は全身の循環維持のため絶え間なく拍動しており，その高いエネルギー要求性からミトコンドリアにその機能を大きく依存している．近年，ミトコン

ドリアはシグナル伝達やオルガネラ間の相互作用を介して心筋細胞の高次機能を制御していることが明らかとなってきた．ミトコンドリアの量はミトコンドリア生合成により，ミトコンドリアの質はマイトファジー，ミトコンドリアダイナミクス，ミトコンドリア・小胞体接触領域〔MAM：mitochondria-associated endoplasmic reticulum (ER) membranes〕，ミトコ

[略語]

DNase Ⅱ：deoxyribonuclease Ⅱ
GPx：glutathione peroxidase
MAM：mitochondria-associated endoplasmic reticulum (ER) membranes（ミトコンドリア・小胞体接触領域）
Nox：NADPH oxidase
Prx：peroxiredoxin
ROS：reactive oxygen species（活性酸素種）
SOD：superoxide dismutase

TFAM：mitochondrial transcriptional factor A
Tim：translocase of the inner mitochondrial membrane（ミトコンドリア内膜トランスロケーター）
TLR9：Toll-like receptor 9
Tom：translocase of the outer mitochondrial membrane（ミトコンドリア外膜トランスロケーター）

Heart failure due to mitochondrial dysfunction
Shouji Matsushima[1] /Hiroyuki Tsutsui[2]：Department of Cardiovascular Medicine, Kyushu University Hospital[1] /Department of Cardiovascular Medicine, Faculty of Medical Sciences, Kyushu University[2]（九州大学病院循環器内科[1] / 九州大学大学院医学研究院循環器内科学[2]）

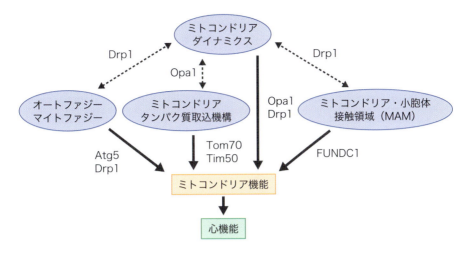

図1 さまざまなミトコンドリア品質管理機構と心不全
心筋細胞のミトコンドリア機能はオートファジー・マイトファジー，ミトコンドリアダイナミクス，ミトコンドリア・小胞体接触領域（MAM），ミトコンドリアタンパク質取込機構により高度に制御されており，正常な心機能において重要な役割を担っている．これらのミトコンドリア品質管理機構はDrp1やOpa1により相互に関連している可能性がある．

ンドリアタンパク質取込機構により制御されている（**図1**）．したがって，これらミトコンドリアの質や量の制御機構の破綻は心機能異常と密接に関連している．本稿ではミトコンドリアの品質管理と心不全に関する最近の知見および心不全における酸化ストレスによるミトコンドリア機能障害に関するわれわれの研究を概説する．

1 心不全におけるミトコンドリア品質管理機構の破綻

1）オートファジー・マイトファジーと心不全

オートファジー（autophagy，自食作用）は，細胞が細胞内のタンパク質やオルガネラを細胞内で消化・分解する現象であり，細胞の生存において重要な役割をもっている．オートファジーにはミトコンドリアやペルオキシソーム，小胞体などオルガネラを選択して分解する機能が備わっており，オートファジーによる選択的ミトコンドリア分解がマイトファジー（mitophagy）である．マイトファジーは，ミトコンドリアが損傷を受けたときに起こる膜電位の脱分極などをシグナルとしてスタートすることが知られており，不良ミトコンドリアを処理することによりミトコンドリア品質管理を担っている（第1章-Ⅲ-7参照）．

近年，オートファジーやマイトファジーの異常と心不全を含む循環器疾患との関連が明らかとなってきた．オートファジーの必須分子であるAtg5の心筋特異的KO（ノックアウト）マウスは，心肥大，心拡大および心機能低下をきたすことから[1]，オートファジーは心保護的に機能していると考えられる．また，圧負荷などの血行動態的ストレスによりダメージを受けた心筋細胞のミトコンドリアは，オートファジーにより処理されるが，DNase Ⅱの低下よりオートファゴソーム内でmtDNA（ミトコンドリアDNA）※1が分解されず，TLR-9を刺激することで炎症が惹起されることが知られている[2]．多くの場合，マイトファジーとともにオートファジーも惹起されることから，これらを厳密に分離して評価することは困難であるが，蛍光タンパク質Keimaを用いた解析により，マイトファジーの役割が明らかになってきている．圧負荷により心筋細胞においてGTPaseであるDrp1が蓄積することで，マイトファジーが促進され不良ミトコンドリアを処理し，ミトコンドリア機能維持されることが知られている[3]．ま

> **※1 mtDNA**
> mtDNAには13個の呼吸鎖複合体のサブユニット関連タンパク質，22個のtRNA，2個のリボソームRNAがコードされており，L鎖プロモーターとH鎖プロモーターにより転写が制御されている．

た，Rab9を介して引き起こされるオルタナティブな
マイトファジーが正常なミトコンドリアを維持するこ
とで心筋虚血に対して保護的に作用する[4]．

2）ミトコンドリアダイナミクスと心不全

ミトコンドリアは分裂（fission）と融合（fusion）
をくり返しており，融合が活性化すると長くつながっ
た構造が形成され，分裂が活性化すると小さな断片化
した形状が増える．このような変化はミトコンドリア
ダイナミクスとよばれている．mitofusin1およびmito-
fusin2はミトコンドリア外膜の膜融合に，Opa1はミ
トコンドリア内膜の膜融合にかかわっており，ミトコ
ンドリア外膜タンパク質Fis1と，GTPaseであるDrp1
はミトコンドリアの分裂を引き起こす．ミトコンドリ
アダイナミクスはミトコンドリアの形態のみならず，
その数や機能も制御している．傷害されたミトコンド
リアは正常のミトコンドリアと融合することでミトコ
ンドリアの品質を維持するとの報告がある一方で，分
裂することでより不良なミトコンドリアを切り離して
正常なミトコンドリアを残すとの報告もあり，ミトコ
ンドリアダイナミクスの意義は細胞の置かれた状況や
病態に依存していると考えられる．

ミトコンドリアダイナミクスは心臓においても重要
な役割を担っていることが知られている．ミトコンド
リアのペプチダーゼであるYME1Lの心筋特異的ノッ
クアウトマウスではOMA1が活性化されることでOPA1
の分解が進み，ミトコンドリアの分裂が引き起こされ，
心機能障害，心不全に至る[5]．また，βII protein
kinase C（βII PKC）はmitofusin1と結合することで
mitofusin1の活性を低下させ，ミトコンドリア分裂を
引き起こしミトコンドリア機能を低下させる．このよ
うに動物実験においてはミトコンドリア分裂が心機能
悪化を引き起こすことが示されている．しかし，ヒト
の心不全症例における解析では虚血性心疾患では心筋
細胞の分裂が亢進している一方で，拡張型心筋症では
分裂の亢進はみられなかったとの報告もあり[6]，ミト
コンドリアダイナミクスの心不全における意義の解明
にはさらなる検討が必要と考えられる．

3）ミトコンドリア・小胞体接触領域と心不全

ミトコンドリアは他のオルガネラとも相互作用をす
ることが知られており，近年，ミトコンドリアと小胞
体が接する領域であるMAMが注目されている．MAM
は脂質代謝やCa^{2+}の受け渡しの場としてのみならず，
細胞増殖，細胞死，オートファジーといった多彩な現
象に関与する．

心筋細胞におけるミトコンドリア外膜タンパク質で
あるFUNDC1（FUN14 domain containing 1）の
ノックアウトマウスでは，FUNDC1とIP$_3$R$_2$との結合
が低下しMAM形成の低下に伴い，ER（小胞体）から
ミトコンドリアおよび細胞質へのCa^{2+}放出が減少し，
ミトコンドリア融合およびミトコンドリア機能異常か
ら心機能が低下する[7]．一方で，高血糖状態では，
FUNDC1によるMAM形成が促進されることにより，
ミトコンドリア機能障害，心機能障害が引き起こされ
ることが知られている[8]．MAM制御にはMitolやDrp1
など他の因子も重要な役割を担っており，これらはマ
イトファジーやミトコンドリアダイナミクスにも関連
することから，MAMは他のミトコンドリア品質管理
機構と協調してミトコンドリア機能を制御していると
考えられる（第1章‒III‒7参照）．

4）ミトコンドリアタンパク質取込機構と心不全

ミトコンドリアを構成するタンパク質には，核DNA
にコードされているものと，ミトコンドリアDNA
（mtDNA）にコードされているものがあり，核DNAに
コードされているタンパク質は，細胞質でN末端にプ
レ配列が付加された前駆体として合成された後，ミト
コンドリア外膜と内膜を通過してミトコンドリア内部
に輸送される．このタンパク質前駆体はTom複合体や
Tim複合体によりミトコンドリア内に取り込まれるが，
Tom複合体，Tim複合体はTom40，Tom70，Tim22，
Tim23などにより構成されており，これらのタンパク
質と心筋リモデリングとの関連はいくつか報告されて
いる．圧負荷による肥大心ではTom70の発現が低下
しており，心筋細胞においてTom70をノックダウン
するとOPA1が増加し心筋細胞肥大が引き起こされ
る[9]．また，肥大心ではTim50の発現も低下しており，
Tim50の過剰発現マウスでは，心筋の酸化ストレスが
減少し，ミトコンドリア複合体機能が改善することで
心肥大が抑制される[10]．これらの報告はミトコンドリ
アタンパク質取込機構の重要性を示唆しているが，ミ
トコンドリアタンパク質取り込みそのものは評価され
ていない．不全心におけるミトコンドリアタンパク質
の取り込み制御機構およびその意義についてはさらな

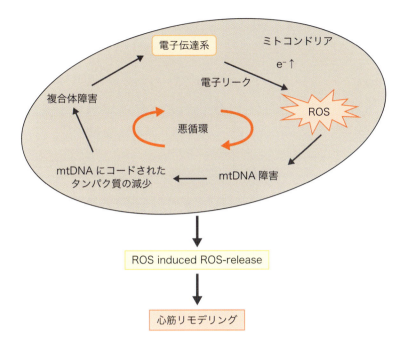

図2　ミトコンドリア電子伝達系とミトコンドリア機能障害
ミトコンドリア電子伝達系からリークした電子を酸素が補足してsuperoxideとなり，superoxideによりmtDNAが障害され，mtDNAにコードされた電子伝達系のタンパク質の活性低下を引き起こし，電子伝達系からさらなる電子リークを引き起こしROSを産生するという悪循環を形成して，いわゆるROS induced ROS-releaseにより心筋リモデリングが進展する．

る研究が求められる．

2 心不全における酸化ストレスによるミトコンドリア機能異常

1）mtDNA異常によるミトコンドリア機能障害

　ミトコンドリアは電子伝達系における酸化還元反応により，H$^+$濃度勾配を形成しATPを産生するが，消費する酸素の1〜5％から電子がリークすること（electron leak）でミトコンドリアでは生理的な状態においてsuperoxide（O$_2^-$）が発生する．このO$_2^-$はSOD，catalase，GPxにより最終的に水と酸素へ分解される．しかし，慢性心不全の不全心筋では，mtDNAのコピー数の減少によるミトコンドリア生合成の低下により，電子伝達系の各複合体の酵素活性が低下していることから，ミトコンドリア呼吸鎖における電子伝達が効率的に行われず電子リークが過剰に起こり，過剰なO$_2^-$が発生する[11]．このような機序で過剰に増加したミトコンドリアのROS（活性酸素種）がミトコンドリアのさらなる傷害を引き起こすことで，ROS induced ROS-releaseといわれる悪循環をきたしミトコンドリア機能障害から心不全の病態基盤である心筋リモデリングを引き起こす（図2）[12]．

　このようなメカニズムで引き起こされる心不全に対して，ミトコンドリアのROSを減少させること，または，mtDNAを保護することが治療戦略として有効と考えられる．われわれは細胞質およびミトコンドリアに局在する抗酸化酵素であるGPx1やミトコンドリアに局在する抗酸化酵素であるPrx3の過剰発現マウスにおいて，梗塞後慢性心不全の慢性期にmtDNA傷害が軽減し，ミトコンドリア機能および心機能が維持されることを示した[13)14]．mtDNAのコピー数を制御する転写因子であるTFAMは，mtDNAを安定化することが知られている．われわれはTFAM過剰発現マウスを用いて心筋リモデリングにおける影響を検討したところ，TFAM過剰発現によりmtDNAのコピー数が増加することで，ミトコンドリア機能が保持され，心筋リモデリングが改善することを見出した[15]．

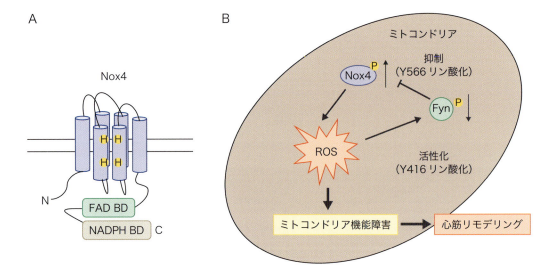

図3　FynによるNox4制御とミトコンドリア機能
A）Nox4（NADPH oxidase 4）は6回膜貫通ドメイン，NADPH結合ドメイン，FAD結合ドメインを有するタンパク質である．B）Fynの低下によりミトコンドリアに局在するNox4の活性が亢進し過剰なROSが産生されることでミトコンドリア機能が障害される．

2）Noxとミトコンドリア機能障害

Nox[※2]ファミリーはO_2^-やH_2O_2を産生する膜タンパク質である[16]．Noxタンパク質はNox1-5, Duox1, Duox2の7つのアイソフォームが同定されており，Nox4は心筋細胞のオルガネラ，特にミトコンドリアに優位に発現している．心筋梗塞後の非梗塞部心筋，アンジオテンシンⅡ（AngⅡ）投与や圧負荷による肥大心筋においてNox4タンパク質発現が増加する[17]．心筋特異的Nox4過剰発現マウスは圧負荷により，心筋のミトコンドリア機能障害をきたし，心筋肥大および心機能障害が野生型マウスに比べて悪化する[17]．われわれは心筋特異的Nox4 KOマウスでは，圧負荷による心筋肥大および心機能障害が野生型に比べ改善することを明らかにした．また，心筋の酸化ストレスの減少に伴い，ミトコンドリア機能が維持されていた[18]．このようにNox4はミトコンドリア機能異常を介して心筋リモデリングに深く関与している．

Nox4の活性は主にそのタンパク質発現によって規定されており，われわれはNox4がNF-κBにより転写制御を受けることを明らかにした．Nox4の遺伝子配列の上流にNF-κB結合ドメインを見出し，ChIP assayにて同部位にNF-κBが結合することで，Nox4の転写が開始されることを報告した[19]．α受容体刺激や圧負荷刺激は，NF-κBを介してNox4の発現量を増加させていると考えられた．

一方で近年，翻訳後修飾によるNox4活性制御機構が明らかとなってきた．われわれはtwo hybrid screening法によるNox4新規結合タンパク質の探索を行い，非受容体型チロシンキナーゼであるFynがNox4と結合することを明らかにした[20]．Fynの過剰発現によりNox4由来ROSおよびアポトーシスは抑制され，Fynのダウンレギュレーションにより増悪を認めた．つまり，FynはNox4活性を負に制御すると考えられた．FynはユニークドメインであるN末端で特異的にNox4と結合しうることが明らかとなった．Fynはチロシンキナーゼであり，Nox4 C末端は複数のチロシンを有することから，FynによるNox4のリン酸化について検討を行ったところ，in vitroキナーゼアッセイおよび質量分析により，FynはNox4のC末端のチロシン566をリン酸化することが明らかとなった．同部位に対するリン酸化抗体を作製し，心臓における

> **※2　Nox**
> Nox（NADPH oxidase）は6回膜貫通ドメイン，NADPH結合ドメイン，FAD結合ドメインを有する膜タンパク質であり，能動的に活性酸素種を産生するという特徴を有する．

Nox4のリン酸化を評価したところ，Fyn過剰発現ではNox4のリン酸化が増加し，Fynノックアウトでは低下していた．一方，酸化ストレスによりFynが活性化されることからFynとNox4は負のフィードバックループを形成していることが明らかとなった．さらに，われわれはヒト拡張型心筋症の重症心不全の心筋組織においてFynのタンパク質発現低下に伴い，Nox4のリン酸化が低下していることを見出した．FynはNox4を介して心筋リモデリングにおけるミトコンドリア機能異常において重要な役割を果たしていると考えられる（**図3**）．

おわりに

ミトコンドリアはエネルギーを産生するのみならず，高度に制御され多様な機能を有するオルガネラであることが明らかになるにしたがって，心筋におけるミトコンドリアの重要性が再認識されている．しかしながら，いまだミトコンドリアをターゲットとした心血管疾患治療は確立していない．ミトコンドリアを制御するメカニズムがさらに解明され，多面的な役割をもつミトコンドリアの質的・量的な適切な制御による心不全治療の開発が望まれる．

文献

1) Nakai A, et al：Nat Med, 13：619-624, 2007
2) Oka T, et al：Nature, 485：251-255, 2012
3) Shirakabe A, et al：Circulation, 133：1249-1263, 2016
4) Saito T, et al：J Clin Invest, 129：802-819, 2019
5) Wai T, et al：Science, 350：aad0116, 2015
6) Ahuja P, et al：Circulation, 127：1957-1967, 2013
7) Wu S, et al：Circulation, 136：2248-2266, 2017
8) Wu S, et al：Circulation, 139：1913-1936, 2019
9) Li J, et al：Cell Res, 24：977-993, 2014
10) Tang K, et al：J Am Heart Assoc, 6：doi:10.1161/JAHA.116.004346, 2017
11) Ide T, et al：Circ Res, 88：529-535, 2001
12) Tsutsui H, et al：Am J Physiol Heart Circ Physiol, 301：H2181-H2190, 2011
13) Shiomi T, et al：Circulation, 109：544-549, 2004
14) Matsushima S, et al：Circulation, 113：1779-1786, 2006
15) Ikeuchi M, et al：Circulation, 112：683-690, 2005
16) Maejima Y, et al：J Mol Cell Cardiol, 50：408-416, 2011
17) Ago T, et al：Circ Res, 106：1253-1264, 2010
18) Kuroda J, et al：Proc Natl Acad Sci U S A, 107：15565-15570, 2010
19) Matsushima S, et al：Circ Res, 112：651-663, 2013
20) Matsushima S, et al：J Clin Invest, 126：3403-3416, 2016

＜筆頭著者プロフィール＞

松島将士：2001年九州大学医学部卒業．'07年九州大学大学院医学研究院博士課程修了．'10年ニュージャージー医科歯科大学留学（佐渡島純一教授）．'13年北海道大学大学院医学研究院循環病態内科学助教．'16年九州大学病院循環器内科助教．研究領域：心不全の分子メカニズム，心血管系におけるオルガネラ制御．

第2章 ミトコンドリアと疾患・老化

Ⅱ. 循環器疾患

5. 大人の心筋細胞におけるミトコンドリアダイナミクスの恒常性維持における意義

佐野元昭，北方博規，山本恒久，遠藤　仁

> 将来の心不全発症を予測する心筋の機能的，器質的傷害の一因として，ミトコンドリアダイナミクスの変調が注目されている．前半部分では，大人の心筋細胞におけるミトコンドリアダイナミクスの意義について，これまでのマウス遺伝子工学を駆使して解明された事象をまとめてみた．後半部分では，ミトコンドリアとの機能的な連関の強い小胞体の機能が，食事から摂取される脂肪酸の質によって大きく変化するというわれわれが最近得た知見をご紹介させていただく．

はじめに─ミトコンドリアの構造

ミトコンドリアは，外膜と内膜（クリステとよばれる襞状の折りたたみ構造を形成する）の2層によって囲まれた構造をしており，内膜の内側はマトリクス，内膜と外膜間は膜間腔とよばれる．外膜には，電位依存性アニオンチャネル（voltage-dependent anion channel：VDAC）とよばれる大型の親水性チャネルが存在し，分子量1万以下の分子は自由に外膜を透過して膜間腔へ到達することができる．これに対して，内膜はほとんどの物質に対して非透過性で，輸送タンパク質の働きによってマトリクス部分へは選択された分子しか到達できないしくみになっている．内膜には，複合体Ⅰ〜Ⅳより構成される呼吸鎖（電子伝達系）とアデノシン三リン酸（ATP）合成酵素が存在している．電子伝達系は，ピルビン酸のTCA回路での分解，あるいは脂肪酸のβ酸化の過程で生成される$NADH_2^+$および$FADH_2^+$を電子供与体とし，膜の内外にプロトン濃度勾配を形成する．ATP合成酵素は，膜貫通型プロトン運搬体を含み，電子伝達系で形成されたプロトン勾配を利用してADPと無機リン酸からATPを合成する．融合のメディエーターや膜融合に必要な脂質を供給するphospholipase Dは外膜に，OPA1は内膜に存在する．分裂にかかわるDRP1は細胞質に存在して活性化されると（セリン616がリン酸化されると）位置を変えてミトコンドリア外膜に集まる．

[略語]
ANT：adenosine nucleotide translocase
MAM：mitochondria associated membrane
mPTP：mitochondrial permeability transition
　　　pore
VDAC：voltage-dependent anion channel

1 MAM

Ca^{2+}は膜が付着しているMAM（mitochondria

Homeostatic role of mitochondrial dynamics in adult cardiomyocytes
Motoaki Sano/Hiroki Kitakata/Tsunehisa Yamamoto/Jin Endo：Department of Cardiology, Keio University School of Medicine（慶應義塾大学医学部循環器内科）

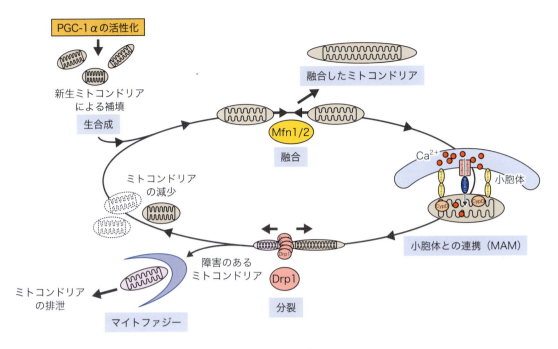

図1　ミトコンドリアダイナミクス

associated membrane）を介して，小胞体からミトコンドリアに受け渡される．ミトコンドリアのCa^{2+}レベルはPyruvate dehydrogenaseの活性を制御，過剰に上昇すれば，mPTP（次項参照）が開口してアポトーシスが誘導される．

2 mPTP

膜透過性が亢進すると，分子の漏出，膨化，膜電位の低下が引き起こされるなど，ミトコンドリアの機能低下が生じる．本現象は，ミトコンドリア膜透過性遷移孔（mitochondrial permeability transition pore：mPTP）の形成によるものと考えられている．mPTPは，外膜のVDAC，内膜のATP/ADP交換輸送体（adenosine nucleotide translocase：ANT），マトリクスのcyclophilin D，膜間腔のcreatine kinaseおよびVDACに結合しているhexokinaseなど数種のタンパク質からなる複合体であり，VDACが，アポトーシスの制御にかかわるBcl-2ファミリータンパク質の標的分子であることが見出されている．

3 ミトコンドリアダイナミクス（図1）

PGC-1（PPARγcoactivator 1）によるミトコンドリア生合成（mitochondria biogenesis）はミトコンドリアの数を増やして，傷ついて除去されたミトコンドリアを補う．mitofusinを介するミトコンドリアの融合によりマトリクスの中身が拡散すると変異があるミトコンドリアDNAや酸化されたタンパク質が希釈される．ミトコンドリアの傷害がある閾値を超えるとDRP1によるミトコンドリアの非対称分裂が起こって，ミトコンドリアの品質が維持される（quality control）．脱分極したミトコンドリアの部分にはfusion mediatorが少なくなっているので，傷害を受けたミトコンドリアが正常なミトコンドリアダイナミクスネットワークのなかに再び入ることがないようになっている．隔離された異常なミトコンドリアはautophagic vacuoleにパッケージングされたあとリソソームに渡され，マイトファジーで消去される．まさに分裂が起ころうという場所で，ミトコンドリアと小胞体の相互作用が起こり，分裂因子が集積するためのマイクロドメインを形成する[1]．

4 心筋細胞におけるミトコンドリア ダイナミクスの意義

*in vivo*における大人の心筋細胞のミトコンドリアの形態は特殊である．相互接続されたミトコンドリアネットワークがなく，もともと断片化された形態をとっている．絶えず fission（分裂）と fusion（融合）をくり返して形態を変化させているということはなく，心臓のミトコンドリア傷害や加齢によって，ミトコンドリアの膜電位が維持できなくなり，部分的に脱分極するまでは，通常は静的な状態にある．

米国ワシントン大学 Gerald W. Dorn II 教授の研究室で，大人になってから心筋細胞において DRP1 をノックアウトしたマウス（Drp1 KO）と mitofusin-1, mitofusin-2 をダブルノックアウトした（mitofusin-1/mitofusin-2 DKO）マウスがそれぞれ作製された[2]．予想通り，Drp1 KO マウスでは分裂が障害されミトコンドリアの数が減少，mitofusin-1/mitofusin-2 DKO マウスでは融合が障害され呼吸障害や ROS の産生が亢進した断片化されたミトコンドリアが増加した．DRP1 KO マウスは拡張型心筋症の形態を呈してタモキシフェンを打ったあとわずか6〜13週間で死亡するという劇的な経過をたどり，一方，mitofusin-1/mitofusin-2 DKO マウスは eccentric remodeling の形態を示し，致死的ではあるもののタモキシフェンを打ったあとの生存期間は DRP1 KO マウスより長かった．

一般に，障害を受けたミトコンドリアは，分裂することによって傷害を受けた部分を切り捨てて，mPTP開口による細胞死を防ぐことができる．しかし，Drp1 KO によって生じた hyperfused mitochondria では，mPTP開口を刺激するミトコンドリア内の Ca^{2+} ウェーブがより効率的に起こるために mPTP 開口が亢進し，結果的に細胞死が促進される．また，mPTPが開口するとマイトファジーが促進するため，ミトコンドリアの総量は減少するものの，残存しているミトコンドリアは正常となる．以上の結果から，ミトコンドリアの分裂は，ミトコンドリアの品質管理だけでなく，細胞死も抑制していることがわかった．分裂とマイトファジーはリンクしている：ミトコンドリア膜電位が下がると PINK1-parkin 経路を介したマイトファジーが促進されて傷害ミトコンドリアが除去される．DRP1が欠失した心筋細胞では，非対称な分裂によって傷害を受けた部分を切り捨てられなくなったミトコンドリア全体が「マイトファジーが誘導される閾値」に到達すると，健常な娘ミトコンドリアを残すことなくマイトファジーで除去されてしまう．結果的にミトコンドリアの総量は減少することになる．

一方で，mitofusin-1/mitofusin-2 DKO マウスでは，ミトコンドリアのダメージに対する正常なマイトファジー応答が起こらず，toxic mitochondria（呼吸障害や ROS の産生が亢進した断片化されたミトコンドリア）がたまることになる（修復と再生が障害される）．Mfn2 が parkin のミトコンドリア受容体として機能しているため，Mfn2 のノックアウトによるマイトファジーの障害が強く表現型に影響を与えることとなった．

以上，整理すると，「分裂はトリアージ（識別救急）に必要—分裂することによって傷害を受けた部分を切り捨て，mPTP開口による細胞死を防ぐ」，「融合は修復と再生に必要」とまとめられる（**図2**）．

5 老化と mitochondrial adynamism

Drp1 KO と mitofusin-1/mitofusin-2 DKO マウスはともに致命的な経過を示した．分裂もしくは融合が止まったのがいけないのか，分裂と融合のバランスが乱れたのがいけないのか，を明らかにするために，mitofusin-1, mitofusin-2 と DRP1 を成獣になってから心筋細胞特異的に3つともノックアウトした Mfn1/Mfn2/Drp1 トリプルノックアウト（TKO）マウスが作製された[3]．DRP1/mitofusin-1/mitofusin-2 TKO マウスは Drp1 KO, mitofusin-1/mitofusin-2 DKO マウスより長く生存し，Drp1 KO とも mitofusin-1/mitofusin-2 DKO マウスとも異なった変化（心肥大）が観察された．Mfn1/Mfn2/DRP1 を3つともノックアウトした心筋細胞のミトコンドリアは，異質な構造をしており（中が空のミトコンドリアも散見），サイズが不均一（通常より小さいミトコンドリアが目立つ）で，数は 1.45〜1.8 倍に増えており，各周囲に集積した過剰に増えたミトコンドリアによってサルコメア構造が周辺に追いやられている像が観察された．ミトコンドリアの増加は，ミトコンドリア生合成の活性化によるものではなくて，ミトコンドリア内のタンパク質恒常性

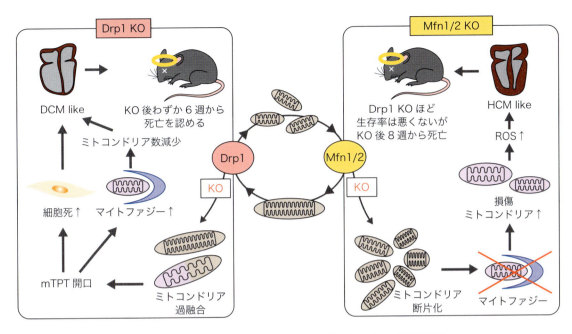

図2 ミトコンドリアダイナミクスの異常がもたらす心臓の変化

は乱れているにもかかわらず，マイトファジーが適切に起こらないことにより，ミトコンドリアの正常なターンオーバーが障害されていることに起因していた．

ミトコンドリアの分裂と融合，マイトファジーが止まったこのマウス mitochondria adynamism（ミトコンドリアダイナミクス異常）に基づく表現型は，老化した心臓の心筋細胞のミトコンドリアにみられる変化と類似している．まとめると，ミトコンドリアダイナミクスが失われるとミトコンドリアの質的管理のみならず，量的管理も失われることがわかった．

原因か結果かはわからないが，細胞の老化とミトコンドリアダイナミクスの活性低下は密接に関与している可能性が示唆される．

6 ミトコンドリア脂肪酸代謝の破綻と心臓の拡張機能低下

膜を構成するリン脂質の脂肪酸組成に注目した場合，飽和脂肪酸の含量が増加すると膜の性質（流動性）が変化し，細胞機能にも大きな影響を及ぼす．この研究は，ミトコンドリアが未発達で，脂肪酸をエネルギー源として活発には利用しないがん細胞を用いて行われてきたものである．

一方で，大人の心臓（心筋細胞）は，常に血行動態的負荷を受けながら，全身に血液を送り続けている．この膨大な仕事を支えるために主に脂肪酸を発達したミトコンドリアで燃焼させエネルギー源として用いている．大人の心筋細胞は終末分化しており，細胞周期から逸脱している．したがって，通常の食事をとっている限りは，大人の心筋細胞に取り込まれた脂肪酸はミトコンドリアで燃焼されるため，細胞膜の脂肪酸組成に大きな影響を及ぼさない．

メタボリックシンドロームモデル動物や心筋細胞特異的に脂肪酸の取り込みを増やした遺伝子操作マウスにおいて，心機能が低下することが報告されている．いわゆる脂肪毒性（lipotoxicity）とよばれるこの現象で想定される機序は，ミトコンドリアへの脂肪酸過剰負荷に伴う過剰なROSの発生，セラミドやジアシルグリセロールといった有害な脂質中間代謝産物の蓄積など多岐に及ぶ．

メタボリックシンドロームは心不全の危険因子である．メタボリックシンドロームは心臓の拡張機能障害を引き起こし，拡張機能障害は将来の心不全発症の予測因子となる．しかし，メタボリックシンドロームに伴う拡張機能障害に，膜を構成するリン脂質の脂肪酸組成の変化が関与しているか否かに関しては，これま

で検討されてこなかった.

そこで,われわれは,飽和脂肪酸,単価不飽和脂肪酸の異なる2種類の高脂肪食（総カロリーの60％が脂肪由来）でマウスを飼育して,心臓に与える影響を調べてみた[4].一方は,脂肪としてラード（ブタの脂＝飽和脂肪酸が豊富）を,もう一方は,オリーブオイル（単価不飽和脂肪酸が豊富）を使用した.総カロリー,総脂肪酸含量は同じ2種類の高脂肪食によってマウスは同じレベルの肥満を呈したが,心臓に与える影響は大きく異なった.ラードを食べさせたマウスでは,心臓の拡張機能が低下したが,オリーブオイルを食べさせたマウスでは,拡張機能の低下は目立たなかった.ミトコンドリア生合成に関与するPGC-1やPPAR αおよびその標的遺伝子である脂肪酸代謝にかかわる酵素の遺伝子発現,心筋細胞内に蓄積された中性脂肪酸含量,セラミドやジアシルグリセロール含量に関しては両群間で差を認めなかった.大きな違いが認められたのは,膜リン脂質の脂肪酸組成であった.ラードを食べさせたマウスでは,膜リン脂質の飽和脂肪酸/単価不飽和脂肪酸比（SFA/MUFA比）が上昇,一方で,オリーブオイルを食べさせたマウスでは,同比が減少していた.小胞体膜の膜のリン脂質の流動性は,特に低く維持されていることが知られてる.つまり,小胞体膜のリン脂質のSFA/MUFA比は低い.このため,ラードを食べさせた影響を強く受ける.その証拠として,ラードを食べさせたマウスの心臓では小胞体ストレス応答遺伝子が強く誘導される.小胞体膜のSFA/MUFA比が上昇して流動性が低下すると10回膜貫通タンパク質であるsarcoplasmic reticulum Ca^{2+}-ATPase（SERCA）の活性が下がると考えられる.SERCAが正常に機能するためには低い流動性の膜のなかでダイナミックにタンパク質構造を変える必要があるからである.SERCAの機能低下は,Ca^{2+}-オーバーロードから,弛緩障害を引き起こす.ミトコンドリアが発達しており,脂肪酸を燃焼させる能力のきわめて高い大人の心筋細胞といえども,さすがに閾値を超えた過剰な脂肪酸が負荷されると,燃焼しきれなかった脂肪酸が膜のリン脂質の脂肪酸組成の恒常性を乱すようになり,心臓の拡張機能障害を引き起こす一因となることが明らかとなった.

なお,メタボリックシンドロームマウスの心筋細胞ではSirt1の発現が低下しており,この結果,小胞体膜タンパク質であるSCD-1（stearoyl-CoA desaturase）の発現も著しく低下している.SCD-1は飽和脂肪酸から単価不飽和脂肪酸を合成する酵素であり,この酵素活性の低下によって,ラードによる膜の不飽和度の低下（SFA/MUFA比の上昇）はさらに増長される.

おわりに

ミトコンドリアと小胞体は,石油化学コンビナートにおける火力発電所と石油化学工場のような関係にある.パイプラインで結ばれて,双方向性に密接な関係を保ちながら細胞の機能を維持している.この恒常性維持機構の破綻は細胞機能の変調と死をもたらす.ミトコンドリア・小胞体ネットワーク機構の解明は,さまざまな疫病や老化の予防,治療につながる.

文献

1) Archer SL：N Engl J Med, 369：2236-2251, 2013
2) Song M, et al：Cell Metab, 21：273-286, 2015
3) Song M, et al：Cell Metab, 26：872-883.e5, 2017
4) Yamamoto T, et al：PLoS One, 13：e0208396, 2018

＜筆頭著者プロフィール＞
佐野元昭：臓器連関のひずみの結果生じる心不全の病態を深く読み解くために,圧負荷による左心肥大,糖尿病性（あるいは脂肪毒性）心筋症,肺動脈性肺高血圧などの疾患モデル動物を用いて,質量分析の技術を駆使して,心筋代謝の動的変化とその病態生理学的意義の解明,新規生理活性脂質の探索などを行っております.また,炎症を切り口として,心筋梗塞後の創傷治癒機構,内臓脂肪肥満と免疫老化の研究も行っております.
http://www.cpnet.med.keio.ac.jp/research/basic/pathogenesis/

第2章 ミトコンドリアと疾患・老化

Ⅲ. 老化関連疾患1（がん・糖尿病・生殖）

6. Mieapが誘導する液滴とミトコンドリア制御
―損傷ミトコンドリアの液－液相分離によるp53がん抑制作用について

荒川博文

> 膜のないオルガネラとしての液滴（liquid droplet）は，液－液相分離（liquid-liquid phase separation）によって誘導される．この新しい細胞内生命原理は，これまでの膜のあるオルガネラを中心とした分子細胞生物学・生化学では説明が難しかった現象を説明しうる新しい生物学として発展しようとしている．われわれが長年研究を続けてきたp53誘導性タンパク質Mieapは液滴を誘導することが明らかとなった．Mieap液滴はストレスに反応して誘導され，損傷ミトコンドリアを液–液相分離することで，ミトコンドリアの恒常性維持とがんの抑制に重要な役割を果たしている可能性がある．

はじめに

　p53誘導性タンパク質Mieapはp53の標的遺伝子として単離され，その後の解析からMALM（Mieap誘導性ミトコンドリア内リソソームタンパク質集積）とMIV（Mieap誘導性液胞様構造物）というリソソームを介

[略語]
ALS：amyotrophic lateral sclerosis（筋萎縮性側索硬化症）
IDP：intrinsically disordered protein（天然変性タンパク質）
IDR：intrinsically disordered region（天然変性領域）
LCD：low-complexity domain（低複雑度領域）
LLPS：liquid–liquid phase separation（液–液相分離）
MIV：Mieap-induced vacuole（Mieap誘導性液胞様構造物）

した新しいミトコンドリア分解メカニズムであると考えられていた[1]～[6]．これらMALMとMIVはいずれもオートファゴソームを介さない反応系で，オートファジーによるミトコンドリア分解機序であるマイトファジーとは異なることがわかっている．これらの内容はいずれも「膜のあるオルガネラ（membrane-bound organelle）」を中心とした，膜を介した分子細胞生物学・生化学の世界での話である．ところが，最近のわれわれの研究から，Mieapによって誘導されるMIVには膜が存在しないことが明らかとなった．

　ここ数年，特に昨年から今年にかけて「膜のないオルガネラ（membraneless organelle）[※1]」の研究がトップジャーナルを賑わせている[7]～[10]．タンパク質の濃縮体「コンデンセート（condensate）」は水溶液中の液滴のようなもので，このタンパク質コンデンセートによる液滴内部に，ある特定のDNAやタンパク質な

Mieap-induced liquid droplet and its role in mitochondrial quality control
Hirofumi Arakawa：Division of Cancer Biology, National Cancer Center Research Institute（国立がん研究センター研究所腫瘍生物学分野）

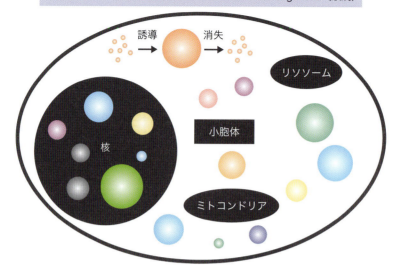

図1　細胞内のmembrane-bound organelleとmembraneless organelle
細胞の中には，ミトコンドリア・リソソーム・小胞体・核・ゴルジ体などの脂質2重膜に囲まれたmembrane-bound organelle（黒で示された図形）がある．一方で，膜構造を有しないmembraneless organelleが液滴として核内や細胞質に多数存在している（さまざまな色で示された球形の図形）．核内の核小体・PML体・カハール小体，細胞質のストレス顆粒・生殖顆粒・P体などは古くから知られたmembraneless organelleである．さらに最近の研究から，このmembraneless organelleはさまざまなストレスへの応答反応として，または時々刻々と変化する転写制御・細胞周期・シグナル伝達の状況に応じて誘導され消失することが明らかになってきている（赤で示された球形の図形）．細胞内には時空間的にダイナミックに変化するかなり多くのmembraneless organelleが存在している可能性がある．

どが濃縮してDNAとタンパク質が結合しやすくなったり，ある特定の基質と酵素などのタンパク質が濃縮して酵素による基質の分解が促進されるなどの事実が次々に報告されている[7]〜[10]．つまり液滴が，「膜のないオルガネラ」として，さまざまなタンパク質や核酸の反応の場としての区画化や調節機能として働いていることが明らかになってきているのである．

これからの細胞生物学は「膜のあるオルガネラ」の世界から，「膜のないオルガネラ」の世界へと進んでいこうとしている（**図1**）．Mieap液滴は，まさに「膜のないオルガネラ」としてミトコンドリア制御の場となっている可能性がある．

1 天然変性タンパク質

天然変性タンパク質（intrinsically disordered protein）[※2]は，高次構造を形成しない領域（天然変性領域：intrinsic disordered region）をもつタンパク質のことをいう[8][9][11]．αヘリックスやβシートなど固有の構造を有するタンパク質や，あるいはタンパク質の固有の構造領域が，「鍵と鍵穴」の関係で，一対一のきわめて特異的な結合を示すのに対し，天然変性タンパク質，あるいはタンパク質の天然変性領域は，天然変性領域を介して一対多の緩い結合能力を有する．そのため天然変性タンパク質は，シグナル伝達や転写などに関するものが多く，多くの異なる分子との会合能力があることから，一種のハブとして機能すると考えら

※1　膜のないオルガネラ（membraneless organelle）

LLPSによって誘導された液滴は，細胞内に特定の区画化領域をつくり出し，この領域が核酸とタンパク質の会合の場や，酵素と基質の反応の場となることで，オルガネラとしての役割を果たす．この液滴はタンパク質の濃縮体であるため脂質2重膜が存在しない．そのため通常の膜オルガネラとは異なり，水分子や溶質が自由に通過できる．また周りの細胞内環境や細胞の状況に応じて，時空間的ダイナミックに誘導されたり消失したりする性質をもつ．

れる．驚いたことにがん抑制遺伝子p53のタンパク質は，まさに代表的な天然変性タンパク質なのである[9][12]．確かにp53の構造は，中央部にタンパク質の50％以上の領域を占めるDNA結合ドメインを有しているが，そのN末端領域は明らかな構造を示さない．このN末端領域はリン酸化などの修飾を受け，さまざまなp53制御タンパク質との会合に重要な役割を果たす．p53は最も重要ながん抑制遺伝子であり，そのタンパク質はさまざまなストレスに応答して，転写制御因子として多くの標的遺伝子の転写を活性化することで，細胞周期停止・細胞死誘導・DNA修復・血管新生抑制などをはじめとした数多くの機能を制御している．まさにストレス応答やがん抑制作用のハブなのである．そして，なんとわれわれが長年研究を続けてきたMieapもじつは天然変性タンパク質であることが明らかとなった．

2 液−液相分離が誘導する membraneless organelle としての液滴について

最近の研究から，この天然変性タンパク質の役割が，「液滴の形成」であることが明らかとなりつつある[8][9]．液滴（liquid droplet）[※3]とは何か？　タンパク質は溶液に溶けていれば分散した水溶液の状態であり，変性したら凝集状態となって不溶性の沈殿物となる．では液滴とはどのような状態かと言えば，この中間体のよ

うなものと考えられる（**図2**）．タンパク質が細胞内の局所で高濃度となり，凝集せずにコロイド状の液化した球形領域をつくる．このコロイド状球形のタンパク質の濃縮体（condensates）を液滴とよぶ．細胞内のサイトゾルはもともと液体であるから，そのなかに高濃度タンパク質の濃縮体による液化領域が発生すれば，液相のなかに液相が生まれることになる．このことを液−液相分離（liquid-liquid phase separation：LLPS）[※4]とよび[10]，溶液が均質に混じり合わず2相に分離する現象のことをあらわし，この相分離した球形の構造体を液滴とよんでいるのである．水に油が浮かぶ状態を想像するとわかりやすい．つまり，天然変性タンパク質は，何らかの細胞内環境が整うと細胞内局所において高濃度に濃縮することで相分離し，多くのタンパク質が分散した水溶液のなかで，凝集体になることなく，液滴という中間体の液化領域を形成するということだ．

これまでに明らかとなっている液滴に関する知見は以下の通りである．①液滴は静電相互作用によって安定化されているため，可逆性が高く，イオン強度やpHを変化させることで形成と溶解が自由に制御可能であること，②細胞内ではストレスや細胞内環境変化に応じて時空間的にダイナミックに誘導され消失する性質があること，③液滴には水分が多く含まれているため内部の流動性が高く球形をしていること，④互いに融合する性質があること，⑤液滴は比較的大きく，平均サイズは数百ナノメートル程度のものが多く，内部には数種類から数十種類のタンパク質が含まれており，1つの細胞内には液滴そのものは数個程度であること，⑥液滴には脂質2重膜の仕切りがないため，水分子や

※2　天然変性タンパク質（intrinsically disordered protein：IDP）

固有の高次構造を示さない天然変性領域（intrinsically disordered region：IDR）を有するタンパク質で，天然変性領域を介して，相互作用するさまざまな相手方のタンパク質の高次構造へ適応でき，また自身の立体構造を臨機応変にすばやく変化させられる特徴がある．天然変性タンパク質p53の例にみられるように，同じタンパク質のなかにDNA結合領域といった固有の構造を有しながら，N末端領域に天然変性領域を有することで，特定の標的遺伝子の転写調節に多種多様なコファクターとの相互作用を状況に応じて変化させることで，多彩な制御が可能になる．天然変性領域は，2〜3種類の限られたアミノ酸が多く存在していたり，単純な配列のくり返しを示すことが多く，その速い進化速度を反映していると考えられる．天然変性領域は低複雑度領域（low-complexity domain：LCD）ともよばれることがある．代表的天然変性タンパク質としては，プリオンや筋萎縮性側索硬化症の原因タンパク質であるFUSタンパク質が知られている．

※3　液滴（liquid droplet）

タンパク質が細胞の局所に高濃度に濃縮して，LLPSによって相分離され，液体としての特定の区画化領域を形成する．このタンパク質濃縮体は液体の性質をもつため，形状は球形で互いに容易に融合する．

※4　液−液相分離（liquid-liquid phase separation：LLPS）

混じり合わない2つの異なる分子を含む水溶液は2相に分離する．水に油を混ぜた状態と同じである．このような水溶液と水溶液の分離状態が，タンパク質の濃縮で誘導される．細胞のある特定の場所にタンパク質が水溶液として高濃度に濃縮することで，細胞内に区画化された水溶液領域がつくり出される．

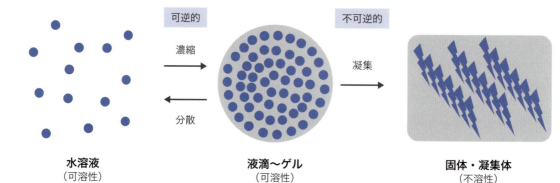

図2　タンパク質の水溶液状態と凝集体状態の中間体としての液滴状態の存在とその意義
天然変性タンパク質が局所的に高濃度となり濃縮すると，タンパク質濃縮体が形成され液滴となる．この液滴には数種類から十数種類のタンパク質が含まれるとされ，タンパク質同士の結合の強さによってゲル化した状態から，さらに不可逆的な凝集体へと変化する．タンパク質の水溶液状態から液滴状態は可逆的であり，細胞へのストレスや細胞内状況に応じて時空間的ダイナミックに変化し，転写・細胞周期・シグナル伝達・代謝などの細胞機能の反応の場となっていると予測される．筋萎縮性側索硬化症の原因タンパク質であるFUSは天然変性タンパク質であり，FUSの液滴状態から凝集体状態への移行が疾患の発症につながると考えられている．

溶質は境界面を原則自由に通過できること，などである．

　特筆すべきは，液-液相分離によって発生した液滴は，「膜のないオルガネラ」としての役割をもつ点である（図1）．これまで細胞内オルガネラとは，いわゆるミトコンドリアや小胞体，ゴルジ体，リソソーム，核など，脂質2重膜に囲まれている構造体であることを前提とした「膜のあるオルガネラ」のことを指して使われる言葉であったと思う．しかしながら，この液滴という構造体は「膜のないオルガネラ」として機能していることが明らかになってきている．そもそも細胞内には核小体，カハール小体，ストレス顆粒，生殖顆粒など，昔からよく知られた液滴がサイトゾルや核内に「膜のないオルガネラ」として存在している（図1）．

　最近のトップジャーナルに頻出している液滴論文は，核内の転写制御における液滴の役割がクローズアップされているようである[13]．論文では核内の転写制御と液滴の関係に着目しており，液滴内には転写因子タンパク質や転写制御因子タンパク質とDNAあるいはRNAが含まれており，これらタンパク質が遺伝子の発現制御を行う「反応の場」としての液滴の役割を明らかにしている[14]．しかし液滴の重要性は転写制御に留まらず，中心体制御[15]・免疫[16]・シグナル伝達[17]〜[19]など細胞内のあらゆる機能に関して続々と論文が発表されている．おそらく細胞内には数多くの液滴が「膜のないオルガネラ」として，細胞質や核内の各所で，転写因子と核酸の関係や酵素と基質の関係などをはじめとした，さまざまな生命活動の「反応の場」となっている可能性がある．さらにこれら液滴の誘導には，リン酸化やアセチル化といったタンパク質修飾が重要な制御機構であることも示唆されつつある[20]〜[22]．また筋萎縮性側索硬化症（ALS）の原因タンパク質であ

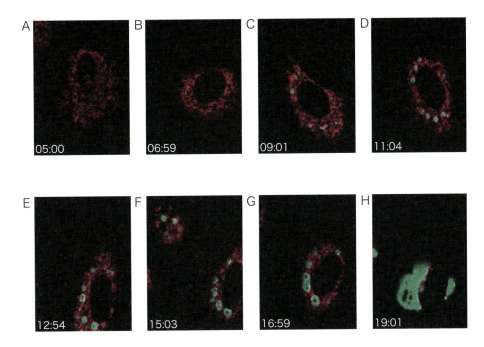

図3 Mieap液滴のライブセルイメージング
Mieapタンパク質は天然変性領域を有する天然変性タンパク質であることが明らかとなった．MieapタンパクにGFPを融合させ，A549肺がん細胞株で発現させると，赤（Mitotracker-red）で示されたミトコンドリアの領域から緑（GFP-Mieap）のMieap液滴が出現し，赤のミトコンドリアを取り込み，互いに融合しながら，その大きさが増大化していった．最終的にすべての赤のミトコンドリアのシグナルが消失するのと相反的に巨大な緑のMieap液滴を形成した．この画像は発現ベクターを導入後5（**A**）から19（**H**）時間までの2時間ごとの液滴形成過程を撮影したデータである．

るFUSが天然変性タンパク質として液滴を形成し，その不可逆的な凝集体への移行がALS発症の原因となることなどが報告されており，液滴の制御異常が疾患の発症と深くかかわることが予想されている[23]．

3 Mieapが誘導する液滴

ごく最近，われわれが長らく研究に取り組んできたMieapによって誘導される構造物が液滴であることが明らかとなった．これまでMieapによって誘導される構造物は，膜が存在する液胞様構造物と考えて，Mieap誘導性液胞様構造物（Mieap-induced vacuole：MIV）と命名して解析を行ってきた[2,5,6]．これまでの分子細胞生物学的解析や生化学的解析から，このMIVはオートファゴソームを介するオートファジーとは異なる機序で，Mieapが形成する液胞様構造物がミトコンドリアを取り込んで分解する機能と推測された．液胞様構造物があたかも巨大なリソソームのようにミトコンドリアを直接取り込んで分解するマイクロオートファジーのような機序を想定していた．もしMIVが巨大なリソソーム様の構造物であるならば，MIVの形成は細胞膜由来のエンドソームからなされると仮定し，MIVの膜の由来を探るため，岐阜薬科大学の平山博士らのグループとの共同研究で，細胞膜由来の膜オルガネラが検出可能であるMem-RhoNoxによるMIVの可視化を試みた[24]．結果は，リソソーム，エンドソームなどのオルガネラがMem-RhoNoxによって可視化できたのに対して，予想に反してMIVは全くMem-RhoNoxの発色を認めなかった．

MIVは，Mieap遺伝子を発現ベクターに組み込んだMieap発現ベクターをさまざまながん細胞株に導入することで，再現性よく誘導することができる．形成されたMIVの形態は球形で，細胞あたり大きいものなら数個程度から小さいものまで含めると十数個程度が観察される．図3に示すように，Mieap遺伝子にEGFP遺伝子を融合させてEGFP-Mieapタンパク質を発現さ

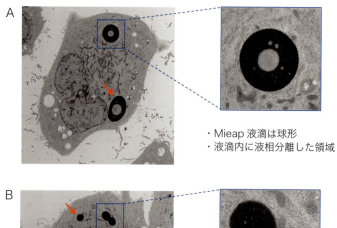

・Mieap 液滴は球形
・液滴内に液相分離した領域

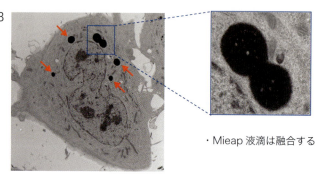

・Mieap 液滴は融合する

図4　Mieap 液滴の電子顕微鏡写真
Mieap 液滴は球形で，内部は比較的モノトーンな電子密度のきわめて高い黒色を呈す（**A**，**B**）．興味深いのは，内部の黒色領域のなかに，こちらもモノトーンな電子密度の低い白色領域を認めることである（**A**）．この白色領域はMieap 液滴の辺縁から小さな球形として多数出現し，互いに融合しながら液滴中央へ移動し，液滴中央領域に1つの大きな球形領域を形成しているように見える（**A**）．Mieap 液敵は互いに融合することで巨大化していくようである（**B**）．赤矢印は細胞内のMieap 液滴を示す．

せ，Mitotracker-red と同時にライブセルイメージング解析を行ったところ，MIVはミトコンドリアの複数の箇所から球形のシグナルとして発生し，ミトコンドリアを取り込みながら増大し，球形のMIVが互いに融合しながら最終的に巨大な球体の構造物になることが観察された．図4にMIVの電子顕微鏡写真を示す．MIVの電子顕微鏡解析は，MIVが濃い灰色から黒色に描出され，そのなかに大小さまざまなサイズの白色の円形かつ球形の領域が存在することが観察される．さらにMIV同士が融合している様子もうかがえる．このMIVに対して抗Mieap抗体による免疫電子顕微鏡解析を行ったところ，この黒色領域に金コロイドの特異的集積を認めた．

以上の結果から，これまで膜を有する液胞様構造物と予想してきたMIVは膜を有しない，Mieapタンパク質が濃縮した液滴であると結論づけた．このMieapが誘導する液滴は膜のないオルガネラとして機能してい

る可能性があるのだ．

4 Mieap 液滴によるミトコンドリア制御

MIVが液滴であるという事実は，これまでの「膜があることを前提としたMIV」の研究から，「膜のないオルガネラとしてのMieap 液滴」の研究へ，まさにMieap 研究そのものがパラダイムシフトした形となった．そもそも現在の細胞生物学および分子生物学の世界は，膜があることを前提とした膜オルガネラ生物学である．オートファジー研究しかり，ミトコンドリア研究しかりである．オートファゴソームの膜の起源や，オートファゴソームとリソソームの融合や，ミトコンドリアと小胞体の膜の接点から新しい膜が生まれたり，ミトコンドリアの分裂が促進したりなど，「膜の発生場所・メカニズム」や「膜と膜の接点」の科学とも言え

る．これらの科学の大きな潮流のなかで，われわれは「MIVの膜はどこから来て，ミトコンドリアをどのように取り込んで，リソソームはどのように融合したのか」などの観点から研究を進めてきた．しかしMIVが液滴であるのなら，MIV形成過程に膜の供給は必要なく，ミトコンドリアの膜を介した取り込みや融合の可能性はなく，リソソームとの融合もない．

ではMIVが液滴であるとすると，はたしてMieap液滴はミトコンドリアをどのように制御しているのだろうか？先に述べたように，報告されている液−液相分離による液滴に関する研究からは，液滴が転写制御因子タンパク質とDNAやRNAなどの核酸との結合の場となっていたり，あるいは基質と酵素が高濃度に濃縮され反応が促進する場となっていたりする例が報告されている．これらの知見をMieap液滴に当てはめてみると，①Mieap液滴がミトコンドリアDNAやミトコンドリアRNAとそれら制御因子タンパク質の結合の場となっていたり，②基質としてのミトコンドリアタンパク質とその分解酵素の反応の場となることで，ミトコンドリアの恒常性維持や品質管理に貢献している可能性があるかもしれない．

これまでのわれわれの解析からはMieap液滴は必ずミトコンドリアから発生して，その後互いに融合をくり返すことで巨大化していることが確認できる．一方でMitotracker-redによるミトコンドリアの観察では，Mieap液滴の増大に伴って，シグナルが減少していき，液滴内への減弱したシグナルも確認できる．このことが上の①②のような可能性と整合性をもちうるのか，現時点ではわからない．膜オルガネラ生物学においてMIVで想定していたことをそのまま当てはめれば，Mieap液滴は，ミトコンドリアという基質とリソソームタンパク質という酵素の分解反応の場を提供しているのであろうか．もしそうなら膜のないオルガネラである液滴が膜オルガネラであるミトコンドリアとリソソームの反応の場を提供していることになる．本当にそのようなことが可能なのか．Mieap液滴が，膜オルガネラとしてのミトコンドリアそのものを液−液相分離しているのか，ミトコンドリアのタンパク質や核酸や酵素を液−液相分離しているのか，などの疑問に対する解析が今後重要になると予想される（**図5**）．

これまでの液滴研究が主に核内の液滴であることや，液滴は細胞内のさまざまな場所に発生しうること，液滴そのものが「膜がないタンパク質の濃縮体」であることを考えれば，ミトコンドリアのなかにMieap液滴が誘導されても不思議ではない（**図5**）．いまだ想像の段階であるが，われわれがMALMとして観察していたミトコンドリア内へのMieapタンパク質やリソソームタンパク質の集積は，ミトコンドリア内Mieap液滴を観察していたのかもしれない．これまで膜ありきの世界でMALMやMIVを考えていたら全くあり得なかった世界が，膜のない液滴で想像してみることで，あり得る世界へと変わるような気がしている．Mieap液滴がどのようにミトコンドリアの制御に関与しているのか，今後の液滴としての解析結果が待たれるところである．

5 Mieap液滴のがん抑制作用

これまでMALMとMIVの解析研究が大苦戦であったのとは対照的に，Mieapの有するがん抑制作用に関してはクリアな結果が得られている．

Mieapノックアウトマウスを作製して，Mieap欠損Apc$^{Min/+}$マウスを作製した[25]．Apc$^{Min/+}$マウスはApc遺伝子に変異を有する大腸がんモデルマウスで，小腸に数百のポリープ（良性腫瘍）を発生する．通常はこの小腸ポリープからの慢性出血によって高度の貧血になり，生後30週までに死亡する．驚いたことにMieap欠損Apc$^{Min/+}$マウスはヘテロ欠損・ホモ欠損ともに生後20週までにほぼ全例死亡した[25]．この原因は，Mieap欠損によって小腸へのポリープ発生数が2倍から3倍近くへ顕著に増加したことにあった．さらに個々のポリープの悪性度について，病理組織学的解析を進めたところ，小腸に発生した腫瘍はhigh-grade adenomaかadenocarcinomaといった高度悪性化・がん化促進を認めた．さらにMieap欠損Apc$^{Min/+}$マウスの大腸において，腫瘍発生数の増加と発生した腫瘍の多くがadenocarcinomaへとがん化していた．同様の結果は，金沢大学 大島博士との共同研究による胃がんモデルマウス（Ganマウス）においても確認された（未発表データ）．これらの結果から，Mieap遺伝子はp53標的遺伝子として，p53のがん抑制作用にきわめて重要な役割を果たすがん抑制遺伝子であることが*in*

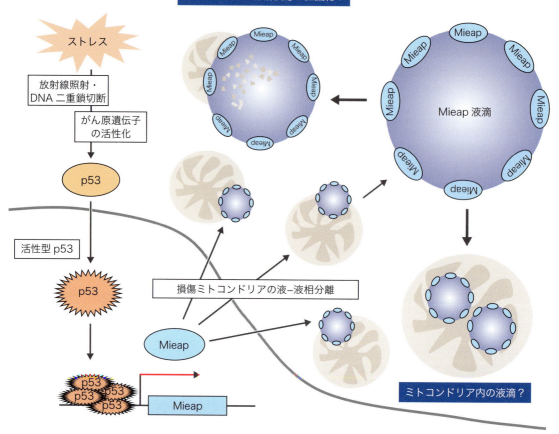

図5 Mieap液滴によるミトコンドリア制御
Mieap液滴はMieapタンパク質がp53によって誘導されることで形成される．Mieap遺伝子がもともとp53標的遺伝子として同定されたことから，Mieap液滴はストレス応答性のp53誘導性液滴とも言える．p53はDNA損傷やがん原遺伝子活性化など，さまざまなストレスに反応して活性化し，核内へ移動して転写制御因子としてその標的遺伝子の転写を活性化する．したがってMieap液滴はさまざまなストレスに応答してp53によって誘導され，ミトコンドリアに液滴を形成することでミトコンドリアの損傷部位を修復あるいは分解して，ミトコンドリアの恒常性維持に重要な役割を果たすと推測される．かつてMIVとして捉えられた現象は，Mieap液滴によるミトコンドリアの液–液相分離による損傷ミトコンドリア分解反応の場を提供している可能性がある．また，MALMとして捉えられていた現象は，損傷ミトコンドリア内部に発生したMieap液滴である可能性がある．これまでの膜のあるオルガネラとしてのMIVおよびMALMという現象を，膜のないオルガネラであるMieap液滴として捉え直すことで，Mieapによるミトコンドリア制御およびp53がん抑制メカニズムの実像が見えてくる．

*vivo*で証明された．

ヒト臨床検体においては，大腸がん症例のがん組織に関してMieapおよびMieap関連遺伝子であるp53とBNIP3の異常を調べた[26]．結果的に，大腸がん約10％でMieapプロモーターのメチル化異常を認め，約50％にBNIP3プロモーターのメチル化異常を認めた．さらにMieapあるいはBNIP3の異常を認めなかった症例の50％でp53変異を認めた．Mieap/BNIP3/p53のいずれかに異常を生じるとMieapによるミトコンドリア制御機能は失われることを考慮すると，Mieap液滴によるミトコンドリア制御機能は，臨床大腸がん症例の70％以上で不活性化されていると考えられる[26]．また臨床大腸がん症例におけるMieap機能異常の主な標的はp53あるいはBNIP3であると言える．さらに乳がん症例において同様の解析を行ったところ，浸潤性乳管がん約13％でMieapプロモーターのメチル化異常を

認め，同じく約13％でp53変異を認め，Mieapの異常とp53の異常は相互排他的であった[27]．BNIP3のプロモーター異常は一例も認めなかった．このことから乳がんにおいては，約26％の症例でMieap機能異常が生じており，異常の標的はMieapとp53であると考えられる．このように大腸がんと乳がんのいずれにおいてもMieap機能異常は発生していたが，がん種によって頻度や異常となる標的が異なる可能性が示唆された．Mieapによるミトコンドリア制御機構が液滴によるものであることを考慮すると，今後はこれらゲノム・エピゲノム解析に加え，抗Mieap抗体を用いたがん組織における免疫組織化学染色が生体内における液滴の発生状況を詳しく知る有用な解析法となると考えている．

ごく最近，高度浸潤能を獲得した胃がん細胞株において，いわゆるミトコンドリアのオートファジー（マイトファジー）とMALMの役割を比較検討した論文が発表された[28]．この胃がん細胞株は，胃がん症例の腹膜播種がん細胞から樹立されたもので，マウス移植腫瘍において高度に腹膜播種することが確認されたがん細胞株である．この胃がん細胞株においてはマイトファジーの異常は認めなかったが，Mieapの発現消失とMALM機能の著しい喪失を見出したとしている．結果的に，低酸素環境下においてミトコンドリアからの活性酸素種（mtROS）の産生増加を誘発し，がん細胞の遊走能・浸潤能の促進作用を報告している[28]．われわれもMieapノックダウンによって大腸がん細胞株で同様の現象を観察しており[26]，Mieap液滴によるミトコンドリア制御は，mtROSの抑制を介してがん抑制に寄与している可能性が高い．

おわりに

液–液相分離や液滴に関する研究は今まさに拡大進展しようとしている．現時点では核内の転写因子とDNAの研究が主体となっているが，おそらくあらゆる分野へ波及すると思っている．事実われわれの研究においても，膜を有するオルガネラとしての解析を長年行ってきたMIVが，じつは膜のないオルガネラであるMieap液滴であったことから，液–液相分離による液滴がミトコンドリア制御に深くかかわる可能性が高まっ

てきた．膜を有しない液滴に関する研究は，われわれがそうであったように蛍光タンパク質を融合させた天然変性タンパク質のライブセルイメージングが最も有効な解析法であり，今後もこの方法によって液滴の新しい機能や役割が明らかになってくると思われる．

がん抑制遺伝子p53はヒトがんで最も高頻度に不活性化されるがん抑制因子であり，DNA損傷や酸化ストレスなどさまざまなストレスに反応して活性化して，細胞の恒常性を維持することでがんを抑制している．そのp53の機能のなかにMieap液滴があったことはきわめて合理的であると思われる．細胞へのストレスに応答して，損傷ミトコンドリアをいち早く修復あるいは防御するためにMieap液滴が誘導され，損傷ミトコンドリアからの活性酸素種（ROS）生成を抑制し，ミトコンドリア機能を回復することで細胞の代謝的恒常性を維持することは，2次的な核DNA損傷や細胞の過剰なストレス応答などに対して抑制的に機能すると思われる．先に述べたようにmembrane-bound organelleとは異なり，membraneless organelleである液滴は，細胞内のさまざま刺激やストレス，細胞内環境変化に応じて，時空間的ダイナミックに誘導されたり消失したりする．その性質は，まさに時々刻々と変化するストレス応答や恒常性維持にきわめて有利であると想像できる．Mieap液滴の発見は，液滴や液–液相分離の働きが，ミトコンドリアの恒常性維持やがん抑制に重要であることを示す最初の例になるのではないかと予想している．さらに膜のバイオロジーを必要としない液滴研究は，将来的に新しいバイオマーカーの開発や治療標的の創出にも大きく貢献するのではないかと期待している．

文献

1) Miyamoto Y, et al：PLoS One, 6：e16054, 2011
2) Kitamura N, et al：PLoS One, 6：e16060, 2011
3) Nakamura Y, et al：PLoS One, 7：e30767, 2012
4) Miyamoto T, et al：Sci Rep, 2：379, 2012
5) 荒川博文：実験医学，30：1407-1417，2012
6) Nakamura Y & Arakawa H：Cancer Sci, 108：809-817, 2017
7) Shin Y & Brangwynne CP：Science, 357：doi:10.1126/science.aaf4382, 2017
8) Boeynaems S, et al：Trends Cell Biol, 28：420-435, 2018
9) 白木賢太郎：現代化学，572：40-47，2018

10) Alberti S, et al：Cell, 176：419-434, 2019
11) Uversky VN, et al：FEBS Lett, 589：15-22, 2015
12) Wells M, et al：Proc Natl Acad Sci U S A, 105：5762-5767, 2008
13) Hnisz D, et al：Cell, 169：13-23, 2017
14) Sabari BR, et al：Science, 361：doi:10.1126/science.aar3958, 2018
15) Woodruff JB, et al：Cell, 169：1066-1077.e10, 2017
16) Du M & Chen ZJ：Science, 361：704-709, 2018
17) Martin EW & Mittag T：Science, 363：1036-1037, 2019
18) Case LB, et al：Science, 363：1093-1097, 2019
19) Huang WYC, et al：Science, 363：1098-1103, 2019
20) Lu H, et al：Nature, 558：318-323, 2018
21) Rai AK, et al：Nature, 559：211-216, 2018
22) Saito M, et al：Nat Chem Biol, 15：51-61, 2019

23) Patel A, et al：Cell, 162：1066-1077, 2015
24) Niwa M, et al：ACS Chem Biol, 13：1853-1861, 2018
25) Tsuneki M, et al：Sci Rep, 5：12472, 2015
26) Kamino H, et al：Oncogenesis, 4：e181, 2016
27) Gaowa S, et al：Cancer Sci, 109：3910-3920, 2018
28) Okuyama K, et al：Sci Rep, 9：2822, 2019

＜著者プロフィール＞

荒川博文：1988年熊本大学医学部卒業，第2外科にて消化器外科医として勤務する（小川道雄教授）．大塚・がん研究所生化学部（中村祐輔部長）にて，がん遺伝学を学び，米キンメルがん研究所でポスドク．'99年東京大学医科学研究所助手，2001年同助教授を経て，'03年より国立がんセンター研究所部長．'10年より現職．

第2章　ミトコンドリアと疾患・老化

Ⅲ．老化関連疾患1（がん・糖尿病・生殖）

7. ミトコンドリアと糖尿病

蓮澤奈央，野村政壽

> 2型糖尿病の発症には，過栄養による肥満，慢性炎症に伴うインスリン抵抗性と膵β細胞疲弊に伴うインスリン分泌不全が関与する．細胞内小器官のミトコンドリアは細胞外の栄養状態を感知し，細胞質内で分裂・融合のバランスを変化させ，代謝（ATP産生）と炎症をコントロールしている．その異常は，肝臓でインスリン抵抗性を惹起し，膵β細胞でグルコース応答性インスリン分泌不全を招く．ミトコンドリアの品質管理の視点から糖尿病の予防と治療を考える必要がある．

はじめに

　細胞内小器官であるミトコンドリアは，生命活動に不可欠なエネルギー（ATP）産生の中心的役割を担うと同時に，さまざまな細胞外シグナルを感知し，常に融合・分裂のバランスを変化させ，動的にその構造を変化させ細胞内の代謝状態を制御している．このミトコンドリアダイナミクスはミトコンドリアの品質管理のみならず，細胞内小器官のネットワークを介してエネルギー代謝や慢性炎症に関与することが明らかになってきた[1]．したがってミトコンドリア機能を論ずる際には，そのATP産生能と動的構造変化という2つの側面から論ずる必要がある．本稿ではミトコンドリアDNA変異によるATP産生能の低下に基づくミトコンドリア糖尿病，そしてミトコンドリアダイナミクスによる糖代謝恒常性維持機構とその破綻に基づく病態について概説する．また，最近明らかとなった細胞外ATPによる糖代謝制御機構についても紹介し，糖尿病発症におけるミトコンドリアの多面的な役割を考える機会にしたい．

> **[略語]**
> **ATP**：adenosine triphosphate
> **Drp1**：dynamin related protein 1
> **FGF**：fibroblast growth factor
> **ICA**：islet cell antibody（膵島細胞抗体）
> **LPS**：lipopolysaccharide（リポ多糖）
> **MELAS**：mitochondrial myopathy, encephalopathy, lactic acidosis, and stroke-like episodes（ミトコンドリア脳筋症）
> **Mff**：mitochondrial fission factor
> **MIDD**：maternally inherited diabetes with deafness（ミトコンドリア糖尿病）
> **VNUT**：vesicular nucleotide transporter（小胞型ヌクレオチドトランスポーター）

1 ミトコンドリア糖尿病

　ミトコンドリア遺伝子に変異を認め，インスリン分泌低下型の糖尿病のサブタイプをミトコンドリア糖尿病（maternally inherited diabetes and deafness：

Multifunctional role of mitochondria in diabetes mellitus
Nao Hasuzawa/Masatoshi Nomura：Division of Endocrinology and Metabolism, Department of Internal Medicine, Kurume University School of Medicine（久留米大学医学部内科学講座内分泌代謝内科部門）

MIDD）と称する[2]．単一遺伝子異常による糖尿病のなかで最も高頻度であり，日本人糖尿病の約1％に認めるとの報告もあり[3]，決して稀な疾患とは言えない．頻度の高い遺伝子変異として，ミトコンドリアDNAの2つのロイシン転移RNAの1つ，tRNALeu（UUR）遺伝子にあたる3,243番目の塩基の点変異（A→G，以下3,243変異）がみられる．ミトコンドリアDNA変異は健常人においても加齢に従って後天的に蓄積する（体細胞変異）ことが知られており，糖尿病罹病期間に比例して体細胞変異の蓄積の上昇を認めることから，糖尿病が細胞レベルでの加齢を促進している可能性が示唆される[4]．ミトコンドリアは母系の細胞質遺伝を示すため，表現型はヘテロプラスミーに依存し，異常ミトコンドリアの占める割合が閾値を越えた際に，その組織のエネルギー不全症状を呈する．したがって，どの組織で機能異常のミトコンドリアが多いかにより，糖尿病のみを呈するものから，難聴や心筋症，神経障害，尿細管障害などのミトコンドリア関連合併症を伴うものまで，多様な症状を呈する．日本人で3,243変異をもつ113名の糖尿病患者の臨床的特徴をまとめた報告によると[5]，身長，BMIの平均がそれぞれ161.2cm，18.6 kg/m²であり，低身長とやせがみられる．感音性難聴の合併率は92％と高く，糖尿病発症と同時期に診断されることが多い．脳筋症を23.2％に合併し，そのうちMELASを12.5％，筋萎縮・眼瞼下垂を8.9％に認める．糖尿病に関しても，発症初期には2型糖尿病と診断されることも多く，しだいにインスリン分泌能が低下し，緩徐進行1型糖尿病と診断されるものなど，その病態はさまざまである．しかし，抗GAD抗体や膵島細胞抗体（ICA）は陰性である．臨床的マネジメントとしては，インスリン導入が必要となる．また，網膜症，腎症，神経障害など糖尿病合併症の進行が罹病期間のわりに速いことから合併症管理が重要である．

2 ミトコンドリアダイナミクスによる代謝恒常性維持システム

1）ミトコンドリアの分裂・融合

　ミトコンドリアを蛍光染色し顕微鏡でライブ観察すると，ミトコンドリアが活発に動き，融合と分裂をく

り返す様子が観察される．ミトコンドリアが融合すると長いネットワーク状となり，融合が阻害され分裂が促進されると断片化する．このようなミトコンドリア融合・分裂には局在の異なるGTPase群が関与することがわかってきた．ミトコンドリア外膜に存在するMfn（mitofusin）1/Mfn2が協調してミトコンドリア外膜の融合を制御し，膜腔間に存在するOPA1が内膜融合，クリステ構造形成を制御している．一方，細胞質に存在するDrp1は外膜上の受容体であるMffを介してミトコンドリア分裂を制御している．ミトコンドリア内膜の膜電位が消失すると，OPA1がミトコンドリア内で切断されて不活化し，融合が抑制される．したがって膜電位が消失し，ATP産生能が低下した質の悪いミトコンドリアは融合することなく細胞内のミトコンドリアネットワークから外れ，オートファジーにより排除されると考えられる[6]．つまり，ミトコンドリアは分裂・融合を介して自身の品質管理を行っていると言える（**第1章参照**）．

　こうしたミトコンドリアの形態変化（ミトコンドリアダイナミクス）は，生体のエネルギー需要と栄養供給のバランスの影響を受ける．すなわち，急性ストレスや飢餓，細胞分裂のG1/S期など，エネルギー需要が増加もしくはエネルギー供給が減少し，細胞内のエネルギー代謝が異化に向かうとミトコンドリアダイナミクスのバランスは融合に傾く．逆にエネルギー需要の減少，過栄養による肥満や高血糖状態などエネルギー供給が増加し，エネルギー代謝が同化に向かうとミトコンドリアは分裂し断片化に向かう．すなわちミトコンドリアダイナミクスは，エネルギー需要に応答してそのバランスを変化させ，細胞の代謝恒常性維持に深く関与していると考えられる（**図1**）[7]．

2）膵β細胞のミトコンドリアダイナミクスは糖センサーとして機能する

　ミトコンドリアダイナミクスの生理的意義を明らかにする目的で，分裂を制御するDrp1遺伝子改変マウス（Drp1floxマウス）を作製した[8]．Drp1を欠損した（Drp1 KO）ES細胞のミトコンドリアは，融合した長いネットワーク状の形態を示し，野生型と大きく異なっていたが，ミトコンドリアのATP産生能や膜電位といった個々の基本的機能は野生型と変わらず，細胞の分裂速度も野生型と同程度であった．しかしながら，

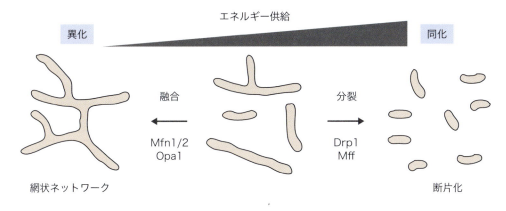

図1 ミトコンドリア分裂・融合のバランスと代謝状態

このES細胞を用いてDrp1 KOマウスを作製すると胎生10.5日で成長が止まり早期胎生致死となった．その原因を明らかにするため，胎生10.5日胚の中枢神経系を組織学的に解析したところ，Drp1 KOマウスの神経幹細胞の増殖能は野生型と同等であったが，神経細胞への分化段階でアポトーシスによる細胞死が著明に亢進していることが明らかとなった．このことから，ミトコンドリアダイナミクスはES細胞や神経幹細胞の複製・増殖には影響しないものの，細胞の分化段階では不可欠であると考えられる．

次に，ミトコンドリアの機能の1つであるエネルギー代謝において，ミトコンドリアダイナミクスはどのような機能を果たしているか？　われわれは，膵β細胞を用いてインスリン分泌におけるミトコンドリアダイナミクスの役割を明らかにした．野生型マウスから膵ランゲルハンス島を単離し，ミトコンドリアを蛍光色素で可視化し共焦点顕微鏡を用いて観察したところ，グルコース添加により，ミトコンドリアの分裂が促進し，活発に細胞内を移動する様子が観察された．すなわち，膵β細胞のミトコンドリアダイナミクスはグルコース応答性に分裂に向かうことが明らかとなった．

そこで，膵β細胞特異的にDrp1を欠損したマウス（Drp1βKOマウス）を作製して，その膵臓を免疫組織学的に解析した．肉眼的にα細胞（グルカゴン），β細胞（インスリン）といった膵ラ氏島の構築に明らかな異常はみられなかったが，β細胞を電子顕微鏡で観察したところ，細胞内でミトコンドリアが集簇している像が得られた．次に，このDrp1βKOおよび野生型マウスを用いて経口糖負荷試験を行ったところ，Drp1βKOマウスで明らかな耐糖能異常とグルコース応答性のインスリン分泌の低下を認めた．これらのことから，膵β細胞のグルコース応答性インスリン分泌にはミトコンドリア分裂が不可欠であること，すなわちミトコンドリアダイナミクスは糖センサーとして機能していることが明らかとなった[9]．

3）肝細胞のミトコンドリアダイナミクスはエネルギーセンサーとして機能する

次にわれわれは，インスリン標的臓器である肝臓におけるミトコンドリアダイナミクスの機能を明らかにする目的で，肝細胞特異的Drp1欠損マウス（Drp1LiKOマウス）を作製した．Drp1LiKOマウスと野生型マウスをそれぞれ高脂肪食で飼育し，両者に経口糖負荷試験およびインスリン負荷試験を行った．高脂肪食により野生型マウスではインスリン抵抗性が惹起され耐糖能異常を認めたが，驚くことにDrp1LiKOマウスでは耐糖能異常を全く認めなかった（**図2A**）[10]．肝細胞におけるミトコンドリアの形態を電子顕微鏡で観察したところ，野生型ではミトコンドリアに沿うように小胞体が接していたが，Drp1LiKOマウスではミトコンドリアと小胞体の間隔が離れ，小胞体の形態も野生型と異なり不規則に膨化していた[10]．膵β細胞と同様に，Drp1LiKO肝細胞のミトコンドリアの電子伝達系タンパク質の発現やATP産生能には有意な差を認めなかった．

小胞体はタンパク質合成，脂質代謝，細胞内物質輸送などの機能をもつ器官であるが，変性タンパク質の

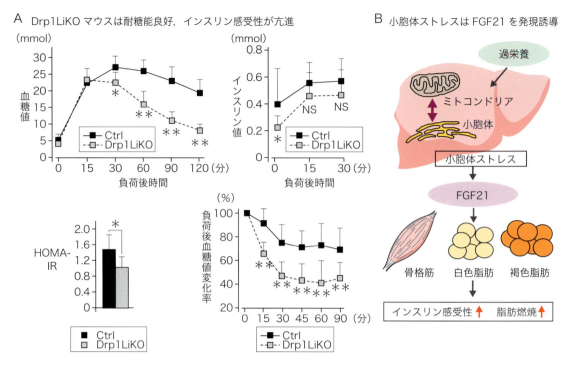

図2 肝細胞のミトコンドリアダイナミクスは栄養センサーとして機能し，全身の代謝を制御する
Aは文献10より引用．

蓄積など種々のストレスを感じると，翻訳量を低下させて小胞体におけるタンパク質の折りたたみを軽減したり，あるいは亢進させたりすることで，変性タンパク質を除去してストレスを軽減させる作用をもっている．そこで，Drp1LiKOマウスと野生型マウスの小胞体ストレス応答を比較したところ，Drp1LiKOマウスは野生型マウスに比べて小胞体ストレス関連遺伝子の発現が亢進していることが明らかとなった．このことから，ミトコンドリアの分裂が障害されると小胞体ストレスが惹起される，逆に言えば，ミトコンドリアが分裂することで小胞体ストレスを防いでいると言える．

小胞体のストレス応答によって発現する因子の1つである線維芽細胞増殖因子（FGF）21は，エネルギー代謝を活性化して，肝臓における中性脂肪の蓄積を抑制し，筋肉におけるインスリン抵抗性を改善するなどの作用が知られている．そこで，Drp1LiKOマウスと野生型マウスをそれぞれ高脂肪食で飼育し，肝臓でのFGF21遺伝子発現および血中FGF21濃度を比較した．野生型マウスと比べDrp1LiKOマウスではFGF21遺伝子発現が亢進し，血中FGF21濃度が有意に増加していた．Drp1LiKOマウスでは高脂肪食負荷で小胞体ストレスが惹起されFGF21発現が亢進することで，耐糖能が低下しなかったと考えられる．

以上の結果から，肝細胞のミトコンドリアダイナミクスは食餌性の糖質や脂質を感知する栄養センサーとして機能していることが明らかとなった．ミトコンドリア分裂で処理できる範囲を越えた過栄養に曝されると，小胞体ストレスを介してFGF21を分泌することでエネルギー代謝を亢進させ，恒常性を維持しようとする機構と考えられる（**図2B**）．

4）肝細胞のミトコンドリアダイナミクスは炎症を制御する

Drp1LiKOマウスはFGF21増加により耐糖能が良好である一方，その肝組織には著明な炎症と線維化を認める．Drp1LiKOマウスと野生型マウスにリポ多糖（LPS）とATPを腹腔内投与し肝組織を解析したところ，Drp1LiKOでは野生型マウスに比べ，マクロファージ浸潤，アポトーシスが著明に亢進し，血清ALT値・AST値が著明に上昇していた．また，野生型肝臓と対照的にオートファゴソームの形成がほとんどみられな

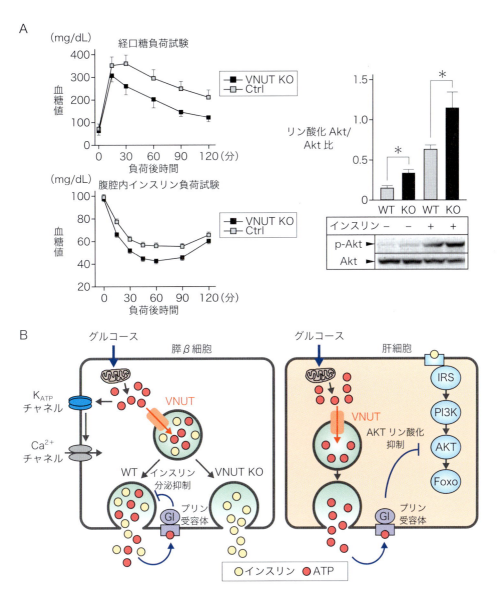

図3 細胞外ATPは膵β細胞からのインスリン分泌を抑制し，肝細胞のインスリン感受性を悪化させる
Aは文献12より引用，Bは文献11より引用．

かった．これらのことから，ミトコンドリアの分裂は炎症の鎮静化，オートファジーに不可欠であることが明らかとなった．すなわち，ミトコンドリアダイナミクスは代謝と炎症をつなぐ分子機構と言える（Wang et al. 投稿準備中）．

3 細胞外へ小胞分泌されるATPが糖尿病を惹起する

ミトコンドリアが産生するATPは生体のエネルギー源であるが，細胞外に分泌されるとプリン受容体シグナルを活性化し，さまざまな生理作用をもつ．すなわちATPにはエネルギー通貨としての機能と，シグナルメディエーターとしての機能の二面性が存在する．膵β細胞において，ミトコンドリアで産生されたATPの

一部は小胞型ヌクレオチドトランスポーター（vesicular nucleotide transporter：VNUT）によってインスリン分泌小胞に貯蔵され，インスリン分泌とともに細胞外へ分泌される．細胞外ATPはADP，AMP，adenosineへと分解され，ATP，ADPはP2Y13受容体に作用してオートクライン／パラクラインにインスリン分泌を抑制する[11]．インスリン分泌過剰による低血糖を防ぐ巧妙なしくみと考えられる．そこでVNUTノックアウト（VNUT KO）マウスを用いて経口糖負荷試験を行ったところ，予想通りVNUT KOマウスは野生型マウスに比べて耐糖能が良好であり，糖負荷後の血糖値上昇が抑えられていることがわかった．次にインスリン負荷試験を行うと，興味深いことにインスリン感受性もきわめて良好であることが明らかとなった．そこで，インスリン標的臓器である肝臓に着目し，セリン／スレオニンキナーゼ（AKT）を調べたところAKTリン酸化の亢進を認めた（**図3A**）[12]．これらの実験結果から，過剰に産生されたATPがVNUTを介して細胞外に分泌され，膵β細胞ではインスリン分泌の低下，肝細胞ではインスリン感受性低下を惹起すると考えられる．すなわちVNUT阻害によるATP分泌の抑制は，インスリン分泌とインスリン感受性の両方を改善させることになる（**図3B**）[11]．われわれはATP分泌を制御するVNUTがケトン体によりアロステリックに阻害されることを明らかにしている[13]．ケトン体はアセト酢酸やβ-ヒドロキシ酪酸，アセトンの総称で，空腹時に血糖値が低下すると脂肪が分解されて産生される．過食を避けて摂取カロリーを適正に保ち，また間食を避けて空腹の時間をつくることはATP分泌を抑制することにつながる．エネルギー代謝を糖酸化から脂質酸化へとシフトさせ，細胞外に分泌されるATPを減少することで糖尿病やNASHの予防・改善が期待できるのではないだろうか？　時間栄養学の視点も重要と考えられる．このことはミトコンドリアの品質管理にも重要である[14]．すなわち，同化の時間帯（摂食）に増加した質の悪いミトコンドリアを，異化の時間帯（空腹）を十分に設けてマイトファジーにより除去することが必要なのかもしれない[15]．

おわりに

　糖尿病，高血圧，脂質異常症，高尿酸血症などの生活習慣病は代謝恒常性の破綻と捉えることができる．この代謝恒常性を支える細胞内システムとしてのミトコンドリアダイナミクス，そしてわれわれの生命活動を支えるATPを産生するミトコンドリアの品質管理を行うという視点から，これら生活習慣病の治療を考えてみることが必要ではないだろうか？　治療の基本は食事，運動療法であり，適正なカロリー摂取を心がけること，間食を避けて空腹の時間をつくること，また糖質，タンパク質，脂質をバランスよく摂ることが健康長寿につながる．貝原益軒の養生訓にある「腹八分目」という教えが改めて意味をもつ時代である．

文献

1）Mohanty A, et al：J Cell Commun Signal：doi:10.1007/s12079-019-00507-9, 2019
2）van den Ouweland JM, et al：Nat Genet, 1：368-371, 1992
3）Kadowaki T, et al：N Engl J Med, 330：962-968, 1994
4）Michikawa Y, et al：Science, 286：774-779, 1999
5）Suzuki S, et al：Diabetes Res Clin Pract, 59：207-217, 2003
6）Palikaras K, et al：Nat Cell Biol, 20：1013-1022, 2018
7）Liesa M & Shirihai OS：Cell Metab, 17：491-506, 2013
8）Ishihara N, et al：Nat Cell Biol, 11：958-966, 2009
9）野村政壽：日本臨牀, 70（増刊号3）：81-84, 2012
10）Wang L, et al：Diabetologia, 58：2371-2380, 2015
11）Moriyama Y, et al：Purinergic Signal, 13：387-404, 2017
12）Sakamoto S, et al：Sci Rep, 4：6689, 2014
13）Moriyama Y & Nomura M：Trends Pharmacol Sci, 39：13-23, 2018
14）de Goede P, et al：J Mol Endocrinol, 60：R115-R130, 2018
15）Esterline RL, et al：Eur J Endocrinol, 178：R113-R125, 2018

＜筆頭著者プロフィール＞
蓮澤奈央：2006年東京医科歯科大学医学部卒業．'09年パリ第12大学文学部哲学科留学．'11年九州大学病態制御内科入局．'18年九州大学大学院医学研究院博士課程修了．'18年4月より，久留米大学内科学講座内分泌代謝内科部門助教．内分泌代謝疾患の診療および学生教育に従事するとともに，細胞外ATPシグナリングおよびミトコンドリアダイナミクスが脂肪肝炎やメタボリックシンドロームの発症に与える影響を中心に研究を行っている．

第2章 ミトコンドリアと疾患・老化

Ⅲ. 老化関連疾患1（がん・糖尿病・生殖）

8. 卵子老化とミトコンドリア

髙井　泰

> 卵巣中の卵子は加齢とともに量と質が低下していくと考えられており，質の低下が「卵子老化」と言われている．卵子老化の原因としてミトコンドリアの量・質の低下やDNA修復能の低下が推測されているが，現状では治療法や予防法は確立していない．ミトコンドリア機能に着目した胚評価法や，生殖幹細胞を用いた生殖医療も今後の発展が期待されている．一方で，生殖医学特有の問題として，技術の進歩に議論が追いついていない課題も抱えている．

はじめに―加齢が卵子に及ぼす影響

生殖補助医療（ART）では，女性の年齢が35歳以上になると妊娠率の低下と流産率の増加が認められる．これは加齢による卵子の染色体異常や胚発育の悪化が原因と考えられており，近年「卵子老化」としてメディアなどでとり上げられる機会が増えてきた．

卵巣中の卵子（原始卵胞）は胎児期（妊娠5カ月頃）をピークに減少し，閉経に至るまで増加することはないとされる．そして，胎児期から排卵まで何年もの間，第1減数分裂前期の途中で細胞周期が停止しているため，卵子は女性の加齢とともに質が低下していくと考えられている．この卵子の質の低下が一般に「卵子老化」と言われている．

1 卵子におけるミトコンドリア機能

排卵・受精などの卵子における複雑な生命現象にはエネルギーが必要であるが，主としてミトコンドリアにおける酸化的リン酸化によって産生されたATPに由来する[1]．初期胚の発生や着床能もミトコンドリア機能と相関があるとされている[2]．

ミトコンドリアは，卵子から初期胚にかけて構造が大きく変化することが知られている．卵子におけるミ

[略語]
ART：assisted reproductive technology
ATP：adenosine triphosphate
ES：embryonic stem（cells）
FAD：flavin adenine dinucleotide
FILM：fluorescence lifetime imaging microscopy
iPS：induced pluripotent stem（cells）
IVM：*in vitro* maturation
mtDNA：mitochondrial DNA（ミトコンドリア

DNA）
mTOR：mammalian target of rapamycin
nDNA：nuclear DNA
NAD：nicotinamide adenine dinucleotide
OSC：oogonial stem cell
PGT-A：preimplantation genetic testing for aneuploidy
ROS：reactive oxygen species（活性酸素種）

Oocyte aging and mitochondria
Yasushi Takai：Saitama Medical Center, Saitama Medical University（埼玉医科大学総合医療センター）

トコンドリアは楕円形で，クリステが少なく高密度なマトリクスを有しているが，8細胞期胚を過ぎると形態が細長く変化し，マトリクスの密度が低下してクリステの数が増加する．こうした構造的変化がATP産生能の増大や初期胚の発生につながると考えられている[3]．

前述した卵子における酸化的リン酸化はピルビン酸を基質とするが，卵子中のホスホフルクトキナーゼの発現は低く，ピルビン酸を産生する解糖系の働きには限界がある．一方，卵丘細胞における解糖系の働きは良好であるため，ギャップジャンクションを介して，ピルビン酸を卵子に供給していると考えられている[4]．最近では，卵丘細胞のミトコンドリア機能も妊娠の成立に影響することが示唆されており，子宮内膜症などによって卵丘細胞のATP産生能が減少すると，着床能が低下することが報告されている[5]．

②卵子・胚とミトコンドリアDNA

体細胞は1つのミトコンドリアあたり1～15コピーのミトコンドリアDNA（mtDNA）を有するが，卵子は1つのミトコンドリアあたり1コピーのmtDNAしかもたない[6]．原始卵胞中の卵子中のミトコンドリア数は10,000以下だが，排卵後の成熟卵子中のミトコンドリアDNAのコピー数は79.5±24.3万コピーだった[7]．ミトコンドリアDNAのコピー数は加齢によって減少し[8]，極体も同様の傾向を示すと報告されている[8]．

受精しなかった卵子中のmtDNAコピー数は，受精した卵子に比べて有意に少なく，mtDNAコピー数が低下すると，減数分裂時の紡錘体形成が障害され，胚の質も不良であると報告されている[9]．また，卵巣中の残存卵子数が減少した卵巣予備能不良症例では，正常予備能症例に比べて卵子や卵丘細胞中のmtDNAコピー数が有意に少なかった[10]．以上より，成熟卵子中の十分なmtDNAコピー数は，胚盤胞期にmtDNAの複製が再開されるまで，受精や胚発育を促すために必要である．

分割期胚では，細胞分裂によって細胞あたりのmtDNAコピー数が減少し，割球はおおむね細胞質の体積に応じた割合でmtDNAを引き継ぐとされてい

る[11]．しかしながら，割球ごとのmtDNAコピー数のばらつきが大きく，胚の発育能とmtDNAコピー数の関係について一定の見解は得られていないのが現状である．

一方，胚盤胞では，胚生検で得られた栄養外胚葉細胞中のmtDNAコピー数が低いほど着床能が高く，染色体数的異常や高齢患者の場合はmtDNAコピー数が高いことが報告された[12]．この理由として，エネルギー産生能が低い胚では代償的にミトコンドリア活性化や複製が起こることが推定されている．さらに，海外では核DNA（nDNA）に対する相対的mtDNA量（mtDNAスコア）を用いた胚着床能検査が開発され，着床前異数性検査（PGT-A）の補助的検査として臨床応用されている．1,500個の染色体正常な胚盤胞を対象とした多施設研究では，mtDNAスコアが高い胚盤胞は1個も着床しなかったと報告された[13]．しかしながら，1,396個の胚盤胞を対象としてmtDNAスコアを胚の性別や染色体異常の有無で補正したところ，mtDNAスコアは染色体異常の有無，年齢，着床能によって有意差がなかったという報告もある[14]．そのため，現状では最良胚を選別するツールというより，不良胚の予測や培養環境の品質管理にmtDNAスコアを利用することが望ましいと考えられている[15]．最近では，酸化的リン酸化において電子伝達体として機能するFADやNADHが発する蛍光を検出する蛍光寿命イメージング顕微鏡（FILM）を用いて，卵子や胚のミトコンドリアにおける代謝活動などを可視化して評価することも試みられている[16]．

③卵子老化とミトコンドリア機能

卵子老化の原因としては，加齢に伴うミトコンドリアDNAの不安定性によって卵細胞中に変異ミトコンドリアDNAが蓄積すること，加齢に伴い卵細胞におけるミトコンドリアの適切な生合成が行われなくなることが推測されている．また，加齢は卵丘細胞や顆粒膜細胞におけるミトコンドリア生合成にも影響することが示唆されている[17]．

最近，高齢マウスを用いた実験で，カロリー摂取制限が排卵誘発刺激に対する卵子獲得数の回復のみならず，卵子の染色体異常率の低下をもたらしたことが報

告された[18]．これは，カロリー摂取制限によって，加齢に伴う卵細胞内の紡錘体・染色体の整列の乱れやミトコンドリアの凝集が防止されたことによると考えられている．逆に，高脂肪食を投与されたマウスでは，卵細胞内ミトコンドリア機能が障害され，卵胞で卵子をとり巻く顆粒膜細胞のアポトーシスが増加し，顆粒膜細胞における小胞体ストレス応答遺伝子AT4の発現が高脂肪食投与マウスや肥満不妊患者で増加することも報告された[19]．このように，卵子老化に伴う生化学的変化は代謝異常による変化と類似しており，原始卵胞を活性化する哺乳類ラパマイシン標的タンパク質（mTOR）が栄養状態の影響を受けることによると考えられている[20]．

一方，若年ドナーの卵子から得られた少量の卵細胞質を反復不成功例の卵子に注入することにより，ARTの成功率が著しく改善したとの報告が1990年代になされ，ミトコンドリアの機能改善によると考えられた．しかしながら，他者からの卵細胞質移植は他者のミトコンドリアDNAを子孫に伝えることにつながるという理由により，米国食品衛生局により直ちに禁止された．このため，現在では他者のミトコンドリアによらないミトコンドリアの機能改善が試みられている．例えば，生体の脂質代謝に関与するビタミン様物質であるL-カルニチンを培養液に添加すると，マウス未成熟・未受精卵子における不良な紡錘体形成やミトコンドリアの凝集が抑制され，凍結・体外成熟・受精後の胚発育が改善した[21]．また，ミトコンドリアにおける電子伝達系の必須因子であるコエンザイムQ10（CoQ10）を高齢マウスに投与すると排卵が改善し，卵におけるミトコンドリア数やATP産生が改善したという報告もある[22]．さらに，赤ワインなどに多く含まれる植物化学物質のポリフェノールの1種であるレスベラトロールは，ミトコンドリアに局在するSirt3（sirtuin 3）タンパク質の発現増加を介して，ミトコンドリアの生合成を活性化することが期待され[23]，Sirt3 mRNAをマウス卵子に注入するとミトコンドリア生合成と卵子の発育能が改善した[24]．しかしながら，いずれの試みもヒトでの効果は確立していないのが現状である．

4 卵子老化とミトコンドリアにおけるストレス応答

細胞がミトコンドリア機能障害を感知したとき，回復可能なミトコンドリアを機能回復させ，回復困難なミトコンドリアを廃棄するメカニズムが知られている．このなかで，ミトコンドリア・ストレス応答（mito-chondrial unfolded protein response：UPR^{mt}）は老化予防と関連があり，UPR^{mt}が滞ると，高次構造が未成熟な折りたたみ不全タンパク質（misfolded/unfolded protein）の蓄積，酸化的リン酸化の低下，活性酸素種（ROS）の発生につながる．

Clpp/CLPPはミトコンドリア内に蓄積する折りたたみ不全タンパク質を切断し，細胞質中に排出することでUPR^{mt}を調節している．*CLPP*を欠損した女性では卵胞喪失が促進し，早発卵巣不全に至る[25]．また，*Clpp*欠損雌マウスでは卵胞喪失が促進し，初期胚発育，胚盤胞形成が障害され，不妊となる[26]．このメカニズムとして，図に示すようなClpp/CLPP欠損による卵子ミトコンドリアの機能障害が推定されている．

UPR^{mt}に対する研究が進むことにより，卵子や初期胚のミトコンドリア機能を制御するメカニズムの一端が明らかとなり，加齢による妊娠率の低下への対策が進むことが期待される[27]．

5 卵巣組織からの卵子幹細胞の分離と臨床応用

現状では卵子老化自体に対する治療法や予防法は確立していないため，現実的な対策として若いうちに自らの未受精卵子を凍結保存しておく妊孕性温存療法が注目されている．また，卵子凍結以外にも，若年ドナーからの卵子提供が国内外で行われ，普及しつつある．一方，卵子幹細胞や胚性幹細胞（ES細胞）・人工多能性幹細胞（iPS細胞）などを用いたARTも今後の研究の発展が期待されているため，以下に最近の動きを紹介する．

前述したように，卵巣中の原始卵胞は出生後減り続けるのみであり，補充・再生されないというのは生殖医学における「セントラル・ドグマ」とも言うべき学説だった．これに対して2004年，マウス成体卵巣中

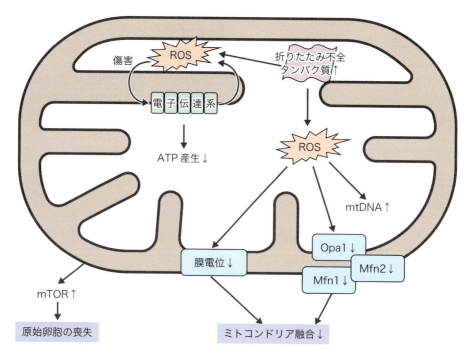

図　Clpp/CLPP欠損や加齢が卵子ミトコンドリア機能に及ぼす影響
　Clpp/CLPPの欠損や加齢によってミトコンドリア内に折りたたみ不全タンパク質が蓄積すると，活性酸素種（ROS）が発生して，膜電位やATP産生の低下，ミトコンドリア融合遺伝子（*Mfn1*，*Mfn2*，*Opa1*）の発現低下によるミトコンドリア融合の抑制などによってミトコンドリア機能障害が起こる．さらに，mTOR経路の活性化を介して原始卵胞の発育が過剰となり，早期の卵胞喪失に至る．文献27より引用．

での卵胞再生を示唆する知見[28]が報告され，大論争を引き起こした．その後，複数の施設から，ショウジョウバエやメダカ同様に，マウス成体卵巣中にも少数の増殖可能な生殖細胞が存在し，卵子さらには産仔を生成しうることが報告された[29]．そしてついに2012年，ヒト成人の卵巣から増殖可能な卵子幹細胞（oogonial stem cells：OSCs）が分離され[30]，臨床応用の可能性が検討されることとなった．

本研究では，凍結ヒト卵巣組織を融解した細胞懸濁液から，前述した従来の分離法[29]を改良した，生殖細胞特異的なRNAヘリカーゼであるDDX4（DEAD box polypeptide 4）の細胞外ドメインを認識する抗体を用いた蛍光活性細胞分離法（FACS）によって，OSCsとみられる細胞を分離した．このヒトOSCsは直径5～8 μmの細胞で，卵巣中にごくわずかに（懸濁生細胞中の約1.7 %）存在し，PRDM1，DPPA3，IFITM3，TERTなどの初期生殖細胞に特異的なmRNAを発現していた．

培養ヒトOSCsでは，継代の72時間後をピークとして直径35～50 μmの大きな細胞が産生された．この大細胞はDDX4，KIT，YBX2，LHX8などのmRNAおよびタンパク質を発現しており，卵母細胞と考えられた．さらに継代72時間後のヒトOSCsでは減数分裂特異的なDMC1およびSYCP3タンパク質の発現を核に認め，FACSを用いた核DNA量分析では生殖細胞（卵子）と思われる1倍体細胞を認めた．

また，GFP標識ヒトOSCsをヒト卵巣組織片に注入し，この組織片を免疫抑制マウスに異種移植すると，1～2週間後にGFP陽性細胞を扁平な細胞がとり囲んだ原始卵胞を認めた．このGFP陽性細胞は卵母細胞特異的なLHX8およびYBX2タンパク質を発現しており，特にYBX2は減数分裂の複糸期（相同染色体の対合・交差・相同組換えが起こる）に特異的なマーカーである点が重要である．倫理的・法的理由からヒトOSCsから得られた卵子をヒト精子と受精させることはできなかったが，同様の方法でマウス卵巣から分離された

細胞をGFPで標識して成体マウスの卵巣に移植し，ゴナドトロピン製剤によって排卵誘発したところ，GFPを発現した成熟卵子が得られ，マウス精子との体外受精で胚盤胞が得られた．なお，従来の分離法で得られたOSCsをGFPで標識して不妊マウスの卵巣に注入したところ，GFPを発現する産仔が得られている[29]．

この「卵子幹細胞」に関するTillyらの報告[30]に対しては，複数の懐疑的な論評や反証が呈示され，議論は現在も続いている．最近，Tillyらとは別個にWuらは，生殖補助医療における採卵時の卵巣穿刺液からヒトOSCsと思われる細胞が分離抽出できたと報告した[31]．さらに最近，SilvestrisらもヒトOSCsを分離し，ごく一部が直径80μmまでの大細胞に分化すること，これらの大細胞が*GDF-9*および*SYCP3* mRNAを発現した1倍体細胞であること，その他の小細胞が*DPPA3* mRNAを発現した2倍体細胞であることを報告するなど[32]，ヒトOSCsの存在を支持する知見も散見されるようになった．

前述したように，OSCsから成熟MⅡ期卵子を得るためには，これを卵巣組織中に注入して，卵巣組織中の顆粒膜細胞に包囲させた原始卵胞を形成させることが必要である．一方，すでに原始卵胞を含んだヒト卵巣組織を*in vitro*で培養し，前胞状卵胞まで発育させた後に単離して，アクチビンA存在下の卵胞培養によって胞状卵胞まで発育させる，2ステップ無血清卵胞培養法が報告されており[33]，最近世界ではじめてヒトMⅡ卵子を得ることに成功している[34]．そこでヒトOSCs由来の原始卵胞を本法によって培養・発育させ，得られた胞状卵胞から卵子を単離し，IVM（*in vitro maturation*）によってヒトMⅡ期成熟卵子を得ることが計画されている．

さらに，OSCsは細胞エネルギー源としての有用性も期待されている．前述したように，若年ドナーの卵子から得られた少量の卵細胞質を反復不成功例の卵子に注入することは禁止されたが，患者自身から得られたヒトOSCsのミトコンドリアを顕微授精（ICSI）時に注入することによって卵子の質を改善し，ART成功率を上昇させる臨床研究が行われた．93名のART不成功歴をもつ不妊症患者を対象とした後ろ向き研究では有効性が報告された[35]．しかし，その後に施行されたPGT-Aを併用した前向き研究では有意な効果が得られず，むしろ胚盤胞発育率の有意な低下を認めたため，59名の時点で研究は中止された[36]．

おわりに─生殖幹細胞を用いた 生殖医療の今後の課題

前述のように卵巣組織から生殖幹細胞（卵子幹細胞：OSCs）が単離される一方で，胚性幹細胞（ES細胞）や人工多能性幹細胞（iPS細胞）からも生殖幹細胞（始原生殖細胞様細胞：PGCLCs）が分化誘導され，マウスでは得られた精子や卵子から産仔が得られたと報告された[37][38]．最近，ヒト血球由来のiPS細胞でつくったヒトPGCLCsとマウス胎仔卵巣の体細胞を凝集させた再構成卵巣を構築して約3カ月間培養したところ，再構成卵巣中のヒトPGCLCsを培養77日目頃より卵原細胞へ分化させることに成功したと報告された[39]．作製された卵原細胞のDNAメチル化状態や遺伝子発現を解析したところ，ヒト胎児（妊娠9〜11週）の体内にある卵原細胞と酷似していた．

ただし，卵巣組織由来であれ，ES細胞・iPS細胞由来であれ，幹細胞から得られた精子や卵子そのものを用いたARTを施行するためには，なお一層の基礎的研究が必要である．例えば，成熟した卵子を得るためには，いったん卵巣組織中に注入することが必要だが，注入後に組織内で起こっている現象に関する知見は乏しい．また，幹細胞におけるヒストン修飾やDNA修飾といったエピジェネティック制御に関する知見も重要であろう．すでにマウスでは産仔が得られているが，ヒトへの応用には霊長類などの高等動物を用いた安全性の検証が必須と思われる．

今後，種々の幹細胞を用いた生殖医学の研究が一層，加速するとみられるが，技術の進歩に議論が追いついていないのが現状である．わが国は，ARTの研究に限って生体から採取した卵子と精子を受精させることを認めているが，幹細胞の取り扱いを定めた国の指針では「できた卵子や精子を受精させない」としている．研究の進展による成果への期待が高まるなか，どの段階までの研究が認められるのか，具体的な幅広い議論が必要だろう．

文献

1）Ben-Meir A, et al：Aging Cell, 14：887-895, 2015
2）Benkhalifa M, et al：Int J Biochem Cell Biol, 55：60-64, 2014
3）Sathananthan AH & Trounson AO：Hum Reprod, 15 Suppl 2：148-159, 2000
4）Collado-Fernandez E, et al：Int J Dev Biol, 56：799-808, 2012
5）Hsu AL, et al：Fertil Steril, 103：347-52.e1, 2015
6）Wai T, et al：Nat Genet, 40：1484-1488, 2008
7）Barritt JA, et al：Reprod Biomed Online, 4：243-247, 2002
8）Chan CC, et al：Mol Hum Reprod, 11：843-846, 2005
9）Zeng HT, et al：Hum Reprod, 22：1681-1686, 2007
10）Boucret L, et al：Hum Reprod, 30：1653-1664, 2015
11）Murakoshi Y, et al：J Assist Reprod Genet, 30：1367-1375, 2013
12）Fragouli E, et al：PLoS Genet, 11：e1005241, 2015
13）Ravichandran K, et al：Hum Reprod, 32：1282-1292, 2017
14）Victor AR, et al：Fertil Steril, 107：34-42.e3, 2017
15）Cecchino GN & Garcia-Velasco JA：Fertil Steril, 111：205-211, 2019
16）Sanchez T, et al：Fertil Steril, 111：212-218, 2019
17）May-Panloup P, et al：Hum Reprod Update, 22：725-743, 2016
18）Selesniemi K, et al：Proc Natl Acad Sci U S A, 108：12319-12324, 2011
19）Wu LL, et al：Endocrinology, 151：5438-5445, 2010
20）Nelson SM, et al：Hum Reprod Update, 19：67-83, 2013
21）Moawad AR, et al：Hum Reprod, 29：2256-2268, 2014

22）Bentov Y & Casper RF：Fertil Steril, 99：18-22, 2013
23）Pacella-Ince L, et al：Hum Reprod, 29：1490-1499, 2014
24）Zhao HC, et al：Hum Reprod, 31：607-622, 2016
25）Jenkinson EM, et al：Am J Hum Genet, 92：605-613, 2013
26）Wang T, et al：Aging Cell：e12784, 2018
27）Seli E, et al：Fertil Steril, 111：197-204, 2019
28）Johnson J, et al：Nature, 428：145-150, 2004
29）Zou K, et al：Nat Cell Biol, 11：631-636, 2009
30）White YA, et al：Nat Med, 18：413-421, 2012
31）Ding X, et al：Sci Rep, 6：28218, 2016
32）Silvestris E, et al：Hum Reprod, 33：464-473, 2018
33）Telfer EE & McLaughlin M：Semin Reprod Med, 29：15-23, 2011
34）McLaughlin M, et al：Mol Hum Reprod, 24：135-142, 2018
35）Fakih MH, et al：JFIV Reprod Med Genet, 3：154, 2015
36）Labarta E, et al：Fertil Steril, 111：86-96, 2019
37）Hayashi K, et al：Science, 338：971-975, 2012
38）Nakaki F, et al：Nature, 501：222-226, 2013
39）Yamashiro C, et al：Science, 362：356-360, 2018

＜著者プロフィール＞

髙井　泰：1991年，東京大学医学部医学科卒業．'98年3月，東京大学大学院医学系研究科博士課程卒業．2001年3月，日本学術振興会海外特別研究員，米国マサチューセッツ総合病院Research Fellow．'04年4月，埼玉医科大学総合医療センター産婦人科講師．'15年1月，同教授．専門：生殖医学，内分泌学，内視鏡下手術，臨床遺伝学／出生前診断．

第2章 ミトコンドリアと疾患・老化

Ⅳ. 老化関連疾患2（神経疾患）

9. KEAP1-NRF2制御系による ストレス応答とイオウ代謝

本橋ほづみ

> KEAP1-NRF2制御系は，抗酸化作用，抗炎症作用，ミトコンドリアの機能改善作用をもたらす重要なストレス応答機構である．また，グルコースやグルタミンの代謝を改変することで，細胞の増殖にも貢献することが明らかにされている．近年，イオウ代謝がミトコンドリアのエネルギー産生経路において果たす重要な役割が明らかになった．本稿では，最近の研究から明らかになってきたKEAP1-NRF2制御系によるストレス応答の全体像を紹介し，ミトコンドリアにおけるイオウ代謝の意義とKEAP1-NRF2制御系との関係について論じる．

はじめに

　生物は常に自身をとりまく環境からのさまざまな刺激に応答し，恒常性を維持しながら生命活動を営んでいる．環境に対する応答・適応機構は，生体の加齢変化を理解するうえできわめて重要な要因である．環境化学物質や食品添加物，土壌や海洋の重金属，さらには大気中の酸素など，生体が環境から被るさまざまなストレスの多くは，生体分子の酸化還元に影響を及ぼし，タンパク質のカルボニル化，脂質の過酸化，チオールの酸化やアルキル化といった形で生体分子の機能的変化をもたらす．こうした非酵素的な生体分子の変化には，生体における酸化還元反応において重要な役割を果たしているイオウ原子がかかわる場合が多い．そのため，生体内でのイオウ代謝の理解は，生体の環境応答，ひいては，加齢に伴う生体の変化の理解にきわめて重要であるといえる．本稿では，イオウ原子の反応性を利用した生体防御系であるKEAP1-NRF2制御

[略語]
ARE: anti-oxidant response element
CBS: cystathionine β-synthase（シスタチオニンβ合成酵素）
CSE: cystathionine γ-lyase（シスタチオニンγリアーゼ）
EpRE: electrophile response element
G6PD: glucose-6-phosphate dehydrogenase（グルコース6リン酸脱水素酵素）
GAPDH: glyceraldehyde-3-phosphate dehy-drogenase（グリセルアルデヒド3リン酸脱水素酵素）
PGD: phosphoglycerate kinase（ホスホグルコン酸脱水素酵素）
SQR: sulfide:quinone reductase（硫化物キノンレダクターゼ）
TALDO1: transaldolase1（トランスアルドラーゼ1）
TKT: transketolase（トランスケトラーゼ）

KEAP1-NRF2 system as a sulfur-employing defense mechanism
Hozumi Motohashi : Department of Gene Expression Regulation, Institute of Development, Aging and Cancer, Tohoku University（東北大学加齢医学研究所遺伝子発現制御分野）

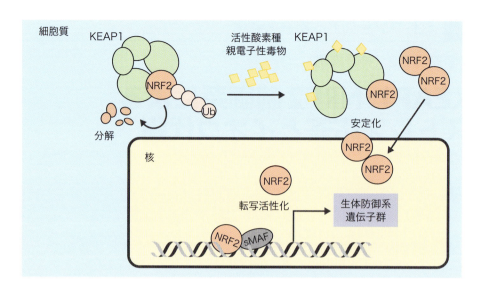

図1　KEAP1-NRF2制御系による生体防御機構

系と，近年明らかになってきた生体のユニークなイオウ代謝に着目し，ミトコンドリア機能における両者のかかわりについて現在報告されている知見を紹介する．

1 KEAP1-NRF2制御系

弱い酸化剤をあらかじめ投与しておくと，生体は強い酸化剤に対する抵抗性を獲得し，細胞障害や発がんといった病態を予防できるという，化学的ホルミシス効果ともいうべき現象が観察されていた[1)2)]．この適応反応の鍵となっているのがKEAP1-NRF2制御系である（図1）[3)]．NRF2は強力な転写活性化因子であり，KEAP1はその抑制性制御因子である．

NRF2は塩基性領域−ロイシンジッパー（basic region–leucine zipper：bZIP）構造を有しており，同じくbZIP構造を有する小MAF因子とヘテロ二量体を形成することで，抗酸化応答配列/親電子性物質応答配列（anti-oxidant response element：ARE/electrophile response element：EpRE）に結合して転写を活性化する．生体防御にかかわる多くの遺伝子が，その制御領域にARE/EpRE配列を有しており，NRF2による転写制御を受けている．例えば，生体内の主たる抗酸化物質であるグルタチオンの合成酵素，グルタチオン合成に必要なシステインを補充するためのシスチントランスポーター，抗酸化タンパク質，解毒酵素

などが，NRF2により直接制御されており，これら遺伝子の活性化により，NRF2は強力な抗酸化機能・解毒機能を発揮する．NRF2が制御する因子は，その多くがイオウ原子を利用した酸化還元反応の制御に関与している．

こうしたNRF2による生体防御の大きな特徴は，必要なときにのみ誘導されるという点である．つまり，特段ストレスがかかっていない状態では，NRF2はほとんどが分解されており，機能していない．細胞に活性酸素種や親電子性物質などの刺激が加わることで，NRF2の機能が開始する．この応答を担っているのがKEAP1である．KEAP1はCUL3-RBX1と複合体を形成して，ユビキチンE3リガーゼの基質認識サブユニットとして機能している．すなわち，KEAP1はNRF2と結合してそれをユビキチン化し，プロテアソームでのNRF2分解を促進する．しかし，細胞が，活性酸素種や親電子性物質の刺激を受けると，NRF2のユビキチン化が停止してNRF2が安定化し，NRF2による転写活性化が始動する．KEAP1はシステイン残基を多数有しており，チオール基が直接これらの刺激により酸化やアルキル化といった修飾を受けることで，KEAP1-CUL3-RBX1複合体がユビキチンE3リガーゼとしての活性を失う．これがNRF2機能の脱抑制をもたらし，ストレス応答を誘導することになる．すなわち，KEAP1は，チオール基のイオウ原子の反応性を利用した，活

性酸素種や親電子性物質のバイオセンサーであるといえる．

2 NRF2の活性化がもたらすミトコンドリア機能の改善

KEAP1-NRF2制御系は，生体外からの刺激により生じる酸化ストレス・親電子性ストレスに対する応答を担うのみならず，生体内で発生する活性酸素種や内因性の親電子性物質に対する応答に対しても重要な役割を果たしている．例えば，好中球やマクロファージでは，感染防御のためNADPHオキシダーゼにより積極的に活性酸素種が産生される．このような細胞系列では，NRF2の標的遺伝子群の発現レベルが高く（http://servers.binf.ku.dk/bloodspot），NRF2による抗酸化作用により細胞自身を保護しているものと予想される．

一方，通常の細胞においては，主たる活性酸素種の発生部位はミトコンドリアである．ミトコンドリアを利用した酸素呼吸では，電子伝達系と共役した酸化的リン酸化により，効率的にATPが産生される一方で，電子伝達系の途中から電子が漏出することで活性酸素種が発生する．NRF2が活性化すると，抗酸化機能が増強することから，ミトコンドリアの利用にとっては有利な条件が整うことになる．実際，NRF2の活性化はミトコンドリアの活性を上昇させることが報告されている[4]．*Nrf2*欠損マウスの神経細胞の初代培養では，野生型の細胞に比較して酸素消費が低下しており，ATP産生量も低い[5]．骨格筋特異的に*Keap1*遺伝子をノックアウトしたマウスでは，骨格筋の酸素消費が増強する[6]．しかし，ミトコンドリアDNAの量に変化はないことから，ミトコンドリアの生成が促進するというよりは，個々のミトコンドリアの機能が上昇するものと考えられる．NRF2によるミトコンドリア機能の活性化のメカニズムとしては，まだ詳細は不明である．現在のところ，NRF2が直接ミトコンドリア内の因子を制御してその活性を上昇させている様子は観察されておらず，NRF2の活性化によりミトコンドリアへの基質供給が改善するためと理解されている．

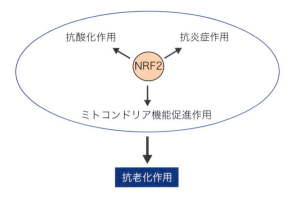

図2 NRF2の活性化がもたらすと考えられる抗老化作用

3 NRF2の活性化による抗老化作用の可能性

NRF2の活性化が生体の抗酸化機能・解毒機能を強化することで，生体防御に大きく貢献していることが多数報告されている．それに加えて，NRF2には強力な抗炎症作用があることも明らかにされている[7][8]．加齢と酸化ストレスの関連が多数示唆されている一方，加齢に伴う慢性炎症状態が加齢関連疾患の基盤をなすことも明らかにされてきている．さらに，NRF2はミトコンドリアの機能改善にも貢献することが示唆されており，加齢に伴うミトコンドリア機能の低下を予防できる可能性がある．したがって，NRF2の活性化は，抗老化作用を有するものと予想される（**図2**）．

この可能性を示唆する報告を2つ紹介する．1つは，齧歯類の平均寿命とNRF2活性の関係を調べた研究である[9]．さまざまな種類の齧歯類の平均寿命は，その体重とは相関が得られなかったが，肝臓におけるNRF2のDNA結合活性と正の相関を示した．また，NRF2の抑制性因子であるKEAP1のタンパク質量とは負の相関を示した．以上のことから，齧歯類の進化の過程で，NRF2活性の高いほうが，環境からのストレスに対する抵抗力が大きく，自然界のなかで寿命を延伸させるのに有利であったと考えられる．

もう1つは，ヒトの早老症であるハッチンソン・ギルフォード症候群の患者において，NRF2機能が抑制されているという報告である[10]．ハッチンソン・ギルフォード症候群では，核膜の構成タンパク質であるラ

ミンAの短いアイソフォーム（プロジェリン）が増加している．この報告では，プロジェリンがNRF2を核膜にトラップしてしまうことで，NRF2による転写活性化が障害され，細胞が酸化ストレスに対して脆弱になることが，早老症の原因の1つであると述べている．

4 細胞内のイオウ利用に対するNRF2の役割

前述の抗酸化作用，抗炎症作用，ミトコンドリアの機能増強作用の他に，活発に増殖するがん細胞のように増殖シグナルが活性化している細胞のなかでは，NRF2による代謝制御が重要な役割を果たしている[11]．NRF2はペントースリン酸経路の酵素であるG6PD，PGD，TKT，TALDO1を直接誘導し，ヌクレオチド合成に必要なリボースの供給と還元力として重要なNADPHの供給を促進する．また，グルタミンを利用したTCAサイクル中間体の補充を促進することで，TCAサイクル中間体の同化反応への利用を支えている．

これに加えて，NRF2はシスチントランスポーターであるxCTの発現を増加させることにより，細胞内へのシスチンの取り込みを強力に活性化する[12][13]．シスチンは細胞内でシステインに還元され，グルタミン酸，グリシンとともに，抗酸化・解毒機能を担う重要な分子グルタチオンへと合成される．xCTの活性化は，細胞によるイオウ利用の促進として理解することも可能である．

グルタチオンやチオレドキシンが担う抗酸化作用・解毒機能に加えて，イオウは生体の酸化還元反応に幅広く利用されている．グルコースの代謝経路を例にとると，解糖系の酵素，グリセルアルデヒド3リン酸（GAPDH）は酸化還元反応を触媒し，その活性中心にはシステイン残基のチオールが利用されている．ピルビン酸からアセチルCoAとNADHを生成する段階を触媒するピルビン酸脱水素酵素のE3サブユニットでは，2つのシステイン残基による反応性ジスルフィド結合の形成をNADの還元に共役させることでNADHを生成する．ミトコンドリアの電子伝達系は多数の酸化還元電位のカスケードのなかで，鉄−イオウクラスターが電子伝達の媒体として重要な役割を果たしている．さらに，近年のパースルフィド[※]の正確な定量技術の開発（後述）により，生体内では，タンパク質チオール基や鉄−イオウクラスターが，実際は，イオウが多量体化したパースルフィドとして存在しており，各種タンパク質・酵素の活性制御に深くかかわっていることがわかってきた[14]．したがって，NRF2によるシスチンの取り込み促進は，細胞へのイオウ供給の促進とパースルフィド産生を介して，これらの反応を支えていることが予想される．

5 ミトコンドリアにおけるイオウ代謝

最近，ミトコンドリアにおけるイオウ代謝がエネルギー産生に重要な役割を果たしていることが明らかになった（図3）[14]．ミトコンドリア酵素であるシステイニルtRNA合成酵素（CARS2）のムーンライティング機能により，システインから産生されるシステインパースルフィドが産生される．システインパースルフィドは電子伝達系と共役して還元され，硫化水素（HS^-）が発生する．硫化水素はもう1つのミトコンドリア酵素であるサルファイド：キノンレダクターゼ（SQR）により酸化されるが，この際，電子とプロトンが電子伝達系のコエンザイムQに渡される．その結果，電子は電子伝達系の電子の流れに，プロトンはミトコンドリア膜電位の形成に貢献することになる．残ったイオウはさらに酸化されてチオ硫酸イオン（$HS_2O_3^-$）として排泄される．すなわち，システインのイオウ原子が一連の反応を経て酸化されることが，電子伝達系と共役しており，ミトコンドリアの膜電位の維持に重要であることが示唆されている．

このような発見の背景には，パースルフィドと総称されるイオウ代謝物の測定技術の進歩がきわめて重要な位置を占めている．チオール基もしくはその酸化型であるジスルフィド結合に，過剰なイオウ原子を擁するパースルフィド（ポリスルフィド）の存在は，1920

※ パースルフィド

チオール基に2個以上のイオウ原子が存在する状態で，具体的には，還元状態では，R-SSH，R-SSSHなど，酸化状態では，R-SSS-R'，R-SSSS-R'，R-SSSSS-R'などがある．本稿では，低分子として存在するパースルフィドに焦点をあてて記述したが，タンパク質のシステイン残基側鎖がパースルフィド化されている場合があることも観察されている．

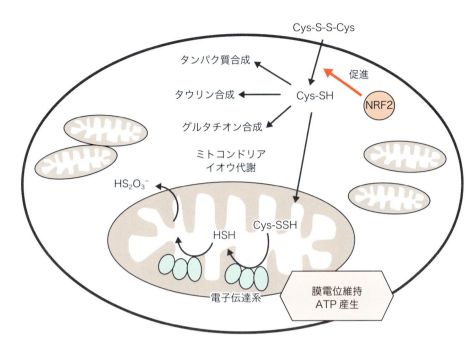

図3　細胞内でのシステインの利用
Cys-S-S-Cys：シスチン, Cys-SH：システイン, Cys-SSH：システインパースルフィド, HSH：硫化水素, $HS_2O_3^-$：チオ硫酸イオン．

年代にはすでに知られていたが，今世紀に入るまで，その生物学的な意義について積極的な議論がなされることはなかった．特に，還元型のパースルフィドは反応性が高く，分解しやすいことから，正確な定量が困難であった．しかし，最近，比較的弱い親電子性物質であるヨードアセタミド（IAM）が還元型パースルフィドの酸化を防ぎ，かつ，分解を抑制するために有効であること，IAMにフェノール基を有するHPEを結合させることで，パースルフィドが安定化されることがわかった[15]．これらの結果に基づき，サンプル調製時にHPE-IAMを添加し，還元型パースルフィドをHPE-IAMの付加体として質量分析装置で検出するという方法が確立された．同位体で標識した標準物質を内部標準として添加することにより，定量性が担保された．この方法でマウスの肝臓に含まれるシステインパースルフィドを測定すると，その存在量はシステインの約2割近くに及ぶことがわかった[14]．このように，新しい測定技術の確立により，生体分子のチオール基やジスルフィド結合のかなりの割合がパースルフィドとして存在していることが明らかになった[14]．

パースルフィドの産生酵素としては，これまで硫化水素の産生酵素として認識されてきたシスタチオニンγリアーゼ（CSE），シスタチオニンβ合成酵素（CBS），3-MSTなどの関与が示唆されてきた[16)17)]．しかし，これらの貢献はいずれも限定的であり，実質的に大きな貢献を果たしているのは，システイニルtRNA合成酵素（CARS）であることが明らかになった[14]．CARSには，細胞質に存在するCARS1とミトコンドリアに存在するCARS2という2つのアイソタイプが存在する．培養細胞とマウスを用いたCARS2のloss-of-function実験により，そのミトコンドリアにおける前述のようなイオウ代謝の実態が明らかになった．

おわりに―ミトコンドリアにおけるイオウ代謝とNRF2経路

NRF2がxCTの活性化を介して細胞内へのシスチンの取り込みを促進し，イオウ代謝の基質供給に貢献するという以外に，細胞内，特に，ミトコンドリアにおけるイオウ代謝に直接関与するかどうかはまだ不明である．現在予備的な結果として，NRF2がミトコンドリアにおけるイオウの酸化を促進するという予備的な

結果が得られており，NRF2によるミトコンドリア機能の促進とイオウ代謝が関係している可能性があると予想される．また，個体の老化に伴いパースルフィドを含むイオウ代謝物が変化することも観察されており，イオウ代謝の変化と老化とが何らかの形で関連するものと考えられる．NRF2がもたらす抗老化作用のメカニズムを，抗酸化・抗炎症作用に加えて，ミトコンドリアにおけるイオウ代謝の改善という視点から理解することで，新たな老化の制御が可能になるものと思われる．

文献

1) Benson AM, et al：Proc Natl Acad Sci U S A, 77：5216-5220, 1980
2) Talalay P, et al：Proc Natl Acad Sci U S A, 85：8261-8265, 1988
3) Yamamoto M, et al：Physiol Rev, 98：1169-1203, 2018
4) Hayes JD & Dinkova-Kostova AT：Trends Biochem Sci, 39：199-218, 2014
5) Holmström KM, et al：Biol Open, 2：761-770, 2013
6) Uruno A, et al：Mol Cell Biol, 36：1655-1672, 2016
7) Kobayashi EH, et al：Nat Commun, 7：11624, 2016
8) Suzuki T & Yamamoto M：J Biol Chem, 292：16817-16824, 2017
9) Lewis KN, et al：Proc Natl Acad Sci U S A, 112：3722-3727, 2015
10) Kubben N, et al：Cell, 165：1361-1374, 2016
11) Mitsuishi Y, et al：Cancer Cell, 22：66-79, 2012
12) Sasaki H, et al：J Biol Chem, 277：44765-44771, 2002
13) Shin CS, et al：Nat Commun, 8：15074, 2017
14) Akaike T, et al：Nat Commun, 8：1177, 2017
15) Hamid HA, et al：Redox Biol, 21：101096, 2019
16) Ida T, et al：Proc Natl Acad Sci U S A, 111：7606-7611, 2014
17) Módis K, et al：FASEB J, 27：601-611, 2013

＜著者プロフィール＞
本橋ほづみ：1990年東北大学医学部卒業．'96年東北大学大学院医学研究科修了．博士（医学）．筑波大学TARAセンター，米国ノースウエスタン大学を経て，2006年より東北大学大学院医学系研究科助教授．'13年より東北大学加齢医学研究所遺伝子発現制御分野教授．Nrf2による抗老化作用の検証とその分子機構の解明をめざし，特にミトコンドリアにおけるイオウ代謝の研究を進めている．

第2章 ミトコンドリアと疾患・老化

Ⅳ. 老化関連疾患2（神経疾患）

10. パーキンソン病の分子病態とミトコンドリア品質管理の破綻

佐藤栄人，服部信孝

不良なミトコンドリアの蓄積は，細胞の機能不全を招き，がん・変性疾患などさまざまな病態発症の原因となる．実際，ミトコンドリアの機能異常の知見は，パーキンソン病でも古くから指摘されていた．遺伝性（家族性）パーキンソン病の原因遺伝子とそれらがコードするタンパク質の機能解析が発展し，その病態が解き明かされつつある．そのなかでミトコンドリア研究は大きな展開をみせている．ミトコンドリア品質管理の破綻とそれに起因する損傷ミトコンドリアの蓄積が神経細胞死の一因と推測される．

はじめに

　パーキンソン病は中脳黒質ドパミン神経細胞の脱落により，動作が遅くなる，手足がふるえるなどの症状が出現する神経変性疾患の1つである．神経変性の過程には長い時間を要し，老化の関与が指摘されている．今後予想される高齢化社会の到来に向け患者が増加することが確実視されているが，その根本的治療法はいまだ開発されていない．パーキンソン病の病態説は諸説紛々あるが，その病態研究は約10年ごとに大きな変遷がみられる．その起源は1990年代の孤発性パーキンソン病におけるミトコンドリア研究にある．2000年

頃からはα-シヌクレイン，Parkin，PINK1，ATP13A2などの遺伝性（家族性）パーキンソン病の原因遺伝子が次々と単離された．それらがコードする原因遺伝子産物のなかにはミトコンドリアに局在するものやタンパク質分解に関連する因子が多い．実際，2010年頃からはPINK1/Parkinの協調的な働きによる損傷ミトコンドリアクリアランス（除去）の分子機構が明らかになるなど，遺伝性パーキンソン病の分子病態が明らかになりつつある．本稿ではミトコンドリア品質管理を含めたオートファジー・リソソーム系の破綻と遺伝性パーキンソン病の発症機構について概説する．

［略語］
CCCP：carbonylcyanide m-chlorophenyl hydrazone
CHCHD：coiled-coil domain
ER：endoplasmic reticulum（小胞体）
IBR：in between RING finger

KRS：Kufor-Rakeb syndrome
MPTP：1-methyl-4-phenyl-1,2,3,6-tetrahydropyridine
SENDA：static encephalopathy of childhood with neurodegeneration in adulthood

Molecular mechanism of mitochondria quality control and pathophysiology of Parkinson's disease
Shigeto Sato/Nobutaka Hattori：Department of Neurology, Juntendo University School of Medicine（順天堂大学大学院神経学講座）

表　遺伝性パーキンソン病の原因遺伝子

座位	遺伝子		遺伝形式	タンパク質機能
4q21-23	PARK1	α-シヌクレイン	AD	凝集体形成
6q25.2-27	PARK2	Parkin	AR	ユビキチンリガーゼ
4q21-22	PARK4	α-シヌクレイン	AD	α-シヌクレインの三倍体変異
4p14-15.1	PARK5	UCH-L1	AD	脱ユビキチン化酵素
1p35-36	PARK6	PINK1	AR	リン酸化作用
1p36	PARK7	DJ-1	AR	抗酸化作用
12p11.2-q13.1	PARK8	LRRK2	AD	リン酸化作用
1p36	PARK9	ATP13A2	AR	リソソーム局在
2q36-37	PARK11	GIGYF2	AD	シグナル伝達
2p13	PARK13	Omi/HtrA2	AD	ミトコンドリアプロテアーゼ
22q13.1	PARK14	PLA2G6	AR	ホスホリパーゼ
22q12-q13	PARK15	FBXO7	AR	F-BOXタンパク質
16q12	PARK17	VPS35	AD	膜輸送
7p11.2	PARK22	CHCHD2	AD	ミトコンドリア局在

AD：常染色体優性遺伝，AR：常染色体劣性遺伝．

1 孤発性パーキンソン病と初期の ミトコンドリア研究

　パーキンソン病の記載は1817年のJames Parkinsonによる『An Essay on Shaking Palsy』が最初とされる．この著書のなかで彼自身が診察した6例の患者を報告し，パーキンソン病の疾患概念を確立させる基となった．James Parkinsonはこのなかで4大症候のうちの振戦，無動，姿勢，歩行障害に相当する記述をしている．その後，60年の経過を経てフランスの神経学者Jean Martin Charcotが本症をパーキンソン病とよぶことを提唱した．その後，パーキンソン病の責任病巣が中脳黒質であることが1919年Tretiakoffの研究によって明らかにされ，本格的な病態研究は1983年のLangstonらによるMPTP（1-methyl-4-phenyl-1,2,3,6-tetrahydropyridine）によるヒトパーキンソニズムの発症がきっかけとなった[1]．1987年MizunoらはMPTPモデルマウスを作製し，MPTPがComplex Iを阻害することを in vivo で証明した[2]．実際にパーキンソン病患者の黒質でComplex Iの活性が低下していることを示したのは1989年のSchapiraら[3]による．この報告では9人のパーキンソン病患者の死後脳から採取した黒質のComplex Iの活性を測定している．そ

の後，ヒト前頭葉でComplex Iの活性が低下するという例はあるものの，パーキンソン病患者の黒質での活性低下を示す続報はない．一方，骨格筋，血小板，リンパ芽球でComplex Iの活性が低下するとの記載もある．パーキンソン病の病巣は脳に限局したものではなく全身性の疾患であることを示唆している．MPTPは確かにComplex Iを阻害しMPTP投与マウスはパーキンソン病モデルとして現在も有用である．

2 遺伝性パーキンソン病の 原因遺伝子とタンパク質分解異常

　遺伝性（家族性）パーキンソン病の研究は2000年代にめざましい発展を遂げる．パーキンソン病の約10％は遺伝性であるが，これまでに多くの原因遺伝子が単離され（**表**），病態解明に大きく貢献してきた．遺伝性パーキンソン病のなかで常染色体優性の遺伝形式をとるPARK1（α-シヌクレインが原因遺伝子）は最初に同定された原因遺伝子であり，1997年のα-シヌクレインのA53T変異がはじめである[4]．その後，α-シヌクレインはLewy小体の主要構成成分であることが判明したが，Lewy小体の形成機構と病態への関与はいまだ謎が多くパーキンソン病研究における主要な

研究テーマの1つである。常染色劣性遺伝形式を呈するPARK2（Parkinが原因遺伝子）は、1998年に順天堂大学と慶應義塾大学の共同研究により単離された[5]。Parkin変異は遺伝性パーキンソン病のなかで最も頻度が高いとされる。臨床像は若年発症でL-dopaが有効である反面、L-dopaによって誘発されるジスキネジア（不随意運動）やwearing offなどの運動障害が早期から出やすいという特徴をもつ。また日内変動や睡眠効果がみられることも共通点である。病理学的にはLewy小体が形成されないと定義されるがLewy小体を有する剖検例も散見される。Parkinは465アミノ酸からなる約52 kDaのタンパク質で、N末端にユビキチン様（Ubl）ドメインを、C末端には2つのRING fingerドメインとそれに挟まれたIBR（in between RING finger）からなるRING box構造、さらにUblとRING boxをつなぐlinker領域により構成されている。RING fingerドメインは多くのタンパク質で見つかるモチーフでありユビキチン化反応に関与している（RING型E3）。基質候補としては多種多様な分子が特定されている。例えばParkinのノックアウトマウスについては複数の報告があり、一部の基質については蓄積しているようであるがいまだ統一した見解はない。しかしながら、Parkinタンパク質の発見は分解機構の破綻が神経変性を引き起こすという概念を病態研究に導入するきっかけとなるとともに、その考えは損傷ミトコンドリア（膜電位の低下したミトコンドリア）の分解異常（ミトコンドリア品質管理の異常）へとつながることになる。

3 遺伝性パーキンソン病と ミトコンドリア品質管理の破綻

遺伝性パーキンソン病のなかでも常染色体劣性の遺伝形式を呈するPARK2（Parkin）とPARK6（PINK1）は非常に類似した疾患群である。2006年にショウジョウバエを用いた遺伝学的解析[6] [7]から、両分子は同じカスケード上で働いていることが判明し、このような臨床や基礎からの知見により両者の作用機序は非常に近いものであることが推測された。2008年のYouleらの報告[8]を契機に、オートファジー誘導不全によるミトコンドリア分解機構の破綻が遺伝性パーキンソン病

の病態として注目された。すなわち、Parkinは膜電位の低下した損傷ミトコンドリアを認識し、オートファジーを発動することにより神経細胞内の品質管理（損傷ミトコンドリアのクリアランス）に貢献している。2010年以降、PINK1とParkinが協調的に働くことが判明し、損傷ミトコンドリアの分解機構が明らかになってきた。詳細は他稿（第1章）にゆずるとしてその概略は以下のようである。脱共役剤（CCCP）はミトコンドリア膜透過性を亢進させ、プロトン勾配を解消することにより膜電位を失わせる薬剤である。細胞をCCCP処理すると通常は細胞質に存在するParkinは膜電位低下依存的にミトコンドリアに移行する。この際にParkinはミトコンドリア上の何を認識し移行するのかは興味深い点である。一方、PINK1はミトコンドリア膜電位の低下を察知し、Parkinに先んじてミトコンドリア外膜上に蓄積し、Parkinをリン酸化することにより活性型に変換し、ミトコンドリアにリクルートすることにより膜上の基質をユビキチン化する[9]。その基質候補としてVDAC1[10]やMitofusin[11]がすでに報告されている。Parkinが移行したミトコンドリアを長期に観察するとしだいに消退していくが、オートファジーの欠損した細胞ではミトコンドリアのクリアランスが滞ることになる[12]。このように細胞内では損傷ミトコンドリアの分解機構が備わっているが、PINK1やParkinの変異による機能不全はマイトファジーの破綻をきたし、損傷ミトコンドリアの蓄積が細胞死を引き起こすと推測される（図）。現在、われわれはこのような現象をin vivoにて確認している。最近、遺伝性パーキンソン病の原因遺伝子としてCHCHD2遺伝子変異（T61I, R145Q）が本邦の常染色体優性遺伝形式を呈する4家系から同定された[13]。CHCHD2は151アミノ酸からなるタンパク質で、N末端にミトコンドリア移行シグナル、C末端にcoiled-coil domain（CHCHD）という構造モチーフを有する。CHCHD2ノックアウトショウジョウバエの解析では異常なミトコンドリアの蓄積を認め、ミトコンドリア内膜の構造維持に重要であることが推測されている[14]。これらの知見からミトコンドリアの病態への関与は揺るぎないものになりつつある。

A Parkin WT モデル（恒常的なミトコンドリア分解）

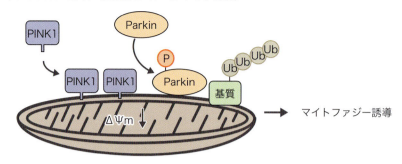

B Parkin KO モデル（マイトファジー破綻によるミトコンドリア分解不全）

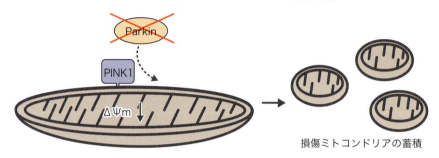

図　ミトコンドリア分解の分子機構と遺伝性パーキンソン病の分子病態
A）老化や酸化ストレスなどにより損傷を受けたミトコンドリア外膜（膜電位が低下）にはPINK1が蓄積し，Parkinやユビキチンをリン酸化する．その後Parkinが活性化され外膜上の基質がユビキチン化されマイトファジーが発動される．B）病的変異を受けたPINK1/Parkinは不活性体となりマイトファジーによる分解が困難となる．損傷ミトコンドリアが細胞内に蓄積することにより神経細胞死を引き起こすと推測される．

4 オートファジー・リソソーム系と封入体形成

　パーキンソン病の病理学的特徴としてLewy小体とよばれる封入体の形成がある．封入体の多くはユビキチン陽性で，それらの周囲にオートファゴソームやオートリソソーム様の膜構造物が散見される．このことはタンパク質分解系の関与を示唆させる．実際，オートファジー機能不全によって封入体が形成されることが明らかになってきた．脳特異的にオートファジーの構成因子であるAtg7をノックダウンするとユビキチンとP62陽性の凝集体が観察される[15]．われわれはドパミン細胞特異的にオートファジーを欠損したマウス（Atg7F/F:TH-Cre）にて封入体の形成過程を長期に観察した．その結果，P62とユビキチンが先行して蓄積し，遅れてα-シヌクレインが蓄積してくることを見出した．その形成過程において内在性P62がseedとして働いているのではないかと考えている．Atg7 F/F:TH-Creマウスは100週齢以上の高齢にて運動症状を発症するが，ドパミン細胞も同時に減少していることが病理解析から明らかとなった．このようなLewy小体類似の封入体は加齢とともに，大きさも数も増大する．封入体は細胞質のみではなく，むしろ神経突起に多数局在し，その周囲を詳細に観察するとまるで目詰まりしたかのようにミトコンドリアが散在していた．このような封入体によるミトコンドリア輸送の物理的な障害もドパミン神経細胞死の原因であると推測された[16]．

5 遺伝性パーキンソン病とリソソームの破綻

　近年，リソソームに局在するATP13A2が遺伝性パーキンソン病PARK9の原因遺伝子産物であることが明ら

かとなり機能解析が進んでいる．オートファジー・リソソーム系の障害がパーキンソン病の原因になる例として興味深い．PARK9の家系は常染色体劣性を呈するL-dopaが有効な若年発症パーキンソニズムに核上性眼球運動障害，錐体路障害，認知症を併発する特徴し，古くからヨルダンやチリの一部の地域ではKRS（Kufor-Rakeb syndrome）という病名で知られていた原因不明の疾患群であった．2006年，これらの疾患群の原因遺伝子としてATP13A2が同定され[17]，病態の解析が急速に進展した．われわれの解析によると遺伝子の変異によって2種類の局在を呈することがわかってきた．すなわち変異の導入によりER（小胞体）に留まるタイプと，変異を加えてもリソソームに局在するタイプからなる．本邦でのF182Lの変異体はERに留まるタイプの変異であった．常染色体劣性の遺伝形式を呈することから病態としてはloss of functionが推測された．脳特異的にATP13A2を欠損するコンディショナルノックアウトマウスの解析[18]では高齢化に伴い運動機能障害を呈した．リソソームの詳細な観察によると，電子顕微鏡でfinger printとよばれる膜様構造が明確となり，一部にドパミン細胞死が観察された．機能的にはリソソームの代表的な分解酵素であるカテプシンDの活性低下を認めた．以上のことからATP13A2はリソソーム膜に局在するATPaseであることからリソソームの機能維持に重要な働きをしていることがin vivoでも確認された．さらなる病理学的検討により脳内にα-シヌクレインやミトコンドリア構成成分であるサブユニットCが顕著に蓄積していることを見出した．ATP13A2はリソソーム膜に局在するATPaseであることからpH調整に関与することが推測される．これまでの報告を総合するとATP13A2欠損はリソソームの機能不全を引き起こし，α-シヌクレインやミトコンドリア関連タンパク質の蓄積をもたらす．一方，PARK9と同様に純粋なパーキンソン病とは異なるが，脳に鉄沈着を伴う神経変性疾患の一型で，ジストニア，パーキンソニズム，認知症を呈するSENDA（static encephalopathy of childhood with neurodegeneration in adulthood）の原因遺伝子としてWDR45が単離された．WDR45は出芽酵母Atg18のヒトホモログWIPI4をコードする．患者リンパ芽球ではオートファジー活性が低下しており，オートファジーに必須遺伝子変異が神経変性疾患を引き起こす例として興味深い[19]．これまでの知見を俯瞰的に眺めてみるとマイトファジーの誘導から最終段階のリソソームまで多岐にわたるオートファジーの破綻がパーキンソン病を含めた神経変性疾患の病態に関与している．

おわりに

パーキンソン病に関連した病態研究をミトコンドリア分解と封入体形成に着目し解説した．昨今，常染色体劣性遺伝形式を呈する若年発症遺伝性パーキンソン病の病態の一端が明らかになりつつあり，PARK2，PARK6，PARK9を含めパーキンソン病発症の背景にオートファジー・リソソーム系の障害が浮かび上がってきた．一刻も早い全容解明に向け今後の発展に期待したい．

文献

1) Langston JW, et al：Science, 219：979-980, 1983
2) Mizuno Y, et al：J Neurochem, 48：1787-1793, 1987
3) Schapira AH, et al：Lancet, 1：1269, 1989
4) Polymeropoulos MH, et al：Science, 276：2045-2047, 1997
5) Kitada T, et al：Nature, 392：605-608, 1998
6) Park J, et al：Nature, 441：1157-1161, 2006
7) Clark IE, et al：Nature, 441：1162-1166, 2006
8) Narendra D, et al：J Cell Biol, 183：795-803, 2008
9) Matsuda N, et al：J Cell Biol, 189：211-221, 2010
10) Geisler S, et al：Nat Cell Biol, 12：119-131, 2010
11) Gegg ME, et al：Hum Mol Genet, 19：4861-4870, 2010
12) Kawajiri S, et al：FEBS Lett, 584：1073-1079, 2010
13) Funayama M, et al：Lancet Neurol, 14：274-282, 2015
14) Meng H, et al：Nat Commun, 8：15500, 2017
15) Komatsu M, et al：Nature, 441：880-884, 2006
16) Sato S, et al：Sci Rep, 8：2813, 2018
17) Ning YP, et al：Neurology, 70：1491-1493, 2008
18) Sato S, et al：Am J Pathol, 186：3074-3082, 2016
19) Saitsu H, et al：Nat Genet, 45：445-449, 449e1, 2013

＜筆頭著者プロフィール＞
佐藤栄人：パーキンソン病に興味があり順天堂大学脳神経内科に入局．ミトコンドリアに着目したパーキンソン病モデルマウスを作製することにより病態解析，新規治療法の開発に臨んでいる．

第2章 ミトコンドリアと疾患・老化

Ⅳ. 老化関連疾患2（神経疾患）

11. 筋萎縮性側索硬化症における MAMの破綻

渡邊征爾，山中宏二

> 筋萎縮性側索硬化症（ALS）は，運動神経細胞が選択的に変性し，進行性の麻痺と筋萎縮を呈する神経難病である．ALSにおけるミトコンドリアの異常は，ミトコンドリア自身のみならず，小胞体との接触部位：小胞体・ミトコンドリア接触領域（MAM）が破綻することによって生じることが明らかとなってきた．MAMの異常はCa^{2+}シグナルや細胞機能の異常化と密接に関連しており，MAMはALSを含めた神経変性疾患における新規の治療標的となることが期待される．本稿では，ALSにおけるMAMの破綻について最近の知見を紹介し，想定されるMAMの破綻機序とその病態における機能的意義について考察する．

はじめに

　筋萎縮性側索硬化症（ALS）は，運動神経細胞（運動ニューロン）が選択的に変性，脱落し，進行性の麻痺と筋萎縮を呈する神経変性疾患である．米国の野球選手として著名なルー・ゲーリック（Lou Gehrig，1903〜1941）がALSのために引退したことから，ルー・ゲーリック病ともよばれる．近年では，治療法開発をよびかけるための募金活動「アイスバケット・チャレンジ」が話題にもなった．ALSでは，大脳皮質運動野の上位運動ニューロンおよび脳幹と脊髄の下位運動ニューロンの変性によって，典型的な例では上肢または下肢の筋力低下から症状を自覚し，頸部，顔面，嚥下筋へと麻痺症状が進行していく．最終的には呼吸筋の麻痺をきたし，人工呼吸器を装着しない限り，呼吸不全により死亡する．本邦における有病率は9.9人/10万人，罹患率は2.2人/10万人と推定され，年間約2,000人が発症していると考えられている[1]．残念ながら，現在でもALSを根治する治療法は存在しない．ALS治療薬として，グルタミン酸受容体を阻害するリ

[略語]

ALS：amyotrophic lateral sclerosis（筋萎縮性側索硬化症）

ERAD：ER-associated degradation（小胞体関連タンパク質分解）

IP₃R3：inositol-triphosphate receptor type 3（イノシトール三リン酸受容体3型）

MAM：mitochondria-associated membrane（小胞体・ミトコンドリア接触部位）

Sig1R：sigma 1 receptor（σ1受容体）

SOD1：Cu/Zn-superoxide dismutase（Cu/Zn-スーパーオキシドジスムターゼ）

TDP-43：TAR DNA-binding protein 43（TAR DNA結合タンパク質43）

Disruption of mitochondria-associated membrane in amyotrophic lateral sclerosis
Seiji Watanabe/Koji Yamanaka：Department of Neuroscience and Pathobiology, Research Institute of Environmental Medicine, Nagoya University（名古屋大学環境医学研究所病態神経科学分野）

ルゾール（商品名 リルテック®），および最近，本邦で承認された抗酸化作用をもつエダラボン（商品名 ラジカット®）が用いられるが，いずれも症状の進行を数カ月程度遅延させるに留まっており，分子病態の理解に基づいたより根本的な治療法の開発が急務となっている．最近，ALSの分子病態として，ミトコンドリアに近接した小胞体膜上の領域である小胞体・ミトコンドリア接触領域（MAM）の破綻が生じることがわれわれを含む複数のグループの解析から明らかとなってきた．本稿では，ALS分子病態およびMAMの生理的役割について最近の知見を概説し，ALSにおけるMAMの治療標的としての展望を述べる．

1 ALSの動物モデルと分子病態

ALSの大半は遺伝的背景をもたない孤発例であるが，約10％は家族性（遺伝性）に発症し，現在までに原因遺伝子として25種類以上の遺伝子が同定されている．活性酸素種の除去にかかわるCu/Zn-スーパーオキシドジスムターゼ（SOD1）をコードする*SOD1*遺伝子上の変異は，本邦で最も頻度の高い家族性ALSである．また，なかでも*TARDBP*遺伝子（ALS10）にコードされるTAR DNA結合タンパク質43（TDP-43）は，孤発例も含めたほとんどのALSで，核から細胞質への局在異常と細胞質での凝集体の形成が生じ，ALSの病理学的特徴と考えられている[2) 3)]．

ALS患者由来の変異をもつSOD1タンパク質を過剰発現するマウス（変異SOD1マウス）は，下位運動ニューロンの変性に伴って進行性に後肢の麻痺と筋萎縮を呈し，ALSの臨床症状と病理像をよく再現することから，ALSのモデル動物として頻用されてきた．この変異SOD1マウスを用いたこれまでの研究により，変異SOD1がさまざまなオルガネラを傷害すること，特にミトコンドリアと小胞体が変異SOD1によって機能不全をきたすことが明らかとなってきた．例えば，変異SOD1はミトコンドリア外膜の電位依存性チャネルであるVDAC1に結合してミトコンドリアでのエネルギー産生を傷害する[4)]．また，小胞体において異常な構造をとったタンパク質を分解する機構である小胞体関連タンパク質分解（ERAD）に必須の因子Derlin1に結合して，ERADを阻害し，小胞体ストレスを惹起

する[5)]ことなどが報告されている．従前，これらミトコンドリアと小胞体の傷害は独立に引き起こされると考えられてきた．しかし，最近になってわれわれを含む複数のグループによって，ミトコンドリアと小胞体が接触するMAMの機能的・構造的な破綻がALSの病態に深く関与することが明らかになりつつある．

2 小胞体・ミトコンドリア接触領域（MAM）

MAMは1990年Vanceによって画分Xとして，ミトコンドリアとともに単離される小胞体膜を含んだ膜画分としてはじめて同定された[6)]．MAMでは，ミトコンドリア外膜と小胞体がきわめて近接（＜10〜25 nm）しており，コレステロールやスフィンゴリン脂質に富み，細胞膜上の脂質ラフトと同様に微小なマイクロドメインを形成している．MAMにおいて小胞体とミトコンドリアは，接着分子であるMfn2やFis1-Bap31Bなどが互いに結合することによってつなぎ止められている．MAM特異的に局在するタンパク質も数多く報告されており，特に脂質合成酵素（FACL4など）やCa²⁺チャネル〔SERCA，イノシトール三リン酸（IP$_3$）受容体〕が豊富に存在することから，ミトコンドリアへの脂質やCa²⁺の供給に重要な役割を果たしていると考えられている（**図1**）[7) 8)]．また最近，オートファジーにおける隔離膜がMAMの小胞体膜から形成されることも明らかとなる[9)]など，その生理的機能は重要かつ多岐にわたっている．

興味深いことに，神経変性疾患に関連する多くのタンパク質もMAMに局在することが報告されている（**表**）[10)]．ハンチントン病の原因タンパク質であるハンチンチン，パーキンソン病と関連するLRRK2，α-シヌクレイン，DJ-1，さらにアルツハイマー病の原因と目されるアミロイドβの最終的な切断を担うγ-セクレターゼも一部はMAMに局在する[8)]．アルツハイマー病においては，MAMの機能的強化がミトコンドリアへの過剰なCa²⁺流入とさらなるアミロイドβの産生を促して病態の進展に寄与する[11)]．一方，パーキンソン病でも，α-シヌクレインがMAMを介したミトコンドリアへの過剰なCa²⁺取り込みに関与している[12)]ほか，PINK1-Parkinによるマイトファジーの制御など，

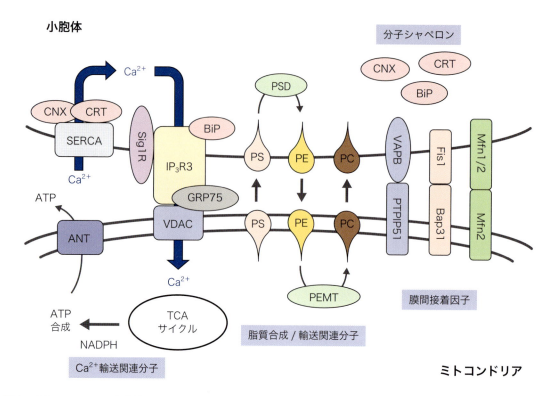

図1　MAMにおける小胞体とミトコンドリアの機能的連関

MAMではCa^{2+}の小胞体からミトコンドリアへの供給を円滑に行うため，SERCAやIP$_3$R3などの関連分子が多数集積している．ミトコンドリアへ供給されたCa^{2+}はTCAサイクルを介してATPの合成を促進する（図左）．一方，MAMは脂質合成にも重要で，小胞体膜上のホスファチジルセリン（PS）はMAMでミトコンドリア側へ輸送されてホスファチジルエタノールアミン（PE）に変換される．さらに，肝臓ではPEが同じくMAMで小胞体膜上へ逆輸送されて，ホスファチジルコリン（PC）へ変換される（図中央）．MAMにおける小胞体とミトコンドリアの繋留は，Mfn1/2, VAPB-PTPIP51, Fis1-Bap31など，双方からの接着因子同士の結合によることがわかっている（図右下）．また，MAMには小胞体内腔に多くの分子シャペロン〔カルネキシン（CNX），カルレティキュリン（CRT），BiPなど〕が集積しており，小胞体ストレスを考えるうえでも重要なマイクロドメインである（図右上）．

表　MAMに局在する神経変性疾患関連タンパク質

疾患名	タンパク質名	MAMにおける機能異常
ALS	TDP-43	MAM破綻
ALS	変異SOD1	異常蓄積・MAM破綻
ALS	VAPB/PTPIP51	MAM破綻・オートファジー異常
ALS	Sig1R	MAM破綻・Ca^{2+}シグナル異常
AD	プレセニリン1/2	βアミロイド産生
AD, PD	DRP1	ミトコンドリア分裂異常
PD	α-シヌクレイン	MAM破綻・Ca^{2+}シグナル異常
PD	Parkin/PINK1	ユビキチン化異常・マイトファジー障害
PD, CMT	Mfn2	MAM破綻・ミトコンドリア分裂異常
優性（顕性）視神経萎縮症	OPA1	ミトコンドリア分裂異常

AD：アルツハイマー病，PD：パーキンソン病，CMT：シャルコー・マリー・トゥース病．

パーキンソン病の病態にMAMの異常化が深く関与することが明らかとなってきた[13].

3 ALS病態におけるMAMの機能的・構造的破綻

ALSでは，特に家族性ALSの原因遺伝子産物であるVAPB（ALS8）およびσ1受容体（Sig1R）（ALS16）のMAMへの局在が報告されている．VAPBは小胞体に広く分布する足場タンパク質であり，小胞体膜上に広く分布している．Stoicaらは，VAPBがミトコンドリア外膜上のタンパク質PTPIP51と結合して小胞体とミトコンドリアを繋留する役割を担っていることを発見し，さらに培養細胞を用いてVAPBとPTPIP51によるMAMの形成維持がTDP-43の過剰発現によって破綻することを示した[14]．TDP-43はグリコーゲン合成酵素キナーゼ3β（GSK-3β）の活性化を引き起こし，活性化したGSK-3βがVAPB-PTPIP51の結合を抑制することで，MAMの構造的な破綻が引き起こされると考えられる．また，別のALS原因遺伝子であるFUSも同様の機序によってMAMの破綻を引き起こすことが，同じグループによって最近報告された[15].

一方，Sig1Rは細胞内で分子シャペロン様に機能する分子といわれ，イノシトール三リン酸受容体3型（IP_3R3）に結合して，小胞体からミトコンドリアへのCa^{2+}輸送を持続させる[16]．家族性若年性ALSの変異としてサウジアラビアの家系における点変異p.E102Q[17]が報告されていたが，最近，われわれはALSの原因となる新規のフレームシフト変異p.L95fsを報告した[18]．両変異とも劣性（潜性）遺伝様式で発症し，また細胞内で変異Sig1Rがきわめて不安定であったことから，Sig1Rのloss-of-functionが若年性ALS発症の原因となっていると考えられた（図2）．事実，Sig1RのE102Q変異体，L95fs変異体は，いずれも細胞内できわめて不安定で，過剰発現によってもIP_3R3を介したCa^{2+}流量を制御する本来の役割を失っていることが判明した．また，Sig1Rノックアウトマウスは加齢に伴って軽度の運動機能障害を示したことから，Sig1Rの機能喪失が運動機能障害にかかわっていることが明らかとなった．

そこで，ALSモデルマウスである変異SOD1トランスジェニックマウスとSig1Rノックアウトマウスを交配したところ，先行研究[19]と同様，Sig1Rの欠損に伴って発症が著しく早期化することが判明した（図3）．このマウスでは，Sig1Rの欠損によって運動ニューロン内のMAMが減少しており，MAMの機能的・構造的な破綻が発症を早めた原因と考えられた．実際，変異SOD1トランスジェニックマウスでも発症前において，変異SOD1タンパク質のMAMへの異常な集積がみられ，終末期にはSig1R欠損の場合と同様にMAMの破綻を認めた．MAMの破綻に伴って，運動ニューロンではSig1Rの凝集，IP_3R3の局在異常，細胞質における過剰なCa^{2+}シグナルが観察され，これらの異常化が運動ニューロンの細胞死を促進していると考えられた．実際，IP_3R3を過剰発現させた培養細胞では変異SOD1による毒性が増加し，Sig1Rのアゴニストによって増加した毒性を軽減することができた．個体レベルにおいても，Sig1Rのアゴニストを腹腔内投与したところ，変異SOD1マウスにおける発症時期は遅延し，MAMの崩壊も抑制された．以上の結果から，Sig1RはMAMの破綻を防ぎ，特にIP_3R3を介したCa^{2+}の異常化を抑制することで神経細胞保護的に作用していると考えられた[18].

一方でSig1R E102Q変異体については，過剰発現によって小胞体ストレスが惹起されてRNA結合タンパク質の機能が阻害される[20]ほか，ミトコンドリアへのCa^{2+}輸送をドミナントネガティブに抑制する[21]という報告もあり，毒性獲得（gain-of-toxicity）による発症機序も示唆されている．ただ，いずれにせよ野生型Sig1Rの機能が神経細胞保護的であり，野生型Sig1Rがもつ本来の機能が損なわれることによって運動神経変性に寄与することは，ほぼ疑いがないであろう．

4 ALS病態におけるMAM破綻の普遍性

これまで変異SOD1マウスを用いて，治療薬候補となる化合物が見出され，さまざまな臨床試験が実施されてきた．しかし，現在までに有効性が認められたのは，リルゾールとエダラボンのわずか2種類だけであり，その効果もきわめて限定的である．このことから，変異SOD1マウスは患者の病態を十分再現していない

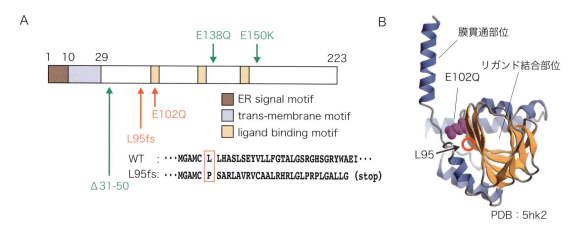

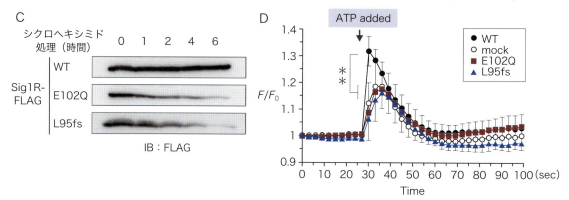

図2　MAM特異的タンパク質σ1受容体（Sig1R）の機能喪失がALSの原因となる
A）Sig1Rは223アミノ酸からなる1回膜貫通型の分子シャペロン様分子であり，家族性ALS（赤）および遺伝性運動ニューロパチー（緑）の原因となる変異が報告されている．B）特にALS原因変異E102QとL95fsは，Sig1Rのリガンド結合部位と膜貫通部位との構造を相互に安定化する重要な位置に存在し，Sig1Rの機能に重要である（PDB：5hk2[23]）．C）E102QおよびL95fsの両変異体は，ともに細胞内できわめて不安定であり，シクロヘキシミドチェイスアッセイによってタンパク質の半減期を測定すると野生型と比較して非常に短い時間で分解された．D）さらに，Sig1R野生型は過剰発現によってミトコンドリアへのCa^{2+}供給を増加させたのに対し，これらの変異体は全くCa^{2+}輸送に影響しなかった．以上のことから，われわれはMAM特異的タンパク質Sig1Rの機能喪失がALSの原因になると考えた．

のではないかという指摘がある．確かに，ほとんどのALSにおいて観察される病理像であるTDP-43の局在異常や凝集体の形成は，変異SOD1マウスでは全くみられない．また，孤発例のALS患者ではTDP-43の異常蓄積を認める一方，SOD1タンパク質の異常化は必ずしも顕著ではない．つまり，変異SOD1モデルにおいて見出された病態機序はSOD1変異によるALSに特異的でALS全般に一般化できないのではないか，という疑問が強く生じる．

それでは，MAMの破綻はALSにおいて普遍的な病態であり，孤発例も含めたALS全般に有効な治療標的たり得るのだろうか．残念ながら，現時点で確定的な答えはないが，その可能性を示唆する事実は複数存在する．まず，孤発例のALS患者の運動神経においても変異SOD1マウスと同様，Sig1Rの凝集が観察されている[22]．また，前述のように孤発例も含めたほとんどのALSで蓄積するTDP-43の異常化はMAMの破綻を促進し，またALS原因遺伝子であるFUS，SOD1，Sig1Rのいずれでも共通してMAMの破綻が引き起こされる[14)15)18]．さらに現在，われわれはこの疑問に

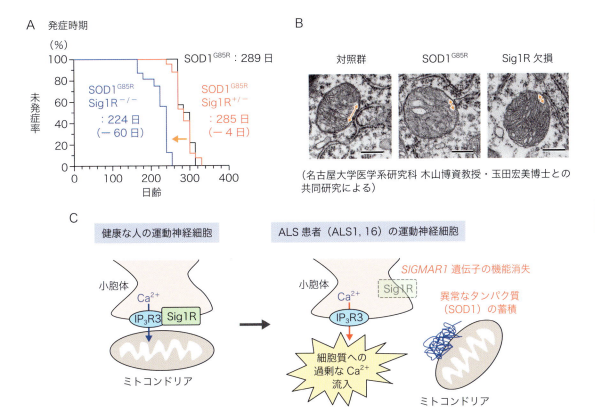

図3 MAMの破綻はALSの発症を規定する
A）人為的にMAMを破綻させた場合のALS病態に与える影響を調べるため，Sig1R欠損マウスとALSモデル（SOD1^{G85R}）マウスを交配して発症時期を測定したところ，Sig1Rの欠損に伴って全体の20％も発症時期が早期化した．したがって，MAMの破綻はALSの発症に重要と考えられた．B）また，ALSモデルマウスでも終末期には，Sig1R欠損マウスと同様，MAM（橙矢印）が破綻しており，MAMの破綻はSOD1およびSig1Rの両者で共通した病態であると判明した．C）以上のわれわれの解析から，ALSではMAMがSig1Rタンパク質の機能喪失や異常タンパク質の蓄積によって破綻し，Ca^{2+}シグナルの異常をきたすことで発症に至ると考えられる．

答えるため，MAMの破綻を簡便かつ定量的に測定できる系を構築し，複数の家族性ALS原因遺伝子においてMAMの破綻が共通して引き起こされることを見出しつつある（渡邊ら，未発表）．以上から，MAMの破綻はALS病態に広く共通した現象であり，今後，孤発例も含めた治療戦略を検討するうえで非常に重要な病態仮説となってくると考えられる．

おわりに

近年，解析技術の進展により，これまではコンタミネーションなどと混同されていたオルガネラ間の接触部位に関する機能解析が急速に進みつつある．これにより，これまで単独で研究対象となることの多かったミトコンドリアも，さまざまな面で小胞体と相互に連関していることが判明してきた．疾患において，両者のコミュニケーションの破綻が重要であることを示唆する研究結果も，複数蓄積しつつある．しかし疾患におけるMAMの意義および分子病態はまだ必ずしも明確でない．今後，詳細なMAMの異常化の分子機序を明らかにし，新規の治療標的を見出すことが，神経変性疾患の治療法開発において重要となるであろう．

文献

1) Doi Y, et al：J Epidemiol, 24：494-499, 2014
2) Arai T, et al：Biochem Biophys Res Commun, 351：602-611, 2006
3) Neumann M, et al：Science, 314：130-133, 2006
4) Israelson A, et al：Neuron, 67：575-587, 2010

5) Nishitoh H, et al : Genes Dev, 22 : 1451-1464, 2008
6) Vance JE : J Biol Chem, 265 : 7248-7256, 1990
7) Vance JE : Biochim Biophys Acta, 1841 : 595-609, 2014
8) Fujimoto M & Hayashi T : Int Rev Cell Mol Biol, 292 : 73-117, 2011
9) Hamasaki M, et al : Nature, 495 : 389-393, 2013
10) Paillusson S, et al : Trends Neurosci, 39 : 146-157, 2016
11) Area-Gomez E, et al : EMBO J, 31 : 4106-4123, 2012
12) Calì T, et al : J Biol Chem, 287 : 17914-17929, 2012
13) Hattori N, et al : Adv Exp Med Biol, 997 : 157-169, 2017
14) Stoica R, et al : Nat Commun, 5 : 3996, 2014
15) Stoica R, et al : EMBO Rep, 17 : 1326-1342, 2016
16) Hayashi T & Su TP : Cell, 131 : 596-610, 2007
17) Al-Saif A, et al : Ann Neurol, 70 : 913-919, 2011

18) Watanabe S, et al : EMBO Mol Med, 8 : 1421-1437, 2016
19) Mavlyutov TA, et al : Neuroscience, 240 : 129-134, 2013
20) Dreser A, et al : Cell Death Differ, 24 : 1655-1671, 2017
21) Shioda N, et al : J Biol Chem, 287 : 23318-23331, 2012
22) Prause J, et al : Hum Mol Genet, 22 : 1581-1600, 2013
23) Schmidt HR, et al : Nature, 532 : 527-530, 2016

＜筆頭著者プロフィール＞

渡邊征爾：博士（学術）．名古屋大学環境医学研究所病態神経科学分野助教．2012年，東京大学大学院総合文化研究科博士課程修了．理化学研究所研究員を経て，'14年より現職．

第2章 ミトコンドリアと疾患・老化

Ⅴ. ミトコンドリアと炎症・感染

12. ミトコンドリアと抗ウイルス自然免疫シグナル

小柴琢己

自然免疫は，われわれがさまざまな病原体から身を脅かされた際に，その初期対応を担う重要な生体防御システムの1つである．哺乳動物のウイルスに対する自然免疫では，その病原体センサーとなるToll様受容体を介した免疫応答が一般に知られているが，近年ミトコンドリアも細胞内における新たな免疫系を活性化することが明らかになった．はたして，ミトコンドリアはどのようにウイルスに対する免疫応答において貢献するのだろうか．本稿では，哺乳動物の抗RNAウイルス自然免疫において，そのプラットフォームとしての機能を担うミトコンドリアについて紹介する．

はじめに

　生命機能の根幹を支えるミトコンドリアは，古くからエネルギー（ATP）産生やCa²⁺貯蔵にかかわる細胞内の拠点として知られており，さらに1990年代以降は細胞死（アポトーシス）制御のハブとしても詳細な研究が進められてきた．近年の研究からは，これまでほとんど知られてないミトコンドリアの新たな生理現象として，RNAをゲノムにもつウイルス（RNAウイ

ルス）に対する自然免疫にも密接にかかわっている真実が明らかになってきた．ミトコンドリアの免疫系への関与については，本来このオルガネラが好気性細菌の一種から派生したとされる細胞内共生説から連想すると，非常に理解し難いシナリオとも思われる．そこで本稿では，細胞内における抗ウイルス自然免疫において，ミトコンドリアとのかかわりによるユニークな生体防御のしくみについて最近のわれわれの知見を中心に紹介したい．

[略語]
HCV：hepatitis C virus（C型肝炎ウイルス）
IAV：influenza A virus（A型インフルエンザウイルス）
IFN：interferon（インターフェロン）
LHON：Leber's hereditary optic neuropathy（レーベル遺伝性視神経症）
MAVS：mitochondrial antiviral signaling protein

RIG-I：retinoic acid–inducible gene I
TANK：TRAF family member-associated NF-κB activator
TLR：Toll-like receptor（Toll様受容体）
TNF：tumor necrosis factor
TRADD：TNF receptor-associated death domain
TRAF：TNF receptor-associated factor

Mitochondria and antiviral innate immune signaling
Takumi Koshiba：Department of Chemistry, Faculty of Science, Fukuoka University（福岡大学理学部化学科）

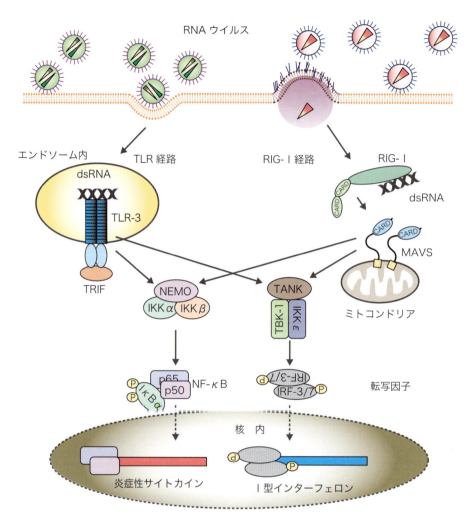

図1 哺乳動物におけるRNAウイルスへの自然免疫
哺乳動物におけるRNAウイルスへの自然免疫は，2つの経路により制御される．ウイルスRNAは感染の初期にエンドソーム内に局在するTLR-3（TLR経路）または細胞質中のRIG-Ⅰ（RIG-Ⅰ経路）によりそれぞれ認識され，その後に下流のシグナル伝達反応が進行する．両経路ともⅠ型インターフェロンや炎症性サイトカインが最終的に産生され，ウイルスに対する生体防御を担っている．RIG-Ⅰ経路では，そのシグナル伝達がミトコンドリア上で行われる．

1 哺乳動物の抗RNAウイルス自然免疫

RNAウイルスに対する哺乳動物の自然免疫は，2つの異なるシグナル伝達経路（**図1**）によって巧妙に制御されており，その1つがToll様受容体（TLR）を介した経路である[1]．TLR経路では，ウイルスに由来する核酸（例えば二重鎖RNA：dsRNA）が主にエンドソーム内に発現しているⅠ型膜貫通タンパク質の核酸センサー（TLR-3）により初期認識されることで免疫反応が活性化される．その後，TLR-3は下流の分子群へ情報伝達を促し，最終的にウイルス制御因子として知られるⅠ型インターフェロン（IFN-α，およびIFN-β）や炎症性サイトカイン（インターロイキン6など）を産生誘導することで抗ウイルス免疫を担っている．

一方で，感染に伴い細胞内に侵入したウイルスRNAの認識には，RIG-Ⅰ（retinoic acid-inducible gene Ⅰ）とよばれる別の核酸センサーの働きにより新たな経路（RIG-Ⅰ経路）が活性化することが明らかになった[2]．この両経路においては，"非自己"となるウイルス由来のRNAを検知し，それ以降の反応である転写因

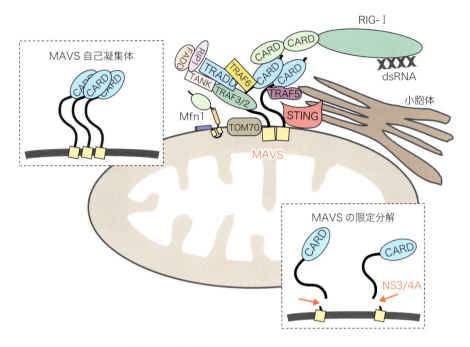

図2　ミトコンドリアを介したシグナル伝達反応
RNAセンサー（RIG-Ⅰ）のMAVSへの結合は，その後のMAVSの活性化（左：挿入図）をもたらす．このMAVS凝集体を足場にさまざまな下流に位置するシグナル因子群がミトコンドリア上にリクルートされ，最終的な抗ウイルス免疫応答を引き起こす（ミトコンドリア・シグナルソーム）．HCVは，MAVSを標的にすることで免疫系から逃れている（右下：挿入図）．

子（IRF-3/7，およびNF-κB）の活性化などは共通したしくみとなっているが，興味深い相違点として，各経路が活性化される場所にそれぞれ特徴があり，特にRIG-Ⅰ経路においてはそのプラットフォームとしてミトコンドリアが選択されている[3]．

2 ミトコンドリアと自然免疫

　RIG-Ⅰ分子の発見当初[2]（2004年），その下流に位置し，IRF-3などの転写因子にシグナルを伝達する機能的な因子は不明であったが，その翌年にミトコンドリア外膜に局在するMAVS（mitochondrial antiviral signaling protein）がその役割を担っていることが明らかになった[4]．MAVSは感染細胞内において，RNA認識後のRIG-Ⅰアダプターとして働き，その複合体形成がミトコンドリアの外膜上で行われることも示された．この分子間の相互作用を発端に，MAVSはさらに自己凝集体を形成し[5]（図2：左挿入），結果としてその構造体にTRAF〔TNF（tumor necrosis factor）

receptor-associated factor〕ファミリー（2，3，5，および6）やTRADD（TNF receptor-associated death domain），さらにはTANK（TRAF family member-associated NF-κB activator）など多数の下流に位置するシグナル伝達因子群をよび寄せる．このような超分子複合体はミトコンドリア・シグナルソームともよばれ，最終的な抗ウイルス免疫応答を惹起する際の重要な活性化プラットフォームと現在では考えられている．さらに最近の研究では，ミトコンドリアと小胞体間の接触場（MAM，第1章-Ⅱ-4を参照）も抗ウイルス自然免疫における重要な役割を担っているオルガネラゾーンと認識されるようになってきた[6]．

　ちなみに，RNAウイルスの一種であるC型肝炎ウイルス（HCV）は，ウイルス・ゲノム内にセリンプロテアーゼ遺伝子（NS3/4A）をコードしており，それを利用することで宿主免疫からのしたたかな忌避機構を備えもっている．そのしくみとは，感染宿主内で翻訳されたNS3/4Aプロテアーゼの二次的な機能（本来の機能は，宿主内におけるウイルス性タンパク質のプロ

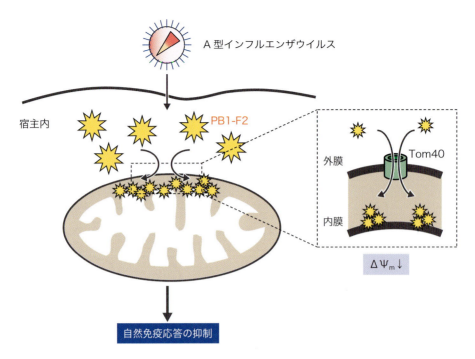

図3 A型インフルエンザウイルスタンパク質とミトコンドリア
IAVタンパク質PB1-F2は，ミトコンドリアの膜透過装置（TOM複合体）を介して輸送され，内膜上に集積し，$\Delta\Psi_m$を低下させる．その影響により，結果として抗ウイルス自然免疫能が低下する．

セシング）により，MAVSを限定的に分解し（図2：右下挿入），このアダプターのミトコンドリア局在能を失わせることで抗ウイルスシグナル伝達を遮断する方法である[7]．そのような細胞内においては，HCV感染時においてもRIG-I経路が機能せず，自然免疫が損なわれた状態となる．

3 自然免疫におけるミトコンドリアゾーンの役割

前述のように，RIG-I経路におけるさまざまなシグナル伝達反応は主にミトコンドリアの外膜上でMAVSを中心に展開される．ところで，ミトコンドリアは抗ウイルス自然免疫におけるシグナル伝達の反応場を提供するだけの存在なのだろうか．ここからはミトコンドリア本来の生理機能である酸化的リン酸化や膜電位などに着目して，それらがいかに自然免疫と関係するのかを紹介する．

正常な細胞のミトコンドリア内では，呼吸に伴うマトリクス側からのプロトン（H^+）の汲み上げにより内膜を隔てて電気的な勾配（膜電位：$\Delta\Psi_m$）が形成される．例えば，ミトコンドリアの融合（第1章-I-1を参照）が破綻した変異細胞では，この$\Delta\Psi_m$が不均衡になる現象がこれまでに確認されている[8]．われわれの実験では，このような$\Delta\Psi_m$不均衡細胞（変異株）の抗ウイルス自然免疫はMAVSの発現量やそのミトコンドリア局在とは無関係に著しく損なわれることを見出してきた[9]．さらに，野生型細胞株においても脱共役剤などの薬剤処理により$\Delta\Psi_m$を完全に消失させた細胞では，前述同様の免疫抑制効果があらわれることを確認している．これらのことから，RIG-I経路においてミトコンドリア外膜上が単なる反応場としてのみ利用されているわけではなく，ミトコンドリア内でのイベントも大いに関係していることが明らかになった．

ここで，$\Delta\Psi_m$にまつわる生理的な条件下における研究知見を紹介したい．季節性インフルエンザとして広く知られているA型インフルエンザウイルス（IAV）は，そのゲノム内に非構造タンパク質のPB1-F2をコードしている．PB1-F2はこれまでの報告によると，IAV感染宿主内で発現し，アポトーシスを誘導する因子の

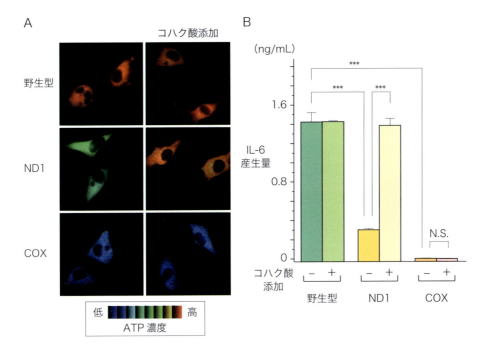

図4 病態型mtDNA変異と抗ウイルス自然免疫
A）病態型mtDNA変異によるATP産生への影響．ミトコンドリア病関連のmtDNA変異（ND1，およびCOX）サイブリッドとその対照株（野生型）にそれぞれATPプローブを一過的に発現させ，FRET観察によるATPイメージングを行った．この実験では，ミトコンドリアATPのみの影響を考慮するために培地中の炭素源としてガラクトースを用いた．培地中にコハク酸を添加した場合，ND1サイブリッドにおいてATP量の回復が観察された（右側）．写真は文献15を一部改変し転載．B）前述細胞のSeV感染後のIL-6産生量の比較．ND1サイブリッドでは培地中にコハク酸を添加（＋）することによりIL-6の産生量が野生型レベルにまで回復した．＊＊＊：$P<0.001$，N.S.：有意差なし．（写真は文献14より転載，グラフは文献14より引用）

1つと考えられてきた[10]．近年，われわれはこのウイルス性タンパク質の細胞内局在を生化学的に解析し，PB1-F2がミトコンドリア内に選択的にチャネルを介して輸送されるしくみを明らかにした[11]．実際にミトコンドリア内に取り込まれたPB1-F2は，内膜上に蓄積し，$\Delta\Psi_m$の不均衡をもたらすことがわかった（**図3**）．その結果，PB1-F2を発現したIAV感染宿主内の抗ウイルス免疫応答は大幅に低下しており，前述の薬剤処理した細胞などの結果[9]と符合していた．このように各ウイルス種によって宿主の免疫系から回避するしくみが巧妙に練られている点はたいへん興味深い．

4 ミトコンドリアDNAと抗ウイルス自然免疫

ミトコンドリアには，核とは異なる独自のミトコンドリアDNA（mtDNA）が存在し，その遺伝情報は電子伝達系タンパク質群の一部（13種類の構成サブユニット）などがコードされている．mtDNAへの変異導入は，これまでにミトコンドリア病との関連性が詳細に調べられているが（第2章-Ⅰ-1を参照），自然免疫とのつながりに関する研究知見はほとんど知られていない．本稿では，病態型mtDNA変異を有する細胞（サイブリッド）内での抗ウイルス自然免疫に関する知見も紹介する．

レーベル遺伝性視神経症（LHON），およびミトコンドリア脳筋症に関係する病態型mtDNAを有した各サイブリッド株（ND1[12]およびCOX[13]）は，ミトコンドリア呼吸鎖複合体を構成する一部のタンパク質に各点変異が生じ，その結果，両変異体は正常な酸化的リン酸化が行われない（**図4A**：左写真）．われわれはこれら変異体では，センダイウイルス（SeV）感染に伴う自然免疫応答が著しく低下することを突き止めた（**図4B**）[14]．特筆すべきは，ND1サイブリッド（呼吸

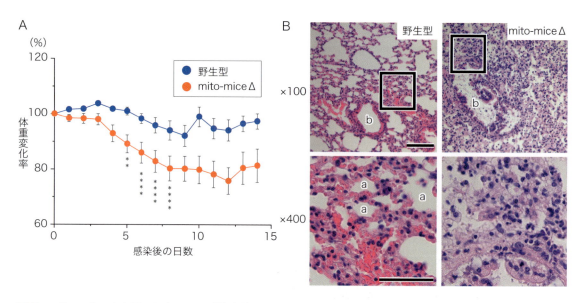

図5 mito-mice Δを用いたウイルス感染実験
A) mito-mice ΔのIAV感染に伴う体重の変化．mito-mice Δでは，IAV感染後4日目以降に急激な体重減少が観察された．縦軸の値は体重の変化率を表す．**：$P<0.01$，****：$P<0.0001$．B) 野生型，およびmito-mice ΔにおけるIAV感染後8日目の肺組織の様子．a：肺胞，b：気管支．スケールバー＝100 μm（上）および50 μm（下）．（Aは文献14より引用，Bは文献14より転載）

鎖複合体Ⅰの機能不全）においてのみ，培地中に呼吸鎖複合体Ⅱの基質であるコハク酸を添加することでその免疫応答が回復した点である（**図4B**：ND1＋コハク酸）．実際に，コハク酸添加下におけるND1サイブリッド内でのATP産生能は十分に回復していることが確認された（**図4A**：右写真）[15]．一方で，複合体Ⅳの機能不全変異体であるCOXサイブリッドでは，コハク酸添加によるATP産生能の回復とともにウイルス感染に伴う自然免疫応答も正常に行われなかった．これらの結果は，ミトコンドリア本来の生理機能である酸化的リン酸化がRIG-Ⅰ経路の活性化においても密接に関係していることを改めて示している．

5 動物モデルによる検証

最後に，前述のような細胞系を中心とした実験で明らかになったミトコンドリアと自然免疫とのつながりについて，個体においても検証した．筑波大学 中田らによって作製された欠失型mtDNAの含有率が高いモデルマウス[16]（mito-mice Δ：第2章-Ⅰ-1を参照）を用いた感染実験からは興味深い知見が得られている．

このmito-mice Δでは，正常な酸化的リン酸化が行われないため，解糖系依存によるATP産生を増強させることで生存している[17]．mito-mice ΔのIAVによる感染実験から次のようなことが明らかになった．まず，mito-mice Δは野生型マウスと比較してIAV感染に伴う著しい体重減少が観察され（**図5A**），感染後のIFN-β産生量が上昇しなかった[14]．また，IAV感染後の末期（8日目）において肺における組織染色を行ったところ，mito-mice Δでは炎症系の細胞浸潤が顕著に進行しており，全体的に肺胞構造が維持されてなかった（**図5B**）．このような重篤な肺炎は野生型マウスではほとんど確認されなかった．これらの結果から，総じてmito-mice ΔではIAV感染に対して脆弱になっていることがうかがえた．本知見は，前述のミトコンドリア病患者における感染症へのリスクを考えるうえでも貴重な情報になりうる．

おわりに

細胞内において非常に動的なオルガネラであるミトコンドリアは，それ自体があたかも宿主内に住みつい

た生命体のようにも思える．このようなミトコンドリアのダイナミックな特性が，宿主内へのウイルス侵入を常時監視し，非常時における生体防御の最前線として機能しているのかもしれない．今後，ミトコンドリアに関するさまざまな機能的役割を明らかにすることで，関連する疾患や感染症などについてより理解が深まり，その知見をもとにした有効な治療法や予防に関する開発につながることが期待される．

文献

1) Kawai T & Akira S：Ann N Y Acad Sci, 1143：1-20, 2008
2) Yoneyama M, et al：Nat Immunol, 5：730-737, 2004
3) Koshiba T：Biochim Biophys Acta, 1833：225-232, 2013
4) Seth RB, et al：Cell, 122：669-682, 2005
5) Hou F, et al：Cell, 146：448-461, 2011
6) Misawa T, et al：Adv Exp Med Biol, 997：187-197, 2017
7) Li XD, et al：Proc Natl Acad Sci U S A, 102：17717-17722, 2005
8) Chen H, et al：J Biol Chem, 280：26185-26192, 2005
9) Koshiba T, et al：Sci Signal, 4：ra7, 2011
10) Chen W, et al：Nat Med, 7：1306-1312, 2001
11) Yoshizumi T, et al：Nat Commun, 5：4713, 2014
12) Baracca A, et al：Arch Neurol, 62：730-736, 2005
13) D'Aurelio M, et al：Hum Mol Genet, 15：2157-2169, 2006
14) Yoshizumi T, et al：Sci Rep, 7：5379, 2017
15) 小柴琢己, 今村博臣：生物物理, 57：268-270, 2017
16) Inoue K, et al：Nat Genet, 26：176-181, 2000
17) Ogasawara E, et al：Hum Mol Genet, 19：3179-3189, 2010

＜著者プロフィール＞

小柴琢己：福岡大学理学部化学科，教授．2001年，北海道大学大学院理学研究科生物科学専攻博士課程修了（新田勝利教授），博士（理学）．'01年よりカリフォルニア工科大学生物学部門・David Chan研究室にてポストドクトラルスカラーとして留学．この間，'00年から'02年まで日本学術振興会特別研究員．'05年4月より九州大学理学部生物学科・助教授，'07年より九州大学理学部生物学科・准教授，'19年4月より現職．当研究室では，細胞内におけるミトコンドリアの動きや，その生理的な意義（特に自然免疫）について興味をもち，研究に取り組んでいる．なお，研究内容に興味のある方は（http://funcbio.com/）参照．

第2章　ミトコンドリアと疾患・老化

Ⅴ．ミトコンドリアと炎症・感染

13. ミトコンドリアによる慢性炎症制御

武田弘資

> 炎症の制御には免疫系の細胞におけるミトコンドリアの機能が重要な役割を担うことが古くから示唆されていたが，この10年ほどの間にその役割を明確に示す分子機構が次々と明らかにされてきた．炎症は生体防御のために必須であるが，慢性化するとさまざまな疾患や老化にかかわってくるため，より正確に制御される必要がある．最近の研究から得られた知見は，その正確性の維持にミトコンドリアの機能や品質管理機構が深くかかわっていることを示している．

はじめに

炎症は，炎症の引き金となる刺激に直接応答したマクロファージや樹状細胞などが，インターロイキン-1β（IL-1β）などの炎症性サイトカインを放出することで惹起される．本来このIL-1βの産生は一過性であるべきだが，何らかの障害によって持続的に産生されてしまうと炎症が必要以上に遷延化し，慢性炎症に至る．その際，特に不顕性の慢性炎症が問題で，軽微であっても長期に及ぶ炎症は，生体の恒常性を崩すのに十分なダメージを生体に与え，疾患の発症をもたらす．よって，IL-1βの産生をいかに正確に制御するかが，炎症の程度や持続時間を制御するうえでの重要な戦略の1つとなる．

2011年にZhouらがマクロファージ系細胞からのIL-1βの産生にミトコンドリアが重要な役割を担うことを報告[1]して以来，炎症制御におけるミトコンドリアの役割に多くの研究者の興味が向けられると同時に，その役割の多様性も次々と明らかになってきている．

[略語]

cGAS：cyclic GMP-AMP synthase（環状GMP-AMPシンターゼ）
DAMPs：damage-associated molecular patterns
IL-1β：interleukin-1β（インターロイキン-1β）
LPS：lipopolysaccharide
mtDNA：mitochondrial DNA（ミトコンドリアDNA）
NFP：N-formyl peptide（N-ホルミルペプチド）
NLRP3：nucleotide-binding domain, leucine-rich-containing family, pyrin domain-containing 3
PAMPs：pathogen-associated molecular patterns
ROS：reactive oxygen species
STING：stimulator of interferon genes

Mitochondrial roles in the regulation of chronic inflammation
Kohsuke Takeda：Division of Cell Regulation, Graduate School of Biomedical Sciences, Nagasaki University（長崎大学大学院医歯薬学総合研究科細胞制御学分野）

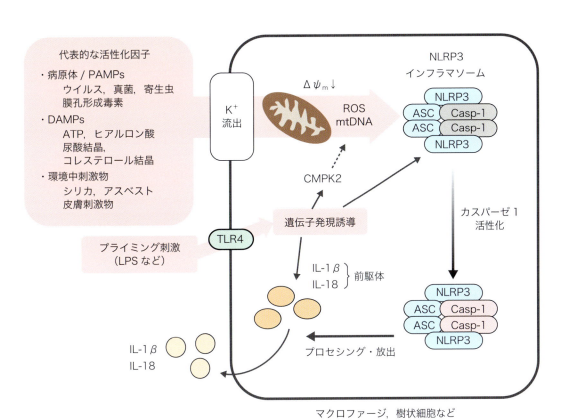

図1 NLRP3インフラマソーム活性化におけるミトコンドリアの役割
マクロファージ系の細胞においては，NLRP3インフラマソームの代表的な活性化因子はいずれも細胞内から細胞外へのK⁺の流出を引き起こす．その結果，ミトコンドリアの機能低下による過剰なROSの産生やミトコンドリアからmtDNAの放出が起こり，それらが引き金となり，NLRP3，ASC，カスパーゼ1からなるNLRP3インフラマソームが形成されるとともにカスパーゼ1の活性化が起こる，最終的には前駆体型のIL-1βやIL-18がプロセシングを受け，成熟型分子となって細胞外に放出される．NLRP3インフラマソームの活性化には，それに先だつ"プライミング"刺激が必要である．その代表的な刺激はLPSで，その受容体であるTLR4（Toll-like receptor 4）を介して前駆体型IL-1βやNLRP3をコードする遺伝子の発現を誘導する．最近，ミトコンドリアDNAの新たな合成につながるCMPK2の発現もプライミングの際に誘導されることが明らかとなった．

1 ミトコンドリアによる炎症性サイトカインの産生制御

1) NLRP3インフラマソーム

IL-1βや，それと類似した構造をもつIL-18の産生には，インフラマソームとよばれる細胞内タンパク質複合体が重要な役割を担う[2]．複合体の構成分子の違いによっていくつかのインフラマソームがあるが，そのなかでNLRP3インフラマソームは，病原性微生物やそれに由来するPAMPs（pathogen-associated molecular patterns）に限らず，シリカ，アスベスト，低浸透圧などの外来性因子からATPや尿酸結晶などの内在性因子に至るきわめて多様な刺激（DAMPs：damage-associated molecular patters）によって活性化される（図1）．インフラマソーム内で活性化されたプロテアーゼ，カスパーゼ1は，IL-1βやIL-18の前駆体を成熟型分子にプロセシングし，その後，成熟型分子は細胞外に放出される．NLRP3インフラマソームの活性化においては，細胞外へのK⁺の流出と細胞内で産生される活性酸素種（reactive oxygen species：ROS）が主要なメディエーターと考えられている．

2) ミトコンドリアの機能低下とNLRP3インフラマソームの活性化

インフラマソーム活性化刺激によるROSの産生は細

胞膜に存在するNADPHオキシダーゼによるものと考えられていた時期もあったが，前述の2011年のZhouらの報告[1]により，ミトコンドリア由来のROSがNLRP3インフラマソームの活性化に大きく寄与することが広く認識されるようになった．それと同時に，機能不全ミトコンドリアの選択的除去機構として知られるマイトファジー（第1章-Ⅲ-7参照）を抑制することでROSを産生するミトコンドリアが増加し，それに伴ってNLRP3インフラマソームの活性化も増強されたことから，機能の低下したミトコンドリアから産生されるROSがNLRP3インフラマソームの活性化を促しているとのモデルが提唱された．

その報告に続き，機能の低下したミトコンドリアから細胞質に放出されたmtDNA（ミトコンドリアDNA）がNLRP3インフラマソームを活性化すること，特に酸化されたmtDNAがNLRP3に直接結合してインフラマソームの形成を促すことが相次いで報告された[3][4]．このようなミトコンドリア由来の因子がNLRP3インフラマソームの活性化因子として注目されたことで，ミトコンドリアがNLRP3インフラマソーム制御の中心に躍り出ることになった．

3）NLRP3インフラマソームの活性化へのミトコンドリアの積極的なかかわり

最近，mtDNAによるNLRP3インフラマソームの活性化の新たな機構が報告された[5]．マクロファージ系細胞では，NLRP3インフラマソームの活性化に先だって，グラム陰性細菌の細胞壁成分であるLPSなどの刺激による前駆体型IL-1βやNLRP3などをコードする遺伝子の発現誘導が必要とされており，そのステップは“プライミング”とよばれている（**図1**）．そのプライミングの際に誘導される分子として，ミトコンドリアで働くシチジン/ウリジン一リン酸キナーゼ2（CMPK2）が新たに同定された．この酵素はヌクレオチドCTPの産生を促すことでmtDNAの合成を促進し，新たに合成されたmtDNAが結果的にミトコンドリアから放出されることでNLRP3インフラマソームの活性化を増強するという．

この機構におけるmtDNAの合成促進が，DAMPsとしてのmtDNAの量を増やすことだけを目的としているとは考えにくく，おそらく一過的にでもミトコンドリアの機能を亢進させる必要があっての現象と思われ

る．そのように考えると，ミトコンドリアは単に受動的に機能を失いながらNLRP3インフラマソームの活性化に寄与するだけではなく，積極的にその活性化にかかわっている可能性が高い．それは，インフルエンザウイルス，麻疹ウイルス，脳心筋炎ウイルスなどのRNAウイルスの感染に伴うNLRP3インフラマソームの活性化の際には，ミトコンドリアの膜電位が維持されている必要があるという以前の知見と一致する[6]．

4）活性化刺激によって異なるミトコンドリアの関与

すでに述べたように，NLRP3インフラマソームはきわめて多様な活性化刺激に応答して活性化するが，これまで述べてきたミトコンドリアROSやmtDNAはその活性化における共通のメディエーターと考えられている．しかし，われわれの最近の解析からは，インフラマソーム活性化刺激の種類に応じてミトコンドリアのかかわり方が互いに異なっていることがわかってきた（**図2**）[7]．

例えば，細胞外ATPによる刺激では，刺激後徐々にミトコンドリアの膜電位が低下していくのに対して，細菌性毒素ナイジェリシンや合成抗ウイルス薬R837による刺激では一過性の膜電位の上昇がみられる．また，ミトコンドリアの断片化が細胞外ATPやナイジェリシンでは刺激直後から顕著にみられるのに対し，R837の刺激ではほとんど検出されない．もちろん，この3種類の刺激によって同程度かつ同様の時間経過でマクロファージからIL-1βが放出されることを確認している．

その3種の刺激によるIL-1βの放出へのミトコンドリアの寄与を調べるため，ミトコンドリアの膜電位を消失させる脱共役剤CCCPや呼吸鎖複合体Ⅲの阻害剤アンチマイシンの効果を見たところ，細胞外ATPによるIL-1βの放出のみが両者によって抑制されることがわかった．よって，細胞外ATPによるNLRP3インフラマソームの活性化にはミトコンドリアが正常な機能を維持している必要があることがわかった．細胞外ATPは，他のNLRP3インフラマソーム活性化刺激とは異なり，標的細胞の膜表面に発現する特異的な受容体を介してシグナルを伝達する[8]ため，NLRP3インフラマソームの活性を厳密に制御することが可能であると予想される．ミトコンドリアのどのような機能がその制御に必要であるかの解明が今後の課題である．

	細胞外ATP	ナイジェリシン	R837
ミトコンドリア膜電位 $\Delta\psi_m$	低下	上昇→低下	上昇→低下
ミトコンドリア断片化	あり	あり	なし
CCCPによるIL-1β産生抑制	あり	なし	なし
アンチマイシンによるIL-1β産生抑制	あり	なし	なし

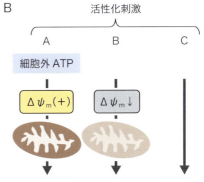

図2 活性化刺激によって異なるNLRP3インフラマソーム活性化へのミトコンドリアの関与
A）同程度かつ同様の時間経過でNLRP3インフラマソームを活性化する3種類の刺激に対するミトコンドリアの応答．B）NLRP3インフラマソーム活性化へのミトコンドリアの関与は活性化刺激ごとに異なると考えられ，そのうち細胞外ATPによる活性化の際にはミトコンドリアが正常な機能を維持している必要がある．

また，NLRP3インフラマソームにはROSやミトコンドリアの機能あるいは機能低下は必ずしも必要なく，K^+の細胞外流出のみが，さまざまな活性化刺激によるNLRP3インフラマソーム活性化に必要な共通要因であるとの報告[9]も考え合わせると，NLRP3インフラマソームの活性化機構は予想以上に多岐にわたっており，少なくともその一部にはミトコンドリアが深くかかわっているという見方が妥当と思われる．そして，ミトコンドリア依存的な活性化機構にミトコンドリアの正常な機能と機能低下のどちらもかかわりうることは，ミトコンドリアの状態に応じてインフラマソームの活性化程度や持続時間が変わる可能性を示しており，炎症の慢性化機構との関連を考えると非常に興味深い．

2 細胞外DAMPsとして働くミトコンドリア由来因子

前述したmtDNAによるNLRP3インフラマソームの活性化においては，mtDNAは細胞内におけるDAMPsとして機能している．その際，細胞全体の傷害が伴うとmtDNAは細胞外に放出され，サイトカイン産生を介さずに細胞外DAMPsとして直接さまざまな炎症性細胞に働きかけることになる．

病原体の感染を伴わない外傷や組織傷害の際にも全身性の炎症が起こることが知られているが，そのような状況においてはmtDNAに加え，ミトコンドリアのみで産生されるN-ホルミルペプチド（N-formyl peptide：NFP）が重要な役割を担うことがわかっている（図3）[10]．外傷によってミトコンドリアから細胞外へ，さらには組織外に放出されたmtDNAとNFPは全身を循環し，mtDNAは本来細菌由来のDNAを認識するTLR9（Toll-like receptor 9）を，NPFはホルミルペプチド受容体（formyl peptide receptor 1：FPR1）をそれぞれ介して好中球を活性化させ，炎症を惹起する．このような感染を伴わない炎症は無菌性炎症（sterile inflammation）とよばれるが，感染時に敗血症を引き起こすPAMPsと同じ役割をミトコンドリア由来のDAMPsが担っていると考えられる．これは，もともとミトコンドリアの起源が，宿主細胞に取り込まれて共生することになった細菌であることを考えるとわかりやすい．

3 ミトコンドリア由来DAMPsの制御

このように見てくると，ミトコンドリア由来のDAMPsをいかに制御するかが炎症を制御し，慢性炎症を防ぐ有望な方策になることがわかる．そこでそのような制御に深くかかわるマイトファジーとアポトーシスについて，炎症制御の視点での新しい知見をご紹介する．

1）マイトファジー

先にも少し述べたように，マイトファジーが低下す

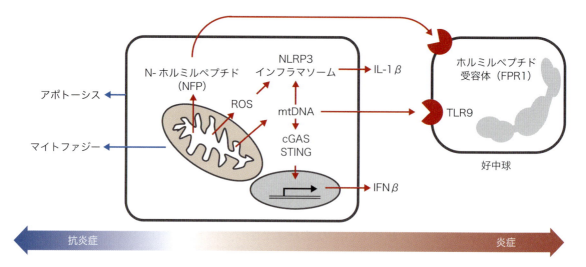

図3 ミトコンドリア由来DAMPsとその制御におけるマイトファジーとアポトーシスの役割
ミトコンドリアから放出されたmtDNAは，細胞内ではNLRP3インフラマソームを活性化する一方，cGAS-STING経路を活性化してIFNβの産生を誘導する．細胞外に放出されたmtDNAやN-ホルミルペプチドは，それぞれTLR9およびホルミルペプチド受容体を介して好中球を活性化し，炎症を惹起する．それに対し，マイトファジーはDAMPsを放出しうるミトコンドリアの処理を，アポトーシスはDAMPsを放出しうる細胞そのものの処理をそれぞれ担うことで，抗炎症に働く．

ると機能不全に陥ったミトコンドリアからのROSの過剰産生によってNLRP3インフラマソームの活性化が亢進する．さらに同時に放出されてくるmtDNAは細胞外にも放出されるため，マイトファジーはミトコンドリア由来DAMPsによる炎症を抑制する機構として非常に重要である（**図3**）．実際，マイトファジーにおける主要な機構を担うオートファジーの不全マウスにおいては，大動脈縮窄によって心臓への圧負荷を増大させた際に起こる炎症反応が増強されていると報告されている[11]．その際，mtDNAの組織内への蓄積が観察されるとともに，TLR9シグナルを阻害することで炎症反応の低下が認められることから，mtDNAが心不全における炎症反応に重要であり，さらにそのDAMPsとしての役割をマイトファジーが調節していることが示唆される．

最近，主要なマイトファジー誘導機構を担うParkinとPINK1が炎症の制御にも重要な役割を担うことが報告された[12]．Parkin欠損マウスやPINK1欠損マウスに激しい運動をさせた場合や，mtDNAに変異が蓄積するように遺伝子改変したParkin欠損マウス（*Prkn*−/−;*mutator*マウス）では，IL-6やI型インターフェロンIFNβの産生を介した炎症の亢進が観察され

た．その際，本来であれば非自己の二本鎖DNAを認識するcGAS-STING経路がmtDNAを認識して活性化し，IFNβの産生を促す．実際，STING欠損マウスではそのような炎症の亢進は明らかに軽減していた．さらに興味深いことに，老齢の*Prkn*−/−;*mutator*マウスが呈する神経変性疾患症状もSTING欠損によって緩和された．このような結果より，マイトファジーがDAMPsとしてのmtDNAの放出を制御することで不必要な炎症が起こることを防いでいると考えられ，細胞内のミトコンドリアの品質管理が全身の炎症管理に直結していることがわかる．

2）アポトーシス

遺伝的プログラムによる細胞死としてよく知られるアポトーシスの引き金を引くシトクロム*c*も，本来ミトコンドリア内で働いているものがミトコンドリア外に放出されることで新たなシグナルの発信に働くということでDAMPsの1つと見なすことができる．シトクロム*c*は，細胞質に放出されるとアダプタータンパク質Apaf-1同士の会合を促し，カスパーゼ9を起点とするカスパーゼ経路の活性化を介して強力にアポトーシスを誘導する．一般的に，ネクローシス（壊死）が炎症の増強に働くのに対してアポトーシスは逆に抑

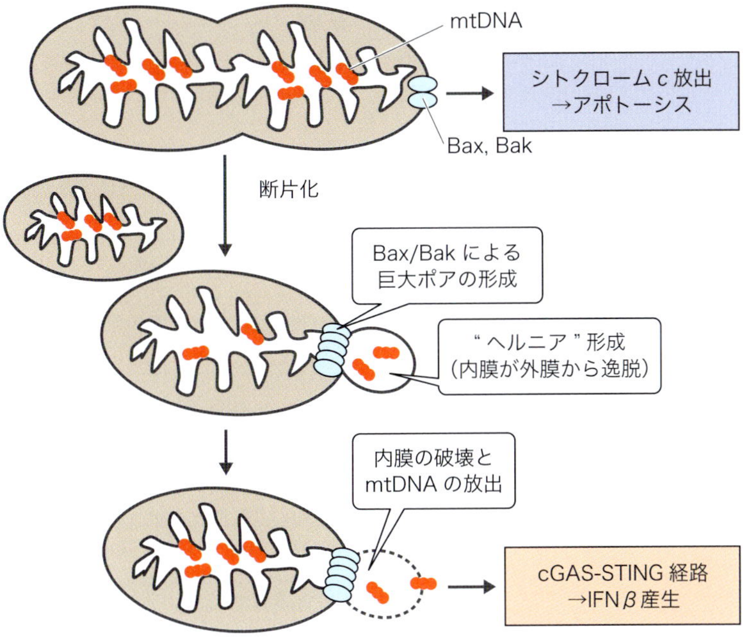

図4　Bax/Bakによるアポトーシスとm tDNA-cGAS-STING経路の制御
Bcl-2ファミリー分子のBaxとBakは，ミトコンドリア外膜上で多量体を形成して膜の透過性を亢進させ，シトクロームcのミトコンドリア外への放出を誘導する．その下流ではカスパーゼ経路を介してアポトーシスが誘導される．一方，カスパーゼ経路の活性が抑制された状況においては，ミトコンドリアの断片化によって細胞内のミトコンドリアネットワークが破壊されると同時にBax/Bakが外膜上にさらに大きなポアを形成し，ミトコンドリア内膜がそのポアから逸脱して"ヘルニア"を形成する．そしてその逸脱した内膜が破壊されることでマトリクス内のmtDNAが細胞質側に放出される．それに応答してcCAS-STING経路が活性化され，IFN βの産生が促される．文献15より作成．

制に働くと考えられている．その際のアポトーシスの役割として重要なのは，mtDNAやNFPなどのミトコンドリア由来のDAMPsを含めたさまざまな細胞由来のDAMPsが細胞外に放出される以前に，すみやかに細胞ごと処理してしまうことである（**図3**）．

アポトーシスの誘導においては，カスパーゼ経路に加えてBcl-2ファミリー分子も重要な役割を担っている．特にそのファミリー分子のBaxとBakは，ミトコンドリア外膜上で多量体を形成して膜の透過性を亢進させ，シトクロームcのミトコンドリア外への放出を誘導する．しかし，その下流ではカスパーゼ経路が活性化される以外に，カスパーゼ経路の活性化が抑制された状況においてはmtDNAに依存したcGAS-STING経路※を介したIFN βの産生が誘導される（**図4**）[13) 14)]．これは，Bax/Bak自体は必ずしもアポトーシスの実行因子ではなく，その下流ではカスパーゼ経路によるアポトーシスの誘導（＝抗炎症）とcGAS-STING経路による炎症誘導とが互いに拮抗していることを意味している．

この知見からは，Bax/Bakがミトコンドリアからのm tDNAの放出にも重要な役割を担うことが示唆されていたが，その機構として非常に興味深いモデルが最近提唱された[15)]．Bax/Bakの活性化とシトクロームcの放出に引き続いてミトコンドリアの断片化が生じるとともに，Bax/Bakが外膜上にさらに大きなポア（孔）

※　cGAS-STING経路

環状GMP-AMPシンターゼ（cyclic GMP-AMP synthase：cGAS）は，細胞質内のDNAセンサーとして外来微生物由来の異種DNAや自己の変性DNAなどを認識し，cGAMP（cyclic GMP-AMP）とよばれる環状ジヌクレオチドの合成を触媒する．合成されたcGAMPはSTING（stimulator of interferon genes）を活性化し，セリン/スレオニンキナーゼTBK1（TANK-binding kinase 1）および転写因子IRF3（interferon regulatory factor 3）を介してI型インターフェロンIFN βの産生を促進する．

を形成し，ミトコンドリア内膜がそのポアから逸脱して"ヘルニア"を形成する．そしてその逸脱した内膜が破壊されることでマトリクス内のmtDNAが細胞質側に放出されるというものである．

　さらに最近では，ParkinがBakをユビキチン化してBax/Bak依存的なアポトーシスを抑制すること[16]や，マクロファージにおいてはBax/Bakの下流でカスパーゼ3/7に依存したNLRP3インフラマソームの活性化や，カスパーゼ8によるIL-1βのプロセシングが起こること[17][18]なども報告されている．よってBax/Bakは，アポトーシスの制御に留まらず，マイトファジーやアポトーシスによる炎症制御においても重要な鍵を握る分子であることは間違いない．

おわりに

　本稿では，ミトコンドリアによるIL-1βの産生制御に加え，ミトコンドリア由来DAMPsの制御機構としてのマイトファジーとアポトーシスについての最近の知見を紹介した．誌面の都合もあってその内容は自然免疫機構にかかわるものに限られてしまったが，実際には獲得免疫機構におけるミトコンドリアの役割についても多くのことが明らかとなってきている[19]．そのような多彩なミトコンドリアの役割を，加齢やストレスによるミトコンドリアの機能低下と炎症の慢性化との関連といった視点でさらに掘り下げていくことで，慢性炎症とさまざまな疾患とのつながりが解明されていくことを期待したい．

文献

1) Zhou R, et al：Nature, 469：221-225, 2011
2) Broz P & Dixit VM：Nat Rev Immunol, 16：407-420, 2016
3) Nakahira K, et al：Nat Immunol, 12：222-230, 2011
4) Shimada K, et al：Immunity, 36：401-414, 2012
5) Zhong Z, et al：Nature, 560：198-203, 2018
6) Ichinohe T, et al：Proc Natl Acad Sci U S A, 110：17963-17968, 2013
7) Sadatomi D, et al：J Biochem, 161：503-512, 2017
8) Idzko M, et al：Nature, 509：310-317, 2014
9) Muñoz-Planillo R, et al：Immunity, 38：1142-1153, 2013
10) Zhang Q, et al：Nature, 464：104-107, 2010
11) Oka T, et al：Nature, 485：251-255, 2012
12) Sliter DA, et al：Nature, 561：258-262, 2018
13) White MJ, et al：Cell, 159：1549-1562, 2014
14) Rongvaux A, et al：Cell, 159：1563-1577, 2014
15) McArthur K, et al：Science, 359：doi:10.1126/science.aao6047, 2018
16) Bernardini JP, et al：EMBO J, 38：doi:10.15252/embj.201899916, 2019
17) Vince JE, et al：Cell Rep, 25：2339-2353.e4, 2018
18) Chauhan D, et al：Cell Rep, 25：2354-2368.e5, 2018
19) Weinberg SE, et al：Immunity, 42：406-417, 2015

＜著者プロフィール＞

武田弘資：1995年東京医科歯科大学大学院歯学研究科修了．日本学術振興会特別研究員（癌研生化学部・宮園浩平部長），東京医科歯科大学助手を経て，2003年より東京大学大学院薬学系研究科細胞情報学教室（一條秀憲教授）講師，'05年より准教授．'12年4月より長崎大学大学院医歯薬学総合研究科教授．'11〜'14年，JSTさきがけ「炎症の慢性化機構の解明と制御」研究員を兼任．ストレス応答を制御する分子機構とさまざまな疾患との関連を探ってゆきたい．

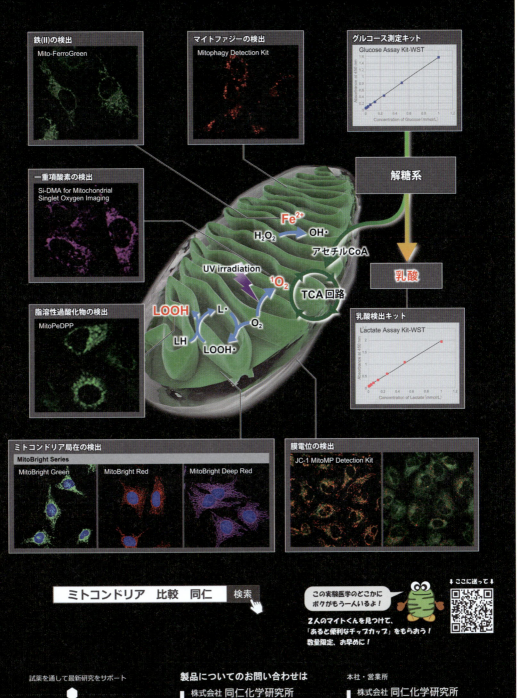

第3章 ミトコンドリア疾患の診断技術と治療戦略

Ⅰ. ミトコンドリアの構造解析の技術開発

1. 三次元光‐電子相関顕微鏡法による ミトコンドリアダイナミクスの可視化

太田啓介

> ミトコンドリアのように細胞内で活発に活動するオルガネラの詳細な構造変化を解析するのに，光学顕微鏡のライブイメージングとFIB‐SEMトモグラフィー法を組合わせたライブ3D‐CLEM法は強力な手法になる．光学顕微鏡で観察した場所を再度電子顕微鏡で観察し両者の関係を明確にする方法はcorrelative light electron microscopyの頭文字からCLEMとよばれ，さまざまな方法があるが，光学顕微鏡レベルのライブ観察の一瞬をサブオルガネラレベルで三次元像として観察することで，生命活動の現場の構造的背景を明確にすることができる．ここでは，脱共役剤投与後のミトコンドリアの形態変化の解析例をもとに3D‐CLEM法について紹介する．

はじめに

　細胞内におけるミトコンドリアの活動は，培養細胞であれば蛍光顕微鏡を用いて動的に可視化できる．しかし他のオルガネラとの関係性やクリステの構造など，サブオルガネラの現象を正確に捉えるには電子顕微鏡

［略語］
CCCP：carbonyl cyanide m‐chlorophenyl hydrazone（カルボニルシアニド‐m‐クロロフェニルヒドラゾン）
CLEM：correlative light electron microscopy（光‐電子相関顕微鏡法）
FIB‐SEM：focused ion beam SEM（集束イオンビーム搭載型走査電子顕微鏡）
SEM：scanning electron microscopy（走査型電子顕微鏡）
TEM：transmission electron microscopy（透過型電子顕微鏡）

の分解能が必要になる．一方，電子顕微鏡は細胞内の微細な構造をナノメートルオーダーで描出できるものの，その活動は一瞬のスナップショットとしてしか観察できない．このような制約から，ミトコンドリアのダイナミクスを電子顕微鏡レベルで形態学的に議論することは困難な課題であった．例えば時々刻々変化するミトコンドリアのある時点を電子顕微鏡で観察したとしても，それが，光学顕微鏡レベルのどの状態に相当するのかを明確にできないため，両者を直接比較検討することができないわけである．したがって，秒単位で形態を変化させるミトコンドリアのダイナミクスを高い分解能で解析するためには，光学顕微鏡で捉えられたミトコンドリアそのものを電子顕微鏡で再度観察する光‐電子相関顕微鏡（CLEM）法が必要になる．特にサブオルガネラレベルの微細な変化を正確に捉えるには電子顕微鏡レベルでその立体的構造を解析でき

3D‐CLEM visualize mitochondrial dynamics
Keisuke Ohta：Advanced Imaging Research Center, Kurume University School of Medicine（久留米大学医学部先端イメージング研究センター）

る三次元CLEM法（3D-CLEM）が大きな力となる．
ここでは，その一例として，脱共役剤を投与されたミ
トコンドリアが数分間のうちに形態変化し断片化する
過程，もしくはスフェロイド形成とよばれる過程をラ
イブイメージングと組合わせた3D-CLEMで解析し，
このとき，本当は何が起こっているのかについて解析
した例を紹介し[1]，ミトコンドリアダイナミクス解析
におけるCLEM法の有用性について解説する．

1 脱共役剤投与後のミトコンドリアの動的変化

1）ミトコンドリアダイナミクスと機能

　細胞内のミトコンドリアは，あるときはネットワー
ク様の構造を，またあるときは断片化（fragmenta-
tion）した状態をとる．多くの研究から，このような
形態的特徴とミトコンドリアの生理的機能との間の関
連性が示唆されている[2]．ミトコンドリアは細胞内で
分裂・融合をくり返し，このような動的な変化がミト
コンドリアの機能維持に必須であることが明らかになっ
ており，この分裂融合のレートが変移することにより，
ネットワーク型と断片型の間を変化する（ミトコンド
リアダイナミクス）．一般的には，酸化的リン酸化が優
位なときにはネットワーク型となり，解糖系優位なと
きや，細胞の老化，アポトーシスに至るような強いス
トレスにさらされたときには断片化するとされている．
また，膜電位を失い，機能不全に陥ったミトコンドリ
アはその分裂プロセスにより自身が所属するネットワー
クから切り離され，やがてマイトファジーにより除去
されると考えられている[3]．

　このような断片化の例として最もよく知られている
のが，CCCPやFCCPといった脱共役剤処理によって
誘導される断片化である[4]．一方でCCCP処理後，球
状になったミトコンドリアは独特のリング形状をとる
ことも知られている．このような観察から脱共役剤処
理後のミトコンドリアの形態変化については，分裂を
促進するという考えと，自己融合が促進されるという
2つの考えが残されていた．

2）脱共役剤はミトコンドリアの分裂・自己融合どちらを促進するのか？

　10μM程度のCCCPを投与すると，数分のうちに

ミトコンドリアは断片化し，Parkin-PINK1を発現す
る細胞では，その後，活発なマイトファジーが生じる．
そのため，この断片化は，膜電位を消失し機能不全に
陥ったミトコンドリアが，分裂メカニズムによって小
さなミトコンドリアへと変化したものであると解釈さ
れてきた．

　一方，Su9-GFP等でマトリクスをラベルしたミトコ
ンドリアを含む細胞をCCCP処理し蛍光顕微鏡で詳細
に観察すると，中央部の蛍光強度が低いリング状もし
くはドーナツ状の特徴的な形態をもつミトコンドリア
が多数観察され，さらに透過型電子顕微鏡（TEM）観
察においても，中央に穴の開いたミトコンドリアが多
数観察される（**図1**）．このような形態は幾何学的に膜
の融合が必要であることから，CCCP処理により機能
不全に陥ったミトコンドリアは自己融合が促進される
ことによりリング状になる可能性が示唆されていた[5]．
このようなリング状ミトコンドリアは，*in vivo*におい
てもしばしば観察され，老齢サルのシナプス末端や，
強い光を浴びた網膜色素細胞など，何らかのストレス
にさらされた組織においてその存在が報告され，リン
グ状形態が機能不全ミトコンドリアの特徴的構造と考
えられてきた[6]．

　果たして，脱共役剤投与後のミトコンドリアの形態
変化はミトコンドリアの分裂を促進するのか，自己融
合を促進するのか，そのいずれでもないのか．

2 3D光-電子相関顕微鏡法

　光学顕微鏡で観察した標本そのものを，電子顕微鏡
でも観察し，両者の関係性を明確にするのが光-電子
相関顕微鏡法すなわちCLEMである．従来CLEMに用
いられたのはTEMである．TEMは分解能が高いもの
の観察できる範囲は狭く，試料の一断面しか観察でき
ないため，観察対象を撮影できるか否かはバイ・チャ
ンスになることが多い．そのため，光学顕微鏡下に動
的な変化をする対象や，頻度の少ない構造，組織内で
不均一な現象などをTEMで確実に捉えることは難し
く，なんとか捉えたとしても，それが光学顕微鏡で観
察される特徴と同一のものかどうかを判断することが
難しい．もし，光学顕微鏡・電子顕微鏡で同じ試料を
観察することができれば，このような研究課題におい

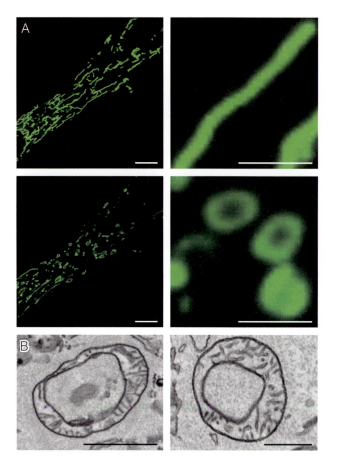

図1 CCCP投与後のミトコンドリアの形態変化
10μM CCCP投与前（**A**上段）と10分後のマウス胎仔由来線維芽細胞のミトコンドリア（**A**下段）およびその透過型電子顕微鏡（**B**）．文献1より転載．

てきわめて有効な手段となる．両者のギャップを超えるため，CLEM法は1960年代から多くの取り組みがなされさまざまな手法が開発されている．しかし，ここで問題となるのは，一般的に両者の試料作成法は固定法から染色法まで全く異なり，光学顕微鏡による機能情報と電子顕微鏡で観察できる形態情報の品質はトレードオフの関係となることである．そのため両者を両立して観察するには何らかの工夫が必要となる．そこでまず従来のCLEMの一般的ワークフローについて解説した後，**1**で述べたミトコンドリアの動的形態変化を捉えることができるオルガネラレベルのCLEM法として，われわれが開発したFIB-SEMを用いたライブ3D-CLEMについて紹介する．

1）従来のCLEMのワークフローと技術的ボトルネック

図2にCLEMのワークフローを示す．ここで重要になるのは，いかにして光学顕微鏡と電子顕微鏡で同じ場所を観察するかという点である．興味の対象となる標的は蛍光色素や蛍光タンパク質分子をプローブとして観察することが多い．しかしこれらが細胞内の何らかの構造とリンクしていることがわかっていない場合は，これらの蛍光色素とは別に，位置情報を参照する構造マーカーが必要になる．CLEM法で位置合わせ用の構造マーカーとなり得るものは，光学顕微鏡，電子顕微鏡，両方で確認できるものでなければならない．培養細胞であればグリッド付きのディッシュやカバーガラス，組織であれば血管などを用いることができる

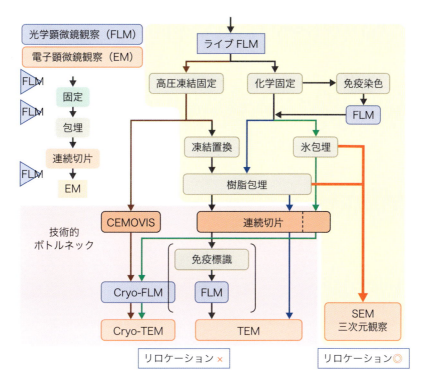

図2　CLEM法の一般的ワークフロー
CEMOVIS：氷包埋試料をそのまま切片にする技術．

し，細胞さえ同定できればミトコンドリアなどの細胞内小器官を蛍光色素でラベルしたものも構造マーカーとして用いることができる．一方，プローブに蛍光色素だけでなく金粒子などを同時に標識したものや，酵素反応などを利用して電子顕微鏡下にも観察できるものを用いれば，プローブ自身が構造マーカーとなり，興味の対象の存在部位を明確に証明できる．しかし，標識の過程で形態情報の劣化は免れない点は注意する必要がある．いずれにしろ，形態情報を重視したCLEMでは最初に光学顕微鏡で構造マーカーとプローブの位置を観察し，その後，電子顕微鏡用に強い化学固定，もしくは瞬間凍結固定を行い，樹脂等に包埋する．TEMを用いたCLEM法では，包埋した試料からTEMで観察できる連続超薄切片（厚さ70 nm）を作製し，この切片を連続的に観察しながらマーカーとの位置関係を比較しながら同じ場所を探していく作業となる．しかし，連続切片の取り扱いは非常に繊細で，その作製や観察には高い技術が必要であること，またTEMで観察できる狭い領域から光学顕微鏡像と同じ場所を探

すのにも難易度が高い．このような技術的なボトルネックのため，CLEMデータが有用であっても汎用的に用いるには敷居の高い手法であった．

2）SEMを使ったCLEM

近年，走査電子顕微鏡（SEM）の性能が高くなり，樹脂包埋試料から得た切片または切片を取得した後の試料ブロックの表面から直接TEM像に類似した組織像を得られるようになった．セクションフェースSEM法または，ブロックフェースイメージングとよばれるこの方法を用いることで，切片は必ずしもTEM試料のような菲薄な支持材（グリッド）に載せる必要はなく，スライドガラスやシリコン基盤などの表面に並べて観察できる．この切片は，TEM用切片に比べてきわめて安定なため，1）で紹介した従来のCLEMに比べて容易で安定的に相関観察を行うことができる[7]．また，樹脂の種類や抗体を選ぶ必要はあるものの，スライドガラス上に取得した連続切片上で免疫組織化学染色を行い，光学顕微鏡・電子顕微鏡を同じ試料上で三次元構造解析まで行うArray tomographyという方法もあり

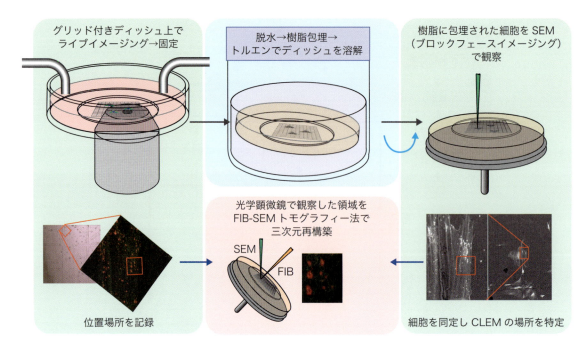

図3　ライブ3D-CLEMの手順
文献1をもとに作成．

[8]，SEMを用いることでCLEMはずいぶん身近な手法になっている．

3) FIB-SEMトモグラフィー法を用いた三次元CLEM

サブオルガネラレベルの微細な構造変化を正確に捉えるには比較的深さ方向の分解能が高い3D-CLEM法が必要である．ここで用いるFIB-SEMトモグラフィーとよばれる手法は，深さ方向の分解能が連続切片を用いる前述の手法に比べ，約1桁高い10 nm程度の空間分解能が得られ，サブオルガネラレベルの詳細な構造を調べるのに適している三次元再構築法である．われわれはミトコンドリアの動的変化の瞬間を捉えるため，ライブイメージングとFIB-SEMトモグラフィー法を組合わせた，成功率の高い新しい3D-CLEM法を開発した（**図3**）．ここでCCCP投与後10分後の培養細胞ミトコンドリアのCLEM観察を行う場合のプロトコールを簡単に紹介する．細胞をグリッド付きプラスチックボトムディッシュ（μ-Dish 35 mm, high Grid-500, ibidi社）に培養し，30％コンフルエント程度の段階で，標的とする細胞を決めその位置情報を取得する．もちろんグリッド付きガラスボトムディッシュなどロケーション可能な他の媒体を用いることもできるがプラスチックボトムディッシュをトルエンで除去する本手法は，手技的な失敗を極力減らすことができるという利点がある．共焦点レーザー顕微鏡でライブイメージングを開始してからCCCPを投与，さらに10分後に固定液（2.5％グルタールアルデヒド，2％ホルムアルデヒドを含む固定液）を追加し細胞を固定する．ライブイメージングはそのまましばらく続け，細胞が固定液添加直後の形態を維持しているかを確認する．その後，細胞は定法に従いFIB-SEM用の試料作製を行いエポキシ樹脂（Epon812）に包埋する[1]．樹脂の重合が終わったら，トルエンで周囲のディッシュを溶解させる．すると試料を含む樹脂は溶け残り，樹脂に包埋された細胞底面が露出する．このとき，ディッシュのグリッドは鋳型として樹脂に転写されるため，標的細胞のおよその位置を確認することができる．一日乾燥後，一般的な表面導電性処理（カーボンやオスミウム金属の蒸着）を行い，FIB-SEMにセットする．観察条件の詳細は省くが，グリッドと光学顕微鏡像を目印に標的細胞の標的位置を同定し，目的領域の三次元像をFIB-SEMトモグラフィーによって取得する．

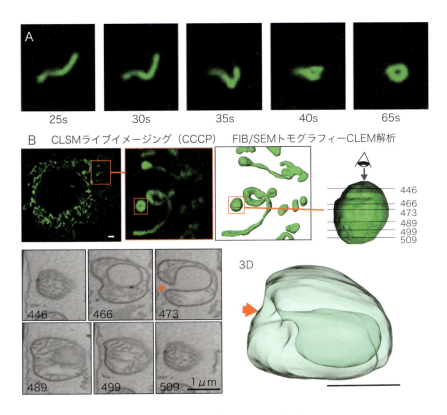

図4　CCCP投与後のミトコンドリア形態変化のライブ3D-CLEM観察
A）CCCP投与後のライブ像．写真下の数字は投与後の経過時間．B）CCCP投与した細胞のCLEM観察像．光学顕微鏡でリング状に観察されたミトコンドリアの連続断面像（下段左）と再構築後の表面構造の3D透過像．文献1をもとに作成．

FIB-SEMトモグラフィーでは微細試料加工装置であるFIB（集束イオンビーム）を用いて試料をナノメートル単位で切削し，その後SEMのブロックフェースイメージングで切削面の観察するサイクルをくり返すことで組織の立体像を再構築することができる．得られた連続断面をPC上で再構築し，光学顕微鏡と相関できるミトコンドリアの電子顕微鏡三次元像を取得する．

3 機能不全ミトコンドリアの形態変化は物理的変化だった

CCCP投与後に起こる断片化の過程でミトコンドリアの分裂が誘導されるか否かは，CCCP投与前後のライブイメージングにて確認した．10μMのCCCPをMEF（マウス胎仔由来線維芽細胞）またはHeLa細胞にCCCP投与後10分間の変化について100例を超える観察を行ったところ，この10分間で断片化と同等の形態変化が観察されるものの，球形のミトコンドリアは，分裂で生じるというよりむしろ，その先端もしくは中央部に形成された膨隆部に向かって収縮し，膨隆部が拡張し，最終的に球形に近づいていくことが明らかとなった．このとき，膨隆部中央は蛍光顕微鏡的には周辺部に比べ暗く，あたかもリング状の形状として観察されるが，このリング状ミトコンドリア200例以上をライブ3D-CLEMによって三次元再構築したところ，これらのミトコンドリアの70％が壺型，もしくは赤血球のような中心部が凹んだ形状をとっており，真の貫通孔をもつことはきわめて稀であることが明らかとなった（**図4**）．特に壺状の陥入の最凹部は対側の膜とほぼ接しておりマトリクスがきわめて薄い状態になることがわかった．この結果は蛍光顕微鏡でリング状に観察されたり，TEM観察においても二次元的にドーナツ状に観察される理由をよく説明するものであり，幾何学的には分裂も自己融合も必要ないことが強く示

唆された．陥入の入り口となる部分は100 nm以下のトンネル状になることが多く，このような壺型の膜構造はストマトサイトとよばれる構造と幾何学的に類似点が多い．ストマトサイト形状は比表面積の大きな袋状の膜構造が表面張力にのみ影響を受けるとき，物理学的に最も安定した構造であることが知られている[9]．つまり，今回の結果は，膜電位を失ったミトコンドリアは分裂や融合によって小球状もしくはリング状になるのではなく，何らかのミトコンドリアの形を維持する機構が変化することで，表面張力に従って球形に近づき，かつ余剰な膜を安定化するために内部に陥入するという物理的変形を起こしている可能性を強く示唆するものである．

おわりに

サブオルガネラ領域は，多くの生命活動が行われるスケールであるとともに，分子構造に注目する構造生物学と，細胞の形に注目する組織学のちょうど間に位置する領域である．このような反応場の動的形態変化を正確に捉えるには3D-CLEM，すなわち光学顕微鏡と電子顕微鏡を立体的かつ相関的に観察する手法が重要な役割をもつ．今回紹介した脱共役したミトコンドリアの形態変化はその形態のみに注目したものであったが，タンパク質の挙動とともにその変化を捉えることも可能である．このようにCLEM法はミトコンドリアダイナミクスをはじめとした多くの細胞生物学的課題に対し有用な手法だと考えられる．

文献

1）Miyazono Y, et al：Sci Rep, 8：350, 2018
2）Mellem D, et al：PLoS One, 12：e0174469, 2017
3）Kim I, et al：Arch Biochem Biophys, 462：245-253, 2007
4）Mishra P & Chan DC：J Cell Biol, 212：379-387, 2016
5）Long Q, et al：Biophys J, 109：892-899, 2015
6）Hara Y, et al：J Neurosci, 36：901-910, 2016
7）豊岡公徳：PLANT MORPHOLOGY, 28：15-21, 2016
8）Micheva KD & Smith SJ：Neuron, 55：25-36, 2007
9）Salva R, et al：ACS Nano, 7：9298-9311, 2013

＜著者プロフィール＞
太田啓介：1993年九州大学農学研究科修了後，すぐに久留米大学医学部解剖学講座助手．以来，電子顕微鏡・光学顕微鏡を用いた観察技術の開発とそれを用いた形態解析に従事している．講師，准教授を経て，2017年より同大医学部先端イメージング研究センターに移動，'19年より同教授．FIB-SEMトモグラフィーなど三次元イメージング技術を柱に臨床・基礎生物学的課題に取り組むと共に，協同学習をベースとした能動的医学教育にも取り組んでいる．

| 第3章 | ミトコンドリア疾患の診断技術と治療戦略 |

Ⅰ. ミトコンドリアの構造解析の技術開発

2. 電子顕微鏡による神経疾患の三次元形態学
―軸索ミトコンドリアのかたちとその役割

大野伸彦

> 近年，神経疾患の病態を理解するための形態学的なアプローチとして，電子顕微鏡ボリュームイメージングが普及してきた．これは電子顕微鏡による連続画像取得と三次元再構築を比較的高いスループットで行う方法であり，軸索のミトコンドリアの形態変化や，周囲のオルガネラとの接着様式などを明らかにするうえで，強力なツールになりつつある．さまざまな神経疾患におけるミトコンドリアの役割を明らかにするうえで，電子顕微鏡ボリュームイメージングによる三次元微細構造観察は今後もさらなる発展が期待される．

はじめに

　神経系では，長い軸索を神経細胞が伸ばし，シナプスを介して他の細胞に結合して多数の神経回路を形成することで，感覚情報の統合と運動の発現が行われる．神経疾患における，軸索の変性と消失による神経障害に，ミトコンドリアの機能は深くかかわると考えられている．ミトコンドリアの分布や輸送，融合/分裂などの動態は神経細胞，特に軸索においては特徴的な性質をもつ．そして，こうした軸索におけるミトコンドリアの動態は他のオルガネラとの相互作用とともに，ミトコンドリア関連分子によって制御される．これらの分子を介したミトコンドリアの動態および他のオルガネラとの相互作用の理解と制御は，神経疾患の病態生理の理解や治療法の開発に重要な意義をもつと考えられる．

[略語]

ATUM：automated tape–collecting ultramicrotome

FIB-SEM：focused ion beam scanning electron microscopy

MAM：mitochondria associated membranes

PLP：proteolipid protein

PMD：Pelizaeus–Merzbacher disease

SBF-SEM：serial block–face scanning electron microscopy

SEM：scanning electron microscopy（走査型電子顕微鏡）

SNPH：syntaphilin

ssTEM：serial sectioning transmission electron microscopy

TEM：transmission electron microscopy（透過型電子顕微鏡）

Three-dimensional morphology of neurological disorders using electron microscopy–elucidating the structural significance of axonal mitochondria
Nobuhiko Ohno：Department of Anatomy, Division of Histology and Cell Biology, Jichi Medical University[1] /Division of Ultrastructural research, National Institute for Physiological Sciences[2]（自治医科大学医学部解剖学講座組織学部門[1] / 自然科学研究機構生理学研究所超微形態研究部門[2]）

ミトコンドリアの構造や機能の解析には，さまざまなイメージング技術が用いられてきた．そのなかでも電子顕微鏡による観察は，ミトコンドリアの微細な構造の変化や，周囲のさまざまな構造との相互作用を観察するために，広く用いられている．近年，生物試料から電子顕微鏡レベルの微細な立体構造情報を取得する，電子顕微鏡ボリュームイメージングが急速に普及しており，こうした技術によってミトコンドリアの分布や形態の全体像を可視化し，近接するオルガネラとの相互作用の三次元的な解析を行うことが容易になってきた．

本稿では，こうした電子顕微鏡ボリュームイメージングによる三次元超微形態解析の特徴を概説するとともに，その応用として，髄鞘疾患に焦点を絞り，ミトコンドリアの形態学的な変化とその機序と役割に関する最近の知見を紹介する．

1 電子顕微鏡ボリュームイメージング

1930年代以降，通常の光学顕微鏡では難しい微小な構造の観察が，電子顕微鏡の開発と普及によって可能になった．電子顕微鏡で用いる電子線の波長は光に比べて非常に短いため，ナノメートルレベルのきわめて小さい構造を明瞭に観察できる．また，重金属を用いる電子顕微鏡の染色は，多くの生体の構造を同時に可視化できる．そのため，微小なオルガネラの特徴やそれらの相互の関係性を統合的に理解するうえで，電子顕微鏡は汎用性の高いツールとして用いられてきた．

電子顕微鏡には大きく分けて，透過型電子顕微鏡（TEM）と走査型電子顕微鏡（SEM）がある．TEMは比較的薄い試料に電子線を照射し，透過した電子を検出して像を得る（**図1A**）．SEMは試料表面を電子線でスキャン（走査）し，試料から放出されるさまざまな情報を使って画像を得る（**図1B**）．これらのTEMやSEMを用いた生物試料の一般的な電子顕微鏡観察では，情報の得られる範囲が薄い試料の内部または試料表面近傍の狭い領域に限局されるため，ミトコンドリアをはじめとする大きなオルガネラの全体像や相互関係などを把握することが困難な場合がある．

こうした問題を解決する方法として，電子顕微鏡ボリュームイメージングが用いられている．このアプロー

チでは，電子顕微鏡を用いた微細構造の観察と，任意の構造の三次元再構築が行われる．連続切片のTEM観察と三次元再構築（serial sectioning TEM：ssTEM）は古くから行われており（**図1C**），それに加えて近年，試料または切片の表面をSEMで観察することで，連続画像を取得する手法が開発され，普及してきている[1]．これらのSEMを用いた手法には，収束イオンビームSEM（focused ion beam SEM：FIB-SEM）（**図1D**），ミクロトーム組込み式SEM（serial block face SEM：SBEMもしくはSBF-SEM）（**図1E**），超薄連続切片自動回収機（automated tape-collecting ultramicrotome：ATUM）による連続切片観察（**図1F**）などがあり，これらの手法は解像度，スループット，取り扱える試料の種類や得られるデータの特徴など，いくつかの点で異なる特徴をもつ．例えば，FIB-SEMは骨や金属などを含む硬い組織からも連続画像が取得でき，また深さ方向の解像度が高いため，より細かい構造の三次元構造情報を得るのに適している．一方で，作製された超薄切片を観察するATUMやssTEMは，切片を異なる解像度で何度も観察したり，切片上で免疫染色を行うことも可能である．このように，電子顕微鏡ボリュームイメージングには特有の利点を有するいくつかの手法があることから，目的に応じて適切な手法を選択し，時には相補的に用いることが望ましい．

こうした電子顕微鏡ボリュームイメージングを用いることで効率的な連続画像の取得と三次元再構築が可能になり（**図1G**），細胞全体のミトコンドリアの形態学的特徴の解析や，ミトコンドリアの内部のクリステの形状変化の比較など，さまざまな立体構造情報の取得が可能になってきている．次に，こうしたアプローチを用いて明らかになってきた有髄軸索のミトコンドリアの形態学的な特徴について紹介する．

2 有髄軸索の三次元形態像が示すミトコンドリアの特徴的分布

軸索におけるミトコンドリアは，神経細胞や他の細胞の細胞体とは異なる特徴をもつことが知られている．軸索のミトコンドリアは分枝をほとんどもたず，またその多くは特定の部位に長時間局在し，特に成長円錐やシナプス終末などのエネルギー需要が高いと考えら

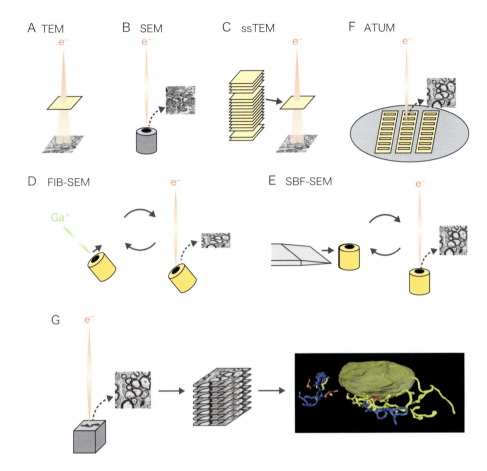

図1　電子顕微鏡ボリュームイメージングの方法
A）TEMでは薄い切片に電子線を照射し，透過した電子により画像を得る．B）SEMでは塊の試料表面を電子線で走査し，表面構造を観察する．C）ssTEMは連続切片を1枚ずつTEMで観察する．D）FIB-SEMはSEMで試料表面を走査して，TEM様の画像を取得した後，表面をイオンビーム（Ga⁺）で切削するというサイクルを自動反復して連続画像を得る．E）SBF-SEMではイオンビームの代わりにダイヤモンドナイフによる切削と画像取得を自動反復し，連続画像を得る．F）ATUMは連続切片をテープ上に回収し，各切片をSEMで観察して連続画像を得る．G）得られた連続画像からミトコンドリアや核などのオルガネラの三次元再構築が可能である．

れる領域に，比較的多く分布する（**図2A，B**）[2)3)]．そして，その他の比較的小さいミトコンドリアが，順行性および逆行性に輸送されている．局所的なミトコンドリアの輸送の停止はミトコンドリアの集積につながり，また集積しているミトコンドリアの移動によってミトコンドリアの量が局所的に減少することから，これら静止したミトコンドリアと輸送されているミトコンドリアの2つの集団の調節によって，軸索のミトコンドリアの分布は変化しうる．

神経細胞の軸索の多くは髄鞘[※1]（myelin）とよばれる多重の細胞膜で被覆された有髄軸索である．髄鞘の形成によって，軸索はランビエ絞輪（node of Ranvier），傍絞輪部（paranode），傍絞輪近接部（juxtaparanode），絞輪間部（internode）などの，構造的および機能的に異なる複数の領域に分けられる[4)]．絞輪部に集積した電位依存性Na⁺チャネルを通してNa⁺が軸索内に流入し，局所的な脱分極が起こり，速い神経伝達を担う跳躍伝導が可能になる[5)]．また，形態学的に正常な髄鞘が形成される髄鞘関連遺伝子の変異動

> **※1　髄鞘**
> 中枢神経系ではオリゴデンドロサイトが，また末梢神経系ではシュワン細胞が，軸索の周囲に巻きついて形成される，細胞膜の脂質成分に富んだ絶縁構造．跳躍伝導が可能になり，神経伝達速度が数十倍速くなる．

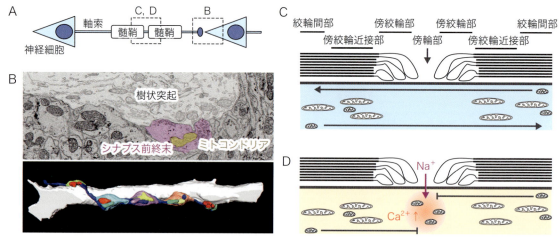

図2　有髄軸索におけるミトコンドリアの分布
A) 神経細胞から伸長する軸索の多くは髄鞘によって被覆され，その遠位部でシナプスを介して神経伝達を行う．B～Dに対応する部位を破線で記す．B) SBF-SEM画像（上段）中の軸索遠位部のシナプス前終末（紫）にはミトコンドリア（黄）がみられ，再構築像（下段）では数珠状に連なるシナプス前終末中に多数のミトコンドリア（多色）がみられる．C) 有髄軸索では傍絞輪近接部と絞輪間部に豊富なミトコンドリアがみられるが，D) 神経活動に伴って輸送されているミトコンドリアが絞輪部付近に集積する．

物において，軸索の変性と喪失により神経障害が惹起されることが知られており，髄鞘は軸索の長期的な生存にも重要であると考えられている[6]．こうした有髄軸索の機能や，髄鞘疾患における軸索の障害にミトコンドリアは重要な役割を果たしていると考えられてきた．

有髄軸索のミトコンドリアは透過型電子顕微鏡の観察からランビエ絞輪部に集積すると考えられていたが，電子顕微鏡ボリュームイメージングによるおのおのの有髄軸索の全ミトコンドリアの再構築の結果，有髄軸索においてはミトコンドリアの大部分は絞輪間部に存在し，絞輪部ではミトコンドリアの分布にきわめて大きい変動がみられることが明らかとなった（図2C, D）[7]．ミトコンドリアの大部分が絞輪間部に存在するという所見は（図2C），軸索ミトコンドリアのエネルギー産生の基質となる乳酸が髄鞘を通して輸送される，という知見を支持する[8]．ランビエ絞輪部においてはミトコンドリアが全くみられない軸索が存在する一方で，小さく短いミトコンドリアが多数集積している軸索も観察された[7]．こうしたミトコンドリアの集積は，軸索の電気活動の際にランビエ絞輪部で流入するNa^+やCa^{2+}の軸索内の濃度上昇による，ミトコンドリアの輸送の抑制がかかわると考えられる（図2D）．これらの結果は，ミトコンドリアはATP産生の基質の供給が多い部位に存在し，神経伝達時にはNa^+とCa^{2+}の細胞内濃度の増加するランビエ絞輪部に集積するという仮説を支持している（図2C, D）．したがって，有髄軸索においてはミトコンドリアの分布と輸送が，髄鞘形成に伴って変化した軸索の代謝の変化に対応する形で調節されていると考えられる．

ミトコンドリアの分布や形態の変化は，脱髄[※2]疾患のような髄鞘の異常を伴う病態においても重要であると考えられている．次に脱髄軸索におけるミトコンドリアの変化とその機構や役割について紹介する．

3　脱髄に伴う軸索ミトコンドリアの三次元形態学的変化

脱髄疾患は病的な髄鞘の破壊を伴い，ヒトの疾患として多発性硬化症や視神経脊髄炎などが知られている．こうした脱髄疾患で一般的に観察される軸索変性[※3]は，軸索の腫脹や切断を特徴とし，軸索の喪失とその

※2　脱髄
形成された髄鞘がさまざまな原因で破壊される病態．髄鞘の喪失による跳躍伝導の障害だけでなく，神経細胞や軸索の変性，シナプスの減少など，さまざまなメカニズムにより，多様な神経症状を伴う．

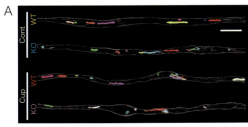
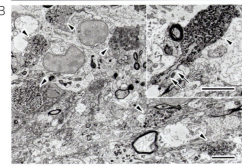
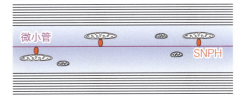
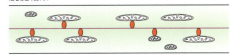
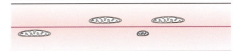

図3　脱髄におけるミトコンドリアの変化とSNPHの役割
A）正常（Cont）と脱髄下（Cup）における野生型（WT）とSNPH欠損（KO）マウスの軸索のミトコンドリアの三次元再構築像．スケールバー＝3μm．B）SNPH欠損マウスの脱髄病変では，多数の軸索変性（矢頭）がみられる．スケールバー＝5μm．C）SNPHは軸索のミトコンドリアを微小管に係留しているが（上段），脱髄時に発現が増加し，静止したミトコンドリアの増加にかかわる（中段）．SNPH欠損状態では（下段），脱髄時のミトコンドリアの増加はみられず，軸索の障害も惹起される．A，Bは文献11より引用．

後の永続的な神経障害に寄与している[9]．脱髄軸索の軸索変性には，炎症反応や酸化ストレス，エネルギーやNa^+・Ca^{2+}の代謝障害など，いくつかの増悪因子が存在しており，そのなかでミトコンドリアの分布，形態および輸送の変化は，その病態生理に深くかかわると考えられる[10]．

脱髄モデルマウスを用いて脱髄組織の電子顕微鏡ボリュームイメージングを行うと，脱髄に伴って軸索のミトコンドリアの数や個々のミトコンドリアの体積が増加し，結果として軸索に占めるミトコンドリアの体積の割合が増加することが明らかになった（**図3A**）[11]．脱髄軸索における同様のミトコンドリアの大きさや数の増加は，多発性硬化症患者の脳組織や，異なるいくつかの動物モデルの脱髄組織でも報告されている[12)〜14]．また，末梢神経系の培養モデルを用いた研究でも，脱髄に伴って同様にミトコンドリアの増加がみられており[15]，したがって脱髄軸索におけるミトコンドリアの増加は，中枢および末梢神経系で普遍的にみられる変化であると言える．

ではこのようなミトコンドリアの変化はどのような機序で起こるのであろうか？　培養モデルを用いた脱髄軸索のライブイメージングでは，脱髄に伴って増加したミトコンドリアの多くは静止していた[11) 15]．そして，ヒト多発性硬化症患者の脱髄病変では，ミトコンドリアの体積増加に伴って静止ミトコンドリアを細胞骨格に係留するsyntaphilin（SNPH）の発現の増加がみられ，またcuprizone摂取による脱髄モデルマウスの脱髄軸索では，SNPH陽性のミトコンドリアの増加がみられた[11) 16]．これらの結果は，脱髄に伴うミトコンドリアの増加に，SNPHを介するミトコンドリアと微小管の結合が関与していることを示唆している．実際，SNPHの欠損マウスでは，脱髄に伴う軸索のミトコンドリアの増加がみられなくなった（**図3A**）[11]．また，興味深いことにSNPHが欠損した脱髄軸索では，軸索変性が増悪した（**図3B**）．以上から，脱髄に伴う

> **※3　軸索変性**
> さまざまな誘因によって惹起される軸索の病的反応．軸索の腫脹と断裂など，特徴的な形態像を呈し，軸索の喪失につながる．軸索切断後に断端遠位側にみられるワーラー変性がよく知られている．

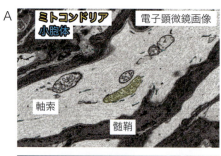
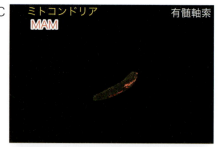
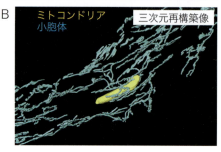
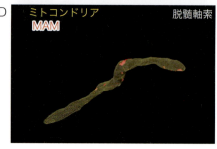

図4　電子顕微鏡ボリュームイメージングによる軸索におけるミトコンドリアと小胞体の相互作用の比較
A) 連続電子顕微鏡画像上で軸索内のミトコンドリア（黄）と小胞体（青）をセグメンテーションし，B) 三次元再構築を行う．C, D) ミトコンドリアと小胞体の近接領域（MAM，赤）を計測することで，有髄軸索と脱髄軸索における違いを比較する．文献20より引用．

ミトコンドリアの増加が，ミトコンドリアと細胞骨格との間の相互作用を介する普遍的な適応応答であり，脱髄軸索の生存に重要であると考えられる（図3C）．

軸索の変性を伴う髄鞘関連疾患としては後天的な脱髄疾患の他にも，髄鞘関連タンパク質の遺伝子変異による先天性の疾患も知られている．次に，そのような疾患を対象として得られた知見を紹介する．

4　遺伝性髄鞘疾患におけるミトコンドリアおよび小胞体との相互作用の変化

髄鞘関連分子の遺伝子異常に伴う髄鞘疾患は，健常者とほぼ変わらない経過をとるものから，重度の神経発達障害や死亡に至るものまで，さまざまな表現型を呈することが知られている．なかでもX染色体上のPlp遺伝子の変異によるPelizaeus-Merzbacher病（PMD）は重度の神経障害を呈しうる疾患であり，その動物モデルが開発され，研究に用いられている[17)18)]．PMDの原因として比較的多くみられるPlp遺伝子の重複によるPLP（proteolipid protein）の過剰発現の動物モデルでは，PLPの軽度過剰発現に伴い，緩徐なオリゴデンドロサイトの変性と再髄鞘化の障害による脱髄が引き起こされる．そして，その病態下ではミトコンドリアの呼吸機能の亢進と，ヒト多発性硬化症患者や脱髄モデル動物と同様に，脱髄軸索におけるミトコンドリアの占める体積の増加がみられる[19)]．電子顕微鏡ボリュームイメージングを用いたより詳細な検討では，慢性的な脱髄状態では融合によるミトコンドリアの著明な体積の増大によって，軸索においてミトコンドリアの占める体積の増加が引き起こされていた．さらに，この脱髄軸索におけるミトコンドリア体積の顕著な増加に伴って，ミトコンドリアと滑面小胞体との相互作用が増強することが明らかになった[20)]．軸索内ではミトコンドリア周囲に豊富な滑面小胞体が存在する（図4）．電子顕微鏡レベルでミトコンドリアと滑面小胞体が近接する領域をMAM（mitochondria associated membranes）として三次元再構築すると，慢性的な脱髄に伴うミトコンドリアの増大は，個々のMAMの大きさの拡大によるMAM面積の増加を伴い，そしてこれらの変化とともに，MAMにおける結合にかかわると考えられているmitofusin 2の発現の増加

がみられた[20]．こうした結果は遺伝子変異を伴う脱髄軸索において，ミトコンドリアの分布と形態の変化は，ミトコンドリアと滑面小胞体の相互作用の制御が必要である可能性を示唆している．

MAMを介するミトコンドリアと滑面小胞体の相互作用は他の髄鞘関連遺伝子の変異による軸索変性でも注目されている．PLP，2′,3′-cyclic-nucleotide 3′-phosphodiesteraseおよびmyelin associated gly-coproteinなどの髄鞘関連遺伝子の欠損マウスでは，中枢および末梢神経系の有髄軸索において，進行性の軸索変性が認められる[6]．これらのマウスの軸索変性では，ランビエ絞輪の遠位部などの軸索の一部の領域に，ミトコンドリアなどのオルガネラの異常な蓄積が観察される．実際，これらの髄鞘異常モデルではミトコンドリア輸送を含む軸索輸送の障害がみられ，微小管の破壊や微小管安定性の異常を伴っている[21]．電子顕微鏡ボリュームイメージングによる詳細な超微細構造解析により，こうした髄鞘関連分子の遺伝子変異モデルでは軸索変性に先立って，ミトコンドリアの短縮とMAMの減少がみられることがわかった．そして，これらのMAMの変化は，クリステの異常な退縮と，軸索ミトコンドリアの機能障害を伴っていた[21]．これらの結果から，髄鞘疾患における軸索のミトコンドリアの分布と形態の変化に伴う滑面小胞体との結合状態の制御が，ミトコンドリアの機能制御と軸索の生存に寄与している可能性が考えられる．

おわりに

電子顕微鏡ボリュームイメージングにより，正常な有髄軸索に加えて，髄鞘疾患における軸索のミトコンドリアの形態学的な特徴が明らかになった．そして，これらの三次元的な形態情報をその他のイメージング技術と統合し，また種々の動物モデルに応用することで，ミトコンドリアの局在や動態の調節が，軸索の機能や生存に重要な役割を果たしていることがわかってきた．これらの知見から，軸索のミトコンドリアの動態および機能の調節機構の解明と効果的な操作が，髄鞘を介した軸索とグリア細胞の相互作用のより深い理解と，髄鞘疾患における軸索および神経細胞を保護する新たな治療の確立につながると考えられる．最近の

データ取得技術や自動解析技術の進歩により，取得し解析することのできるデータの大容量化がもたらされ，他の顕微鏡との相関観察や細胞組織中の分子標識法の開発にもつながっている．より多様な組織・疾患におけるミトコンドリアの機能を制御するメカニズムとその役割の解明に，こうした電子顕微鏡ボリュームイメージング法の発展が，さらに貢献することが期待される．

文献

1) Briggman KL & Bock DD：Curr Opin Neurobiol, 22：154-161, 2012
2) Sheng ZH & Cai Q：Nat Rev Neurosci, 13：77-93, 2012
3) Schwarz TL：Cold Spring Harb Perspect Biol, 5：doi:10.1101/cshperspect.a011304, 2013
4) Poliak S & Peles E：Nat Rev Neurosci, 4：968-980, 2003
5) Trapp BD & Stys PK：Lancet Neurol, 8：280-291, 2009
6) Nave KA：Nature, 468：244-252, 2010
7) Ohno N, et al：J Neurosci, 31：7249-7258, 2011
8) Saab AS & Nave KA：Curr Opin Neurobiol, 47：104-112, 2017
9) Trapp BD & Nave KA：Annu Rev Neurosci, 31：247-269, 2008
10) Mahad DH, et al：Lancet Neurol, 14：183-193, 2015
11) Ohno N, et al：Proc Natl Acad Sci U S A, 111：9953-9958, 2014
12) Mutsaers SE & Carroll WM：Acta Neuropathol, 96：139-143, 1998
13) Sathornsumetee S, et al：Am J Pathol, 157：1365-1376, 2000
14) Zambonin JL, et al：Brain, 134：1901-1913, 2011
15) Kiryu-Seo S, et al：J Neurosci, 30：6658-6666, 2010
16) Mahad DJ, et al：Brain, 132：1161-1174, 2009
17) Saugier-Veber P, et al：Nat Genet, 6：257-262, 1994
18) Inoue K：Neurogenetics, 6：1-16, 2005
19) Hogan V, et al：J Neurosci Res, 87：452-459, 2009
20) Thai TQ, et al：Med Mol Morphol：doi:10.1007/s00795-018-0212-0, 2018
21) Yin X, et al：J Cell Biol, 215：531-542, 2016

＜著者プロフィール＞

大野伸彦：2001年，東京大学医学部卒業．'06年，山梨大学大学院医学工学総合教育部修了．医学博士．同大学解剖学講座分子組織学教室，米国クリーブランドクリニック留学，生理学研究所分子神経生理部門などを経て，'18年4月より現職．三次元形態解析技術にライブイメージングなどを組合わせて，オルガネラの形や動きが疾病に果たす役割を明らかにするとともに，こうした技術を使ってさまざまな分野における研究の進展に貢献できればと考えている．

第3章 ミトコンドリア疾患の診断技術と治療戦略

Ⅱ. バイオマーカーの同定と診断技術

3. ミトコンドリア病のバイオマーカー GDF15

古賀靖敏

希少疾病であるミトコンドリア病は，世界でも治療適応薬のない遺伝性進行性難病である．診断には，従来から乳酸値や乳酸 / ピルビン酸比などが用いられてきたが，それらの感度・特異度はともに低く，最終診断するまでには長い期間が必要であった．有用な診断バイオマーカーのない本症に対して，感度・特異度98％という世界で最も有用なバイオマーカーGDF15を見出した．現在は，ELISA法での研究室レベルの測定に留まるが，汎用品としてのLatex診断キットを開発しており，適応症申請，薬価収載，キットの世界販売が完成すれば，ミトコンドリア病の診断システムとして画期的成果となる．

はじめに

　ミトコンドリア病は，ヒトのエネルギー代謝の中核として働く細胞内小器官ミトコンドリアの機能不全により，神経，筋および全身臓器の種々の症状を呈する症候群の総称である．日本では，患者数が2,000人以下のオーファン病（希少疾病）である．従来，乳酸・ピルビン酸がミトコンドリア病の診断マーカーとして用いられてきた．しかし，これらは常に高値とは限らず，Leber遺伝性視神経萎縮症やNARP（neurogenic atrophy with retinitis pigmentosa），薬剤感受性難聴などの病型では，乳酸，ピルビン酸は正常である．また，血液では正常でも，髄液では高値をとる場合も多い．また，高乳酸血症をミトコンドリア病診断の指標とする場合，多くの問題がある．乳酸が上昇する疾患は，ミトコンドリア病に限ったものではなく，溺水や

［略語］

BMI：body mass index
ELISA：enzyme linked immuno-solvent assay
FGF21：fibroblast growth factor 21
GDF15：growth differentiation factor 15
GFRAL：glial cell-derived neurotrophic factor (GDNF) receptor alpha-like
JMDRS：Japanese Mitochondrial Disease Rating Scale
KSS：Kearns-Sayre syndrome

MELA：mitochondrial myopathy, encephalopathy lactic acidosis
MELAS：mitochondrial myopathy, encephalopathy lactic acidosis and stroke-like episodes
NMDA：N-methyl-D-aspartate
NMDAS：Newcastle Mitochondrial Disease Assessment Scale

GDF15, a new biomarker for mitochondrial disorders
Yasutoshi Koga：Department of Pediatrics and Child Health, Kurume University School of Medicine（久留米大学医学部小児科）

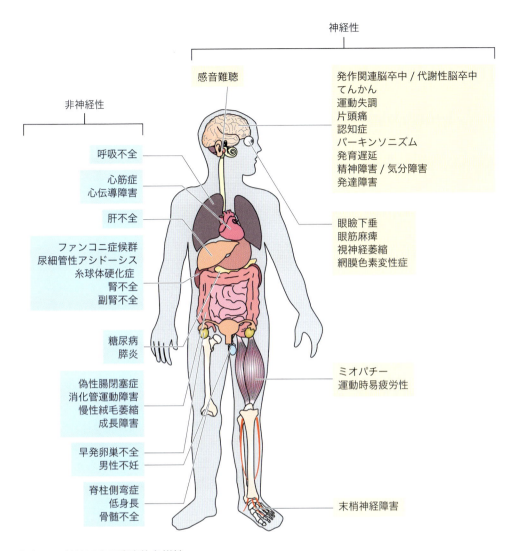

図1 ミトコンドリア病の臨床的多様性
　ミトコンドリア病では，発症年齢，遺伝様式，症状・罹患臓器・罹患組織のあらゆる組合わせをとりえることを認識することが重要である．特にエネルギー依存的な臓器組織の症状（中枢神経系，心筋，骨格筋，内分泌，聴覚など）が出やすくなる．文献1をもとに作成．

心不全，呼吸不全などでは，当然組織の細胞内代謝が障害され高値となる．また，有機酸血症の悪化時には，細胞内代謝回転の障害により，二次的に上昇する．肝型糖原病では，電子伝達系酵素は正常でも，高乳酸血症を呈する．また，乳幼児期の採血では，採血時の駆血操作で二次的に高乳酸値を呈する（採血条件に由来する医原性高乳酸血症）．このように，ミトコンドリア病のマーカーとしての乳酸の感度および特異度は低く，臨床的によい指標とはなりえない．また，重症度との相関はない．高額な費用を必要とする遺伝子解析を行う前に，ミトコンドリア病と的確に診断できるバイオマーカーを開発することは，ミトコンドリア病研究者の喫緊の課題であった．

1 ミトコンドリア病の遺伝的臨床的多様性

　ミトコンドリア病では，発症年齢，遺伝様式，症状・罹患臓器・組織のあらゆる組合わせをとりえることを認識することが重要である（**図1**）[1]．エネルギーをた

表1　発現誘導された遺伝子群の細胞内分画

局在部位	上方制御		下方制御	
	プローブ数	遺伝子数	プローブ数	遺伝子数
核	39	35	14	14
細胞質	51	47	25	19
原形質膜	37	33	16	16
細胞外空間	26	23	5	4
不明	160	93	36	22

10 mMの乳酸曝露により上方制御および下方制御された遺伝子数の細胞内分画による分布.

くさん必要とする臓器，特に中枢神経系（けいれん，知的発達の遅れ，精神症状，脳卒中様発作，ミオクローヌス，片頭痛，知的退行，認知症），骨格筋（筋力低下，易疲労性，外眼筋麻痺，高CK血症），心筋（心筋症，刺激伝導系障害），や眼科（視神経萎縮，網膜色素変性症），耳（感音性難聴），内分泌異常（低身長，低Ca血症），膵（糖尿病），消化管（肝障害，下痢，便秘，腸閉塞），腎（腎不全，尿細管障害），骨髄（貧血，汎血球減少症），皮膚（発汗低下，多毛）などは多く診られる症状である．しかし，病型により，多臓器症状が出ることもあれば，単独の臓器障害，しかも，程度が重症から軽症まで，症例ごとに症状が異なることが本症の診断を難しくしている．このようにミトコンドリア病が遺伝的臨床的に非常に多様性に富む疾患だからこそ，非専門家が容易にミトコンドリア病か否かを判断できる診断バイオマーカーの開発は重要であった．

2 トランスレーショナルリサーチとしてのバイオマーカー GDF15 の発見

エネルギー不全時にどのような遺伝子産物が発現調節を受けるかという疑問に対して，Fujitaおよび Tanakaら[2] は，Chomynら[3] がカリフォルニア工科大学で作成したミトコンドリア病サイブリド※を用いて探索研究を行った．その細胞は，MELAS由来のA3243G変異を94％有する変異型サイブリド（2SD細胞）と，同じ患者由来で変異を全くもたない正常型サイブリド（2SA細胞）であった．これらサイブリドは，不死化した共通の核を有し，細胞質のミトコンドリアDNA配列は，tRNALeu（UUR）遺伝子の14番目（3,243位）の塩基が正常型サイブリドではアデニンで

あり，変異型サイブリドではグアニンに置換したものである．つまり，これらのサイブリドの違いは，核およびミトコンドリアDNAを通して，MELASで見つかった変異部位の1塩基のみしか違わない．これらサイブリドを用い，正常型の高乳酸血症に曝露した場合の発現産物の違いを両者で明らかにした．培養液上清の乳酸濃度が10 mMになるように乳酸を添加し，4時間から8時間処理した後の細胞上清を回収し，変化する遺伝子群をマイクロアレイにより解析した[2]．その結果，10 mMの乳酸で8時間処理した変異型サイブリド（2SD細胞）では，正常型サイブリド（2SA細胞）と発現クラスターの全く異なるRNA群を検出した．このRNA群には，上方制御した遺伝子が231個，下方制御した遺伝子が75個存在した．これらの変化を遺伝子ネットワーク解析で調べると，これらの遺伝子群はアミノ酸欠乏時に反応する遺伝子群や熱ショック応答遺伝子群などに属することも明らかになった．これら発現変化した遺伝子群を細胞内分画ごとに示したのが**表1**である[2]．これらの遺伝子群のなかで，10 mMの乳酸で8時間処理した後に上方制御した遺伝子群で，かつ細胞外空間に出てくる遺伝子のリストを**表2**に示す．乳酸投与8時間後の変異型サイブリドでのGDF15の遺伝子発現量は，乳酸投与前に比較して27.4倍，ピルビン酸を8時間処理した場合と比較して14.8倍と著明な発現誘導がみられた．これらの発現量が大きく変化する遺伝子産物について，細胞上清でRT-PCRや

> **※　ミトコンドリア病サイブリド**
>
> ミトコンドリアDNAの一塩基置換による分子病態研究に広く用いられている解析手法で，遺伝子変異による引き起こされる機能不全を，遺伝子発現レベル，タンパク質レベル，酵素活性レベルで検証可能なシステムである.

表2 発現誘導された遺伝子群

Gene symbol	Accession number	Entrez gene name	Fold change	
			L-8/L-0[※1]	L-8/P-8[※2]
GDF15	NM_004864	Growth differentiation factor 15	27.4	14.8
INHBE	NM_031479	Inhibin, beta E	15.0	9.4
AREG	NM_001657	Amphiregulin	14.0	2.2
ECM2	NM_001393	Extracellular matrix protein 2, female organ and adipocyte specific	11.8	9.0
ADM2	NM_024866	Adrenomedullin 2	10.3	3.0
MMP3	NM_002422	Matrix metallopeptidase 3 (stromelysin 1, progelatinase)	9.8	4.2
IL1A	NM_000575	Interleukin 1, alpha	7.6	6.0
C12orf39	ENST00000256969	Chromosome 12 open reading frame 39	6.3	6.7
APOL6	NM_030641	Apolipoprotein L, 6	6.2	3.8
SCG5	NM_003020	Secretogranin V (7B2 protein)	5.2	3.0
SPOCK2	NM_014767	Sparc/osteonectin, cwcv and kazal-like domains proteoglycan (testican) 2	5.1	6.6
AMTN	NM_212557	Amelotin	5.0	3.9
IL23A	NM_016584	Interleukin 23, alpha subunit p19	4.4	2.8
ADAMTS17	NM_139057	ADAM metallopeptidase with thrombospondin type 1 motif, 17	3.5	2.2
VEGFA	NM_001025370	Vascular endothelial growth factor A	3.4	2.5
STC2	NM_003714	Stanniocalcin 2	3.4	2.6
PDGFB	NM_002608	Platelet-derived growth factor beta polypeptide	2.8	3.8
C1QTNF1	NM_198594	C1q and tumor necrosis factor related protein 1	2.6	2.9
HECW2	NM_020760	HECT, C2 and WW domain containing E3 ubiquitin protein ligase 2	2.4	2.1
IGFALS	NM_004970	Insulin-like growth factor binding protein, acid labile subunit	2.3	2.5
IGFBP1	NM_000596	Insulin-like growth factor binding protein 1	2.3	2.1
PDGFA	NM_002607	Platelet-derived growth factor alpha polypeptide	2.2	2.2
CLEC3B	NM_003278	C-type lectin domain family 3, member B	2.1	2.2

文献2より引用.
10 mMの乳酸の8時間曝露により，上方制御され細胞外に放出された遺伝子. ※1 MELAS由来のA3243G変異を94％有する変異型サイブリド（2SD細胞）で，乳酸曝露前に比較して10 mMの乳酸の8時間曝露により増加した発現量（倍）. ※2 MELAS由来のA3243G変異を94％有する変異型サイブリド（2SD細胞）で，10 mMピルビン酸の8時間曝露と比較して10 mMの乳酸の8時間曝露により増加した発現量（倍）.

ELISAで確認すると，確かに細胞上清のRNA量もタンパク質産物量も明らかに増加していることが確認できた.

3 ミトコンドリア病患者での古典的バイオマーカーとGDF15

以上の結果を臨床患者で再現できるかを検証する目的で，種々の病型を含むミトコンドリア病患者でこれまで報告されているバイオマーカーとしての乳酸，ピ

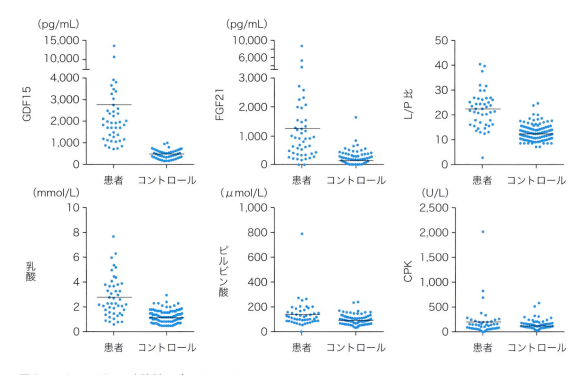

図2 ミトコンドリア病診断のバイオマーカー
ミトコンドリア病診断で利用される乳酸，ピルビン酸，L/P比，CPK，FGF21，およびGDF15について，コントロールと臨床的および遺伝学的に確定したミトコンドリア病（患者）で測定値を比較した．

ルビン酸，L/P比，CPK，そして2011年に新たにミトコンドリア病のバイオマーカーとして提唱されたFGF21[4]と，GDF15の有用性を比較検討した[5]．研究対象は，正常コントロール146名，臨床・遺伝学的に確定したミトコンドリア病48名，その他ミトコンドリア病と鑑別を要する疾患コントロール42名である．年齢，BMI，男性の比率は，それぞれ，（年齢：23.6±13.7，33.6±18.7，41.4±17.2），（BMI：19.1±3.0，17.4±3.3，21.7±3.8），（男性率：48.0，48.0，54.7）であった．ミトコンドリア病は，すべて臨床的，遺伝学的に確定した病型で，MELAS，MELA，Leigh脳症，MELAS/Leighオーバーラップ症候群，Kearns-Sayre症候群などであった．疾患コントロールでは，非ミトコンドリア性心不全，Duchenne型筋ジストロフィー，多発性硬化症，抗アクアポリン抗体陽性視神経炎，抗グルタミン酸抗体陽性脳幹脳炎，抗NMDA抗体陽性脳幹脳炎などであった．これらの解析結果を図2，3に示す．ミトコンドリア病患者群と正常コントロールで比較した場合，乳酸，ピルビン酸，L/P比，CPK，

FGF21に関しては，両者での測定値が全く重複し，患者と正常コントロールで判別性が悪かった．しかしながら，GDF15は患者群と正常コントロールでは，ほとんど重複もなく，明瞭に両者が識別可能であった（図2）．一方，ミトコンドリア病の亜型でみると，Leigh脳症＞MELAS＞MELA＞KSS＞MELAS/Leighオーバーラップ症候群の順でGDF15は高値であった（図3）．また，ミトコンドリア病以外の疾患では，心不全や腎不全，および前立腺がんを含む担がん患者，妊婦，2カ月までの新生児・乳児でも高値をとることがわかった．特記すべきことは，ミトコンドリア病で病気が進んで寝たきりとなった場合，乳酸値はもはや高値をとることはないが，GDF15は患者の肉体的な運動負荷がなくなっても，依然高値を示すことである．したがって，GDF15は患者の臨床的活動状態に影響されず，一次的なエネルギー危機状態を示すと考えられる．また，乳幼児の採血は非常に血管も細く，長時間の駆血による見かけ上（医原性）の高乳酸血症がよくみられていた．著者の施設には全国から高乳酸血症によるミトコ

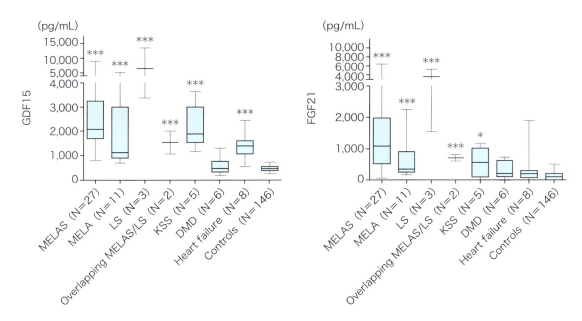

図3　ミトコンドリア病および疾患コントロールとGDF15
ミトコンドリア病および臨床的にミトコンドリア病と鑑別を要する疾患コントロールでのGDF15を比較した．

ンドリア病疑いの検体が年間2,000件ほど集積するが，GDF15が高い症例はその1/3である．乳酸を指標とする場合には，見かけ上の高乳酸血症が臨床的に大きな問題となっていたが，GDF15は15分間程度の駆血による値の変動（二次的増加）はほとんどみられず，医原性高乳酸血症は完全に除外できると考えられる．おそらく，乳酸高値でくり返しスクリーニングされている患者の2/3は不要な検査と思われる．さらには，肝型糖原病や有機酸血症悪化時による二次的な高乳酸血症は，GDF15で明瞭に鑑別可能となる．われわれが，各バイオマーカーのミトコンドリア病診断における感度・特異度を解析したところ，GDF15はそのいずれもが98％と，現在提唱されているバイオマーカーのなかで，最も診断に有用なバイオマーカーであることが明らかとなった（**図4**）[5]．米国国立衛生研究所（NIH）のCommon Data Elementsでのミトコンドリア病ホームページでは，ミトコンドリア病診断における各種バイオマーカーの感度・特異度は，血漿測定における乳酸，ピルビン酸，L/P比，CPK，FGF21，GDF15は，それぞれ15％・83％，34％・83％，11％・98％，22％・97％，66％・95％，98％・86％とされており，GDF15が最も有用であることが示されている[6]．

これらの研究から，GDF15は，ミトコンドリア病の診断バイオマーカーとして，最も有用であることが証明された．一方，患者の重症度の評価として乳酸は有用ではないことが知られている．この点で，GDF15は，臨床的評価スケールであるJMDRS（Japanese Mitochondrial Disease Rating Scale）やNMDAS（Newcastle Mitochondrial Disease Assessment Scale）のいずれとも良好な相関がみられることから，重症度の評価としても有用と考えられる．われわれは，ミトコンドリア病に合併する高乳酸血症の治療薬として，ピルビン酸ナトリウムが有用かどうか検討するために，ミトコンドリア病に対する介入研究を行ってきた．この結果，11名のミトコンドリア病の患者にピルビン酸を投与した結果，乳酸，アラニン，GDF15は投与後有意に改善し，その臨床的評価スケールも改善傾向を示すことを見出した[7]．このことから，GDF15は，診断，重症度および薬効評価における有用なバイオマーカーであることを示唆している．

われわれは，ミトコンドリア病の診断におけるバイオマーカーGDF15において，国内および国際特許を取得している（ＰＣＴ／ＪＰ２０１５／５０８３３）（WO2015/108077 A1）．最新のNature Reviews

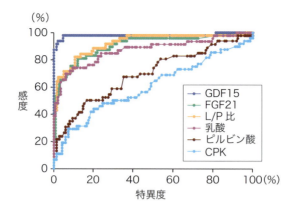

図4 ミトコンドリア病診断のバイオマーカー（感度・特異度）
従来，ミトコンドリア病診断のバイオマーカーとして用いられてきた，CPK，ピルビン酸，乳酸，L/P比，FGF21に比較して，GDF15の感度・特異度は98％と圧倒的に高く[5]，診断アルゴリズムのトップにあげられる[1]．文献1より引用．

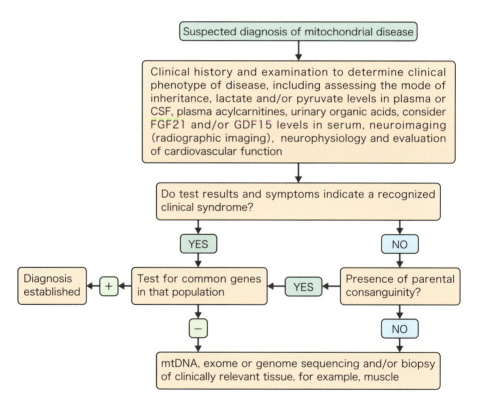

図5 ミトコンドリア病診断アルゴリズム
文献1より引用．

Disease Primersのミトコンドリア病特集号では，ミトコンドリア病診断アルゴリズムにミトコンドリア病を疑った場合，まずGDF15を測定することを推奨している（**図5**）[1]．このバイオマーカーは現在ELISA法でしか検出できず，研究室レベルでの診断となり，日本国内では著者の研究室で測定サービスを行っている．われわれは医学生物学研究所（MBL）と共同で，新たにLatex体外診断薬を開発，2017年8月よりPMDA

相談を踏まえた体外診断薬開発のための臨床性能試験を実施しており，2019年9月に終了する予定である．2019年度中には，GDF15の診断薬としての適応症取得を行い，2020年度には，薬価収載を申請し，近い将来GDF15の体外診断薬キットを世界販売する計画である．この開発により，専門医がいない僻地の病院でも，効率よくミトコンドリア病の診断が可能となり，早期に発見できたミトコンドリア病をより早期の治療へ結びつけることが可能となりミトコンドリア病の分野では画期的開発となる．GDF15の開発は，トランスレーショナルリサーチの成功例であり，世界に発信できる研究業績である．

おわりに

GDF15の研究開発は新たな展開に来ている．非ミトコンドリア病における臨床的有用性が新規知見となり，現在新たな特許申請に進んでいる（私見）．また，長い間不明であったGDF15のレセプターが，脳幹に存在するGFRAL〔glial cell-derived neurotrophic factor (GDNF) receptor alpha-like〕であることが明らかにされた[8]〜[10]．GDF15のレベルは，組織のストレスや損傷に応答して上昇し，高レベルのGDF15はヒトの多数の慢性疾患で体重減少と関連付けられていることが明らかになった．GFRALをGDF15が誘発する食欲不振と体重減少にかかわる受容体として単離したことで，組織の損傷やストレスと関連する末梢シグナルによる神経回路の非恒常的調節の機構基盤が明らかに

なった．これらの知見は，現代社会で大きな問題になっているメタボリック症候群の効果的治療薬開発，老人で問題になっているサルコペニアに対する治療薬開発として今後ますます目が離せない領域となっている．

文献

1) Gorman GS, et al：Nat Rev Dis Primers, 2：16080, 2016
2) Fujita Y, et al：Mitochondrion, 20：34-42, 2015
3) Chomyn A, et al：Proc Natl Acad Sci U S A, 89：4221-4225, 1992
4) Suomalainen A, et al：Lancet Neurol, 10：806-818, 2011
5) Yatsuga S, et al：Ann Neurol, 78：814-823, 2015
6) 米国国立衛生研究所（NIH）のCommon Data Elementsでのミトコンドリア病ホームページ．https://www.commondataelements.ninds.nih.gov/MITO.aspx#tab=Data_Standards（2019年5月閲覧）
7) Koga Y, et al：Mitochondrion：doi:10.1016/j.mito.2019.02.001, 2019
8) Yang L, et al：Nat Med, 23：1158-1166, 2017
9) Emmerson PJ, et al：Nat Med, 23：1215-1219, 2017
10) Mullican SE, et al：Nat Med, 23：1150-1157, 2017

＜著者プロフィール＞

古賀靖敏：久留米大学病院小児科教授．1980年久留米大学医学部医学科卒業，'84年同大学院医学研究科博士課程修了，国立精神神経センター微細構造研究部を経て，'90年コロンビア大学医学部神経内科ポストドクトラルフェロー，'93年同大学医学部神経内科准教授，2005年より現職．ミトコンドリア病の病態・治療研究がライフワーク．厚生労働省ミトコンドリア病研究班班長，AMEDピルビン酸の創薬事業主任開発研究者，日本ミトコンドリア学会理事長．アジアミトコンドリア学会プレジデント．

第3章　ミトコンドリア疾患の診断技術と治療戦略

Ⅱ．バイオマーカーの同定と診断技術

4. ミトコンドリア tRNA のタウリン修飾によるミトコンドリア機能制御と疾患

魏　范研，富澤一仁

近年，多様な化学修飾がRNAに見つかり，これらの修飾がRNAの構造や局在を制御することで転写後の遺伝子発現を精巧に制御することが明らかになりつつある．こうしたRNAに存在する化学修飾は，タンパク質の翻訳後修飾とDNAのエピジェネティクス修飾に次ぐ新たな分野として注目されている．また，修飾の破綻がさまざまな疾患の原因になることから，RNA修飾病という概念も生まれつつある．本稿は，RNA修飾病を代表する疾患として，ミトコンドリア病を紹介する．ミトコンドリア病は，ミトコンドリアの機能低下により，脳や心臓などエネルギー代謝がさかんな臓器が障害される難病である．多くのミトコンドリア患者において，ミトコンドリアDNAのうち，tRNAをコードする領域に点変異が認められるが，tRNAの点変異によるミトコンドリア病の発症機序が不明であった．最近，mt–tRNAにも多様な化学修飾が見出され，これらの修飾がミトコンドリアにおけるタンパク質翻訳を制御し，修飾の破綻がミトコンドリア病の発症につながることが明らかになってきた．本稿はmt–tRNA特異的なタウリン修飾に焦点を当て，タウリン修飾の発見に関する背景から，タウリン修飾の分子機能ならびに修飾破綻によるミトコンドリア病発症機序に関する最新の成果に至るこれまでの一連の研究を総説し，ミトコンドリア機能制御におけるタウリン修飾の役割を紹介する．

はじめに

　RNAは，DNAとタンパク質を仲介する物質であり，生命高次機能を制御する．近年，RNAに多彩な化学修飾が見つかり，これらの修飾はRNAの構造的な安定性，局在，他の因子との相互作用などを制御することが明らかになってきた[1]．また，DNAのエピジェネティクス修飾やタンパク質の翻訳後修飾と同様に，可逆的に修飾・脱修飾制御を受けるRNA修飾も報告されている．すなわちRNA修飾は，RNAが正しく機能するう

えで必要不可欠な質的な情報を与え，転写後の遺伝子発現を調節する新たな制御機構である．現在RNA修飾に関する研究は，「エピトランスクリプトーム」とよばれ，新たな学術分野としてRNA研究を牽引している[1]．

　RNAのなかには，tRNA，rRNA，mRNAなどさまざまな種類が存在し，ほぼすべての種類のRNAに化学修飾が存在する[2]．これらRNA種のうち，tRNAは細胞内に最も存在量の多いRNAであり，最も多く化学修飾を含むRNAでもある．これまで発見されている約140種のRNA修飾のうち，実に8割以上がtRNA中に存在して

Taurine modification of mitochondrial tRNA and mitochondrial disease
Fan–Yan Wei/Kazuhito Tomizawa：Department of Molecular Physiology, Faculty of Life Sciences, Kumamoto University
（熊本大学大学院生命科学研究部分子生理学講座）

おり，進化的に保存されている修飾も多い[2]．また，tRNA修飾の多くはアンチコドン近傍に存在し，これらの修飾がmRNAやリボソームと相互作用することでタンパク質翻訳の効率や精度を制御する．さらに，tRNA修飾の破綻が2型糖尿病や神経疾患などさまざまな疾患に関与していることが明らかになってきており，「RNA modopathy：RNA修飾病」という概念が提唱されている[4]．

1 ミトコンドリアRNAと化学修飾

哺乳動物細胞のミトコンドリアDNAには，22種類のtRNA（mt-tRNA），2種類のrRNA（mt-rRNA）と13種類のmRNA（mt-mRNA）がコードされている（図1）．ミトコンドリアでは，これらmt-tRNAとmt-rRNA，さらに細胞質から輸送される核DNA由来の翻訳因子が翻訳マシナリーを形成し，13種類のmt-mRNAをタンパク質へと翻訳する．これら13種類のタンパク質は呼吸鎖複合体Ⅰ，複合体Ⅲ，複合体Ⅳと複合体Ⅴに取り込まれ，それぞれの複合体の一部として電子伝達とATP合成に関与する（図1）．すなわち，ミトコンドリアにおけるタンパク質翻訳は呼吸鎖複合体の形成に特化していると言える．近年，ミトコンドリアタンパク質翻訳に用いられるmt-tRNAは，複雑に修飾されていることが明らかになってきた．鈴木らは，ウシ肝臓から22種類のmt-tRNAを単離して分析したところ，15種類の化学修飾が計118カ所の塩基に存在することを見出している[5]．本稿でとり上げるタウリン修飾（τ）は，5種類のヒトmt-tRNA（mt-tRNA$^{Leu (UUR)}$，mt-tRNA^{Trp}，mt-tRNA^{Lys}，mt-tRNA^{Glu}，mt-tRNA^{Gln}）のアンチコドン第1字目のウリジン（34U）に存在し，タウリン修飾を含むこの5種類のmt-tRNAはチオール修飾の有無によって2つのサブタイプに分けることができる．mt-tRNA$^{Leu (UUR)}$とmt-tRNA^{Trp}は34Uにτm^5（5-タウリノメチル）修飾を有

し，mt-tRNA^{Lys}，mt-tRNA^{Glu}とmt-tRNA^{Gln}は34Uにチオール修飾も加わったτm^{5}s^2（5-タウリノメチル-2-チオ）修飾を有する（図1）．興味深いことに，酵母のmt-tRNAでは，タウリンではなく，グリシンに由来するcmnm^5（5-カルボキシメチルアミノメチル）修飾とcmnm^{5}s^2（5-カルボキシメチルアミノメチル-2-チオ）修飾が存在しており，これらの修飾が細菌のtRNAにも見出されていることから，種の進化とともにtRNAの化学修飾も進化を遂げる点が興味深い[6]．

2 タウリン修飾発見の背景

mt-tRNA修飾の分子機能に関する研究は，ミトコンドリアの遺伝学とともに発展してきた．特にmt-tRNAのタウリン修飾に関する研究は，ミトコンドリア脳筋症のうち，MELAS（mitochondrial encephalomyopathy with lactic acidosis and stroke-like episodes）とMERRF（myoclonus epilepsy associated with ragged-red fibers）の研究によるところが大きい．MELASは，1975年にShapiraらによってはじめて報告され，1984年にPavlakisらによって名付けられたミトコンドリア病であり，脳卒中を主な症状とするが，筋力低下や心筋症を伴う頻度も高い[7)8)]．1990年に後藤らは，8割を超えるMELAS患者において，mt-DNAのうち，mt-tRNA$^{Leu (UUR)}$をコードする領域に点変異（A3243G変異）が存在することを発見した[9]（図2）．一方，MERRFは，福原によって提唱されたミトコンドリア脳筋症の病型の1つであり，ミオクローヌスてんかんなどを主症状とする[10]．1990年に米田らは，MERRF患者においてmt-tRNA^{Lys}をコードする領域に点変異（A8344G）が存在することを発見した[11]（図2）．これらの発見により，mt-tRNA$^{Leu (UUR)}$とmt-tRNA^{Lys}の点変異がMELASおよびMERRFの発症に関与することが示唆された．しかし，A3243G変異と

[略語]

GTPBP3：GTP binding protein 3, mitochondrial

MELAS：mitochondrial myopathy, encephalopathy, lactic acidosis, and stroke-like episodes

MERRF：myoclonus epilepsy associated with ragged-red fibers

Mto1：mitochondrial translation optimization 1

TUDCA：tauroursodeoxycholic acid

τm^5：5-turinomethyluridine

τm^{5}s^2：5-taurinomethyl-2-thiouridine

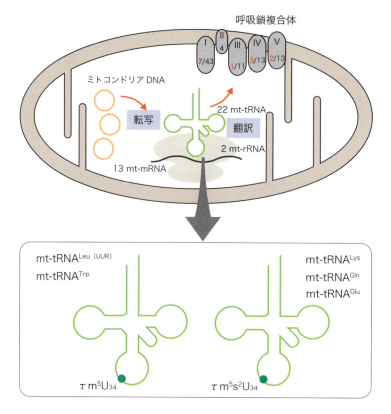

図1 ミトコンドリアにおけるタンパク質翻訳とmt-tRNAのタウリン修飾

mtDNAから22種類のmt-tRNA, 2種類のmt-rRNAと13種類のmt-mRNAが転写される. 13種類のmt-mRNAがミトコンドリア内でタンパク質へ翻訳され, これらタンパク質が複合体Ⅰ, Ⅲ, Ⅳ, とⅤの一部として好気呼吸を制御する. mt-tRNAのうち, タウリン修飾を有するmt-tRNAは図の下部に示している. また, 呼吸鎖複合体に記されている黒数字は, それぞれの複合体を構成するサブユニットの総数を示しており, 赤数字は複合体のうち, mtDNAに由来するサブユニットの数を示している.

A8344G変異は, 位置的にアンチコドンから離れているため (図2), なぜコドン・アンチコドン結合翻訳に直接的に関与しない部位の一塩基変異がミトコンドリア病の発症につながるかその原因は長く不明であった.

2000年に入り, MELASとMERRF患者由来のmt-tRNAでタウリン修飾の欠失が発見され, ミトコンドリア脳筋症の分子メカニズムに関する研究が大きく前進した (図2). 安川と鈴木らがA3243G変異やA8344G変異を有するmt-tRNA$^{Leu (UUR)}$とmt-tRNA^{Lys}を分析した結果, A3243G変異を有するmt-tRNA$^{Leu (UUR)}$では34Uのτm^{5}修飾が消失すること, A8344G変異を有するmt-tRNA^{Lys}では34Uのτm^{5}s^{2}修飾が消失することを発見した[12) 13)]. タウリン修飾が存在する34Uは, tRNAのアンチコドンの第1字目であり, mRNAのコドンの第3字目と"揺らぎ結合"を形成するため, タウリン修飾が欠損すると, mt-tRNA$^{Leu (UUR)}$とmt-tRNA^{Lys}がLeuコドンとLysコドンとそれぞれ結合できなくなる (図2)[14)]. これらの結果から, A3243G変異やA8344G変異によるミトコンドリアの翻訳異常の直接原因は, タウリン修飾の欠損であることが示唆された.

3 タウリン修飾とミトコンドリアタンパク質翻訳

個体におけるタウリン修飾の生理意義と疾患との関与を解明するために, タウリン修飾酵素の同定やモデルマウスの作製の必要があった. 前述したように, 酵母のmt-tRNAにおいて, タウリンの代わり, グリシンに由来するcmnm^{5}修飾が存在する. このcmnm^{5}修

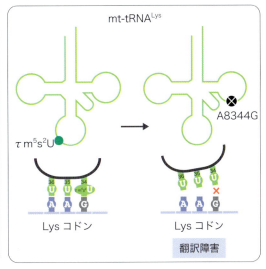

図2　MELASとMERRFにおけるタウリン修飾の欠損
MELAS患者では，mtDNAのうち，mt-tRNA$^{Leu (UUR)}$をコードする領域に点変異（A3243G変異）が生じており，その結果，mt-tRNA$^{Leu (UUR)}$の34Uのタウリン修飾（τm^5）が消失し，Leuコドンでのタンパク質翻訳が障害される．一方，MERRF患者では，mtDNAのうち，mt-tRNA^{Lys}をコードする領域に点変異（A8344G変異）が生じており，その結果，mt-tRNA^{Lys}の34Uのタウリン修飾（τm^{5}s^2）が消失し，Lysコドンでのタンパク質翻訳が障害される．

飾は，Mto1とMss1という2つのタンパク質で構成する酵素複合体によって修飾される[6]．酵母Mto1とMss1のホモログはマウスをはじめ脊椎動物に広く保存され，それぞれMto1とGTPBP3に相当する．われわれは全身型Mto1欠損マウスを作製し，その表現型を解析した結果，Mto1欠損マウスは発生の早い時期に胎生致死であることが判明した[15) 16)]．胎生9日目のマウス胎仔を調べたところ，Mto1を欠損した胎仔は発育が著しく障害され，胎仔のサイズが野生型胎仔と比べて半分以下であった．マウスにおけるMto1の機能やMto1欠損マウスの死因を明らかにするために，われわれは野生型とMto1欠型の胚性幹細胞（ES細胞）を作製した．それぞれの細胞からtotal RNAを単離し，質量分析でタウリン修飾を分析したところ，τm^{5}修飾とτm^{5}s^{2}修飾がともにMto1欠損細胞由来のmt-tRNAで消失していた．また，Mto1欠損細胞由来のミトコンドリアではタンパク質翻訳量が著しく低下し，呼吸鎖複合体I〜Vの形成が障害されていた（**図3**）．この呼吸鎖複合体の形成不全により，Mto1欠損細胞のミトコンドリアでは電子伝達が障害され，その結果，ミトコンドリア膜電位が顕著に低下し，TCA回路の停滞や乳酸の蓄積といった代謝異常が認められた．

われわれは，全身性欠損マウスに加えて，心臓特異的Mto1欠損マウスと肝臓特異的Mto1欠損マウスを作製し，分化した細胞や組織におけるタウリン修飾の生理意義を検討した．心臓特異的Mto1欠損マウスは，出生後24時間以内にすべて死亡した．欠損マウスの心臓ではmt-tRNAのタウリン修飾が消失し，またミトコンドリア内で翻訳されるミトコンドリアタンパク質の量も劇的に低下していた．一方，肝臓特異的Mto1欠損マウスでもタウリン修飾が消失し，ミトコンドリアにおける翻訳タンパク質翻訳量が低下していたが，その欠損マウスは野生型と同様に生まれ，外見的に問題なく生育した．肝臓特異的Mto1欠損マウスが軽微な表現型を示す理由は不明であるが，肝障害がミトコンドリア脳筋症の主要な症状ではないことから，肝臓ではミトコンドリア障害を代償的に補う経路が存在する可能性などが考えられる．これら一連の表現型解析により，Mto1は哺乳動物細胞においてタウリン修飾を行う酵素であり，Mto1欠損によるmt-tRNAのタウリン修飾不全はミトコンドリアでのタンパク質翻訳を著しく障害し，その結果，呼吸鎖複合体の活性が低下し，エネル

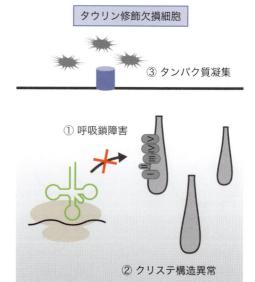

図3　タウリン修飾欠損による細胞機能障害の分子機序
正常細胞では，mt-tRNAにタウリン修飾が存在し，ミトコンドリア内でのタンパク質翻訳が正常に行われる．また，細胞質で生合成されたタンパク質がミトコンドリア外からミトコンドリア内へ輸送される．これらミトコンドリア内外のタンパク質が協調して機能することにより，ミトコンドリアの膜構造や機能が維持される．一方，タウリン修飾を欠損すると，ミトコンドリア内でタンパク質翻訳が障害され，呼吸鎖複合体の量と機能が低下する．その結果，ミトコンドリア膜電位が低下し，クリステ構造が崩壊すると，ミトコンドリア外からミトコンドリア内へのタンパク質輸送が障害され，これらタンパク質は細胞質で凝集体として変性し，二次的に細胞に障害を与える．

ギー代謝に異常が生じることが明らかになった．一方，GTPBP3については，浅野らがCRISPR・Cas9によりノックアウト細胞を作製し，同細胞においてmt-tRNAタウリン修飾の消失とタンパク質翻訳の低下を明らかにした[16]．また，ヒト培養細胞由来のGTPBP3はMTO1と複合体を形成し，試験管においてmt-tRNAにタウリン修飾を付加できることから，Mto1とGTPBP3がタウリン修飾に必要十分であることが示された．

4　タウリン修飾とタンパク質のホメオスタシス

ミトコンドリアは外膜と内膜の2層の膜に包まれ，そのうち内膜がクリステとよばれる細長い構造を形成し，呼吸鎖複合体の足場として機能する（図3）．これまでの研究から，呼吸鎖複合体のうち，複合体VのATP synthaseがクリステの根元に位置し，クリステの微細構造の形成に必要であることが明らかになっている[17]．われわれは，Mto1を欠損したES細胞，心筋や肝細胞を電子顕微鏡で観察したところ，ほぼすべてのミトコンドリアにおいてクリステの断片化や膨張といった形態異常がみられた．このようなクリステの形態異常はMELASやMERRF患者のミトコンドリアでも報告されており，Mto1欠損細胞や患者における内膜形態異常は，タウリン修飾欠損によるミトコンドリアタンパク質翻訳障害と呼吸鎖複合体の形成不全に起因すると考えられる．

ミトコンドリア内での障害に加えて，われわれは，タウリン修飾欠損がミトコンドリア外におけるタンパク質品質に大きく影響することを発見した．一般的に，核DNA由来の内膜タンパク質は，細胞質で翻訳され，ミトコンドリアの膜電位に依存してミトコンドリア内膜へ輸送されるが，Mto1欠損細胞では，ミトコンドリア膜電位の低下に加え，クリステの著しい形態異常によって，本来内膜に輸送されるべきさまざまなタンパク質の内膜への輸送が障害された．その結果，本来ミトコンドリアの中に局在すべき内膜タンパク質は細胞質で凝集し，eIF-2のリン酸化やChop遺伝子の亢進など，著しい小胞体ストレス応答（unfolded protein response）を引き起こした（**図3**）．ミトコンドリアタンパク質凝集体の生成を抑制するため，われわれは，化学シャペロンとして機能する胆汁酸の一種であるタウロウルソデオキシコール酸（TUDCA）をMto1欠損細胞に投与した．その結果，細胞内におけるタンパク質の凝集が消失し，小胞体ストレス応答が抑制され，Mto1欠損細胞の増殖能が回復した．

以上のMto1欠損マウスの表現型解析から，タウリン修飾欠損がミトコンドリア内におけるタンパク質翻訳障害に加えて，ミトコンドリア外においてタンパク質品質低下を引き起こすことが示された（**図3**）．われわれの結果は，タウリン修飾欠損を起点とするミトコンドリア内外の障害がMELASやMERRF発症の根底にあることを強く示唆するものである．MELASやMERRFのようにmt-tRNAの点変異に起因するミトコンドリア病に加え，MTO1遺伝子変異に起因するミトコンドリア病の症例も最近報告されている[18]．MTO1遺伝子変異を有する患者は出生直後に心筋症や神経症状を呈し，また，発症から数カ月以内に亡くなる患者も多い．報告されている患者の症状とMto1欠損マウスの表現型との類似性から，MTO1遺伝子変異によるタウリン修飾の欠損がミトコンドリア病の発症原因である可能性が高い．今後は，患者由来の細胞を用いて，タウリン修飾の解析や小胞体ストレスの検討を行うことで，MTO1欠損患者における疾患の発症機序を明らかにする必要がある．一方，今回われわれはTUDCA投与がタンパク質凝集の改善を介してタウリン欠損細胞の機能を改善することを発見した．この結果は，タンパク質凝集を標的とする化学シャペロンが，MELASをはじめタウリン修飾欠損によって引き起こされるミトコンドリア病の症状緩和に有効であることを意味する．今後は，マウス個体における化学シャペロンの効果検討など，臨床応用に向けてさらなる研究開発が必要である．

おわりに

タウリン修飾は，15種類のmt-tRNA修飾のうち，はじめて同定された修飾であり，この発見がMELASやMERRFの病態解明のきっかけとなった．MELASやMERRFに代表されるミトコンドリア病以外に，一部の糖尿病患者においてmt-tRNA$^{Leu (UUR)}$のA3243G変異が見つかっており[19]，タウリン修飾欠損に起因する疾患が潜在的に多く存在する可能性がある．一方，mt-tRNA$^{Leu (UUR)}$とmt-tRNA^{Lys}以外のmt-tRNAにも多数の点変異が存在し，ミトコンドリア病との関連が報告されている．これらの点変異がmt-tRNAの修飾欠損を誘発し，タンパク質翻訳を障害することで，ミトコンドリア病を引き起こす可能性が高い．今後は，ミトコンドリア病発症と相関する変異型mt-tRNAについて，化学修飾を網羅的に解析する必要がある．これらの研究により，ミトコンドリア病の発症機序に対する理解がさらに進むことが期待され，また，ミトコンドリア病で低下するmt-tRNA修飾を標的とする新たなミトコンドリア病診断マーカーが創出されることも可能である．

文献

1）Frye M, et al : Nat Rev Genet, 17 : 365-372, 2016
2）Machnicka MA, et al : Nucleic Acids Res, 41 : D262-D267, 2013
3）Wei FY & Tomizawa K : Diabetes Obes Metab, 20 Suppl 2 : 20-27, 2018
4）Torres AG, et al : Trends Mol Med, 20 : 306-314, 2014
5）Suzuki T & Suzuki T : Nucleic Acids Res, 42 : 7346-7357, 2014
6）Umeda N, et al : J Biol Chem, 280 : 1613-1624, 2005
7）Shapira Y, et al : Neurology, 25 : 614-621, 1975
8）Pavlakis SG, et al : Ann Neurol, 16 : 481-488, 1984
9）Goto Y, et al : Nature, 348 : 651-653, 1990
10）Fukuhara N : Ann Neurol, 18 : 368, 1985
11）Yoneda M, et al : Biochem Int, 21 : 789-796, 1990
12）Yasukawa T, et al : EMBO J, 20 : 4794-4802, 2001
13）Suzuki T, et al : EMBO J, 21 : 6581-6589, 2002
14）Kirino Y, et al : Proc Natl Acad Sci U S A, 101 : 15070-15075, 2004
15）Fakruddin M, et al : Cell Rep, 22 : 482-496, 2018
16）Asano K, et al : Nucleic Acids Res, 46 : 1565-1583, 2018
17）Cogliati S, et al : Trends Biochem Sci, 41 : 261-273, 2016
18）O'Byrne JJ, et al : Mol Genet Metab, 123 : 28-42, 2018
19）Kadowaki T, et al : N Engl J Med, 330 : 962-968, 1994

＜筆頭著者プロフィール＞
魏　范研：2000年，東京都立大学生物学科卒業，'02年，東京都立大学理学研究科（久永真市教授）修了，'06年，岡山大学医薬歯学総合研究科（松井秀樹教授）修了，'06年，Human Frontier Science Programの長期フェローとしてYale大学医学部精神科（Angus Nairn教授）に留学，'09年，熊本大学大学院生命科学研究部分子生理学講座（富澤一仁教授）に赴任，現在に至る．

| 第3章 | ミトコンドリア疾患の診断技術と治療戦略 |

Ⅱ. バイオマーカーの同定と診断技術

5. 脳神経疾患の PET 酸化ストレスイメージング

井川正道，米田　誠

多くの脳神経疾患において，ミトコンドリア障害による酸化ストレスの関与が基礎研究から示唆されている．われわれは ^{62}Cu–ATSM PET による酸化ストレスイメージングによって，生体脳における酸化ストレスの可視化に成功し，ミトコンドリア病，パーキンソン病，筋萎縮性側索硬化症の患者脳における酸化ストレス増強，および神経変性への関与を明らかにした．PET イメージングは，脳神経疾患の患者生体における酸化ストレスの直接的な評価を可能とし，今後，他の疾患への応用や，酸化ストレスを標的とした創薬への貢献が期待される．

はじめに

　パーキンソン病（PD）を代表とする神経変性疾患，アルツハイマー病を中心とした認知症や脳卒中などの脳神経疾患では，病理・生化学的な検討から，ミトコンドリア機能低下および活性酸素種（ROS）[1]による酸化的傷害（酸化ストレス）が，その病態に深く関与することが示唆されている．患者生体での酸化ストレスの直接的・非侵襲的な評価はこれまで困難であったが，われわれはPET分子イメージング[2]を用いて，生体脳における酸化ストレスの可視化に世界ではじめて

> **※1　活性酸素種（ROS）**
> ROSには，スーパーオキシド（$\cdot O_2^-$），ヒドロキシラジカル（$\cdot OH$），過酸化水素（H_2O_2）などがあり，特に前2者は反応性が高く，フリーラジカルともよばれる．ROSによって，細胞・組織が酸化的損傷（酸化ストレス）を受ける．

[略語]

^{62}Cu–ATSM：^{62}Cu–diacetyl–bis（N^4–methylth-iosemicarbazone）

ALS：amyotrophic lateral sclerosis（筋萎縮性側索硬化症）

ALSFRS-R：revised ALS functioning rating scale

GSH：glutathione

MELAS：mitochondrial myopathy, encepha-lopathy, lactic acidosis and stroke–like epi-sodes

PD：Parkinson's disease（パーキンソン病）

PET：positron emission tomography（陽電子放出断層撮影）

ROS：reactive oxygen species（活性酸素種）

SOD：superoxide dismutase

UPDRS：unified PD rating scale

PET imaging for oxidative stress in neurological diseases

Masamichi Ikawa[1]~[3], Makoto Yoneda[3][4]：Department of Advanced Medicine for Community Healthcare, Faculty of Medical Sciences, University of Fukui[1]/Departments of Neurology and Medical Genetics, University of Fukui Hospital[2]/Biomedical Imaging Research Center, University of Fukui[3]/Faculty of Nursing and Social Welfare Science, Fukui Prefectural University[4]（福井大学医学部地域高度医療推進講座[1]/福井大学医学部附属病院脳神経内科，遺伝診療部[2]/福井大学高エネルギー医学研究センター[3]/福井県立大学看護福祉学研究科[4]）

成功した．PET酸化ストレスイメージングによって，ミトコンドリア病，PD，筋萎縮性側索硬化症（ALS）といった脳神経疾患の患者脳内における酸化ストレスの増強，および神経変性への関与を実証できた[1]～[5]．本稿では，酸化ストレスイメージングによるこれまでの成果と，今後の展望について概説したい．

1 ミトコンドリアと酸化ストレス

1）酸化ストレスとは

酸化ストレスは，強力な酸化作用をもつROSの発生が，抗酸化機構による防御作用を上回り，酸化的傷害が起きている状態と定義される．さまざまな要因によって酸化ストレスが引き起こされるが，なかでもミトコンドリア機能障害が，ROS発生，すなわち酸化ストレスの主要な原因として重視されている[6]．

2）ROSの発生源としてのミトコンドリア

ミトコンドリアは，その内部にある呼吸鎖（電子伝達系とATP合成酵素）によって，生命活動に不可欠なエネルギー（ATP）を産生している．ATP合成に際して，呼吸鎖を構成する酵素複合体間で電子が伝達されるが，最終的にこの電子は，4個が酸素分子（O_2）1個に捕獲（4電子還元）されることで，水分子（H_2O）となって無毒化される．ところが，ミトコンドリア，すなわち呼吸鎖の機能が低下すると，電子の伝達に支障をきたすようになり，呼吸鎖に電子が大量に滞留する「過還元状態」とよばれる状態に陥る．滞留している過剰な電子は呼吸鎖から漏出し，不十分なかたちでO_2と反応することでROSが発生する．

ROSはO_2が母体であるため，好気的代謝の場として大量にO_2を消費するミトコンドリアでは，必然的にROSが発生しうる．実際に，ミトコンドリアでは生体内O_2の90％以上が消費されるため，ROSの大部分がミトコンドリア由来と考えられる．しかし，ミトコンドリア（呼吸鎖）機能が正常であれば，電子の漏出，すなわちROSの発生はわずかである．さらに，生体にはROSへの防御として，スーパーオキシドディスムターゼ（SOD）やグルタチオン（GSH）などの抗酸化機構も存在しており，正常であれば，ROSはこれらの抗酸化物質によって直ちに除去される．

3）ミトコンドリア機能不全による酸化ストレスと脳神経疾患への関与

前述のように，ミトコンドリア（呼吸鎖）機能が正常であれば，ROSの発生は抗酸化機構で制御できる程度である．しかし，加齢や疾患など，何らかの要因によってミトコンドリア機能が低下すると，呼吸鎖に電子が滞留する過還元状態となり，大量のROS発生による酸化ストレスが引き起こされる[7][8]．ミトコンドリアは全身にくまなく存在するため，その機能低下はさまざまな臓器に障害をもたらしうる．特に脳は，20％もの体内O_2を消費するため，正常な状態であってもROSが発生しやすい．さらに，他の臓器に比べて抗酸化能が脆弱であるため，脳は常に酸化ストレスによる危険に晒されている[9]．

このため，加齢などによる軽度のミトコンドリア機能や抗酸化能の低下でも，脳では容易に酸化ストレスが発生しうる．脳神経疾患の多くは加齢に伴って患者数が増加するが，酸化ストレスの増強が，その理由の1つと考えられている．また，実際に多くの疾患で，病理・生化学的な検討によって，酸化ストレスの増強が示唆されている[10]～[12]．

2 ^{62}Cu-ATSM PETによる酸化ストレスイメージング

1）新たな酸化ストレス評価法の必要性

これまで，多くの脳神経疾患において酸化ストレスの評価がなされているが，剖検脳による病理学的所見や，髄液を用いた基礎的・間接的な検討によるものであった．このため，生体脳における，直接的・非侵襲的な評価法の開発が待たれていた．PETによる分子イメージングは，さまざまな生物学的現象をリアルタイムに生体で捉えるのに適しており，すでに研究・臨床の両面で欠かせないバイオマーカーとなっている．

2）^{62}Cu-ATSMの集積機序とPETによる酸化ストレスの画像化

われわれは，^{62}Cu-ATSM〔^{62}Cu-diacetyl-bis

※2　PET分子イメージング

PETとは，陽電子を放出する核種で標識した薬品（リガンド）の投与によるイメージング技術である．標的に対して特異性の高いリガンドを設計することで，生体内における分子レベルでの生物学的現象・過程を可視化できる．

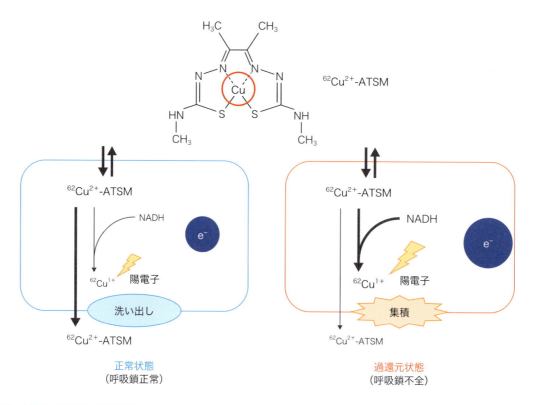

図1　^{62}Cu-ATSMの集積機序
^{62}Cu-ATSMは，錯体の中心に^{62}Cu^{2+}を有するPETリガンドである．膜透過性が高く，投与後は血流にしたがって脳内にも良好に分布する．この^{62}Cu^{2+}は2つの機能をもつ：①二価銅（Cu^{2+}）として，電子（e$^-$）や，その供給体であるNADHが過剰に存在する過還元状態の部位において，一価銅（Cu^{1+}）に還元されることで錯体（ATSM）から外れ，その部位に集積（滞留）する．②放射性銅（^{62}Cu）として，陽電子を放出し，集積している部位の画像化を行う．過還元状態は主にミトコンドリア呼吸鎖不全によって惹起され，活性酸素種（ROS）発生の原因となるため，^{62}Cu-ATSMの集積増加は酸化ストレスの増強を意味する．文献15より引用．

（N^4-methylthiosemicarbazone）〕によるPETを用いた酸化ストレスイメージング法を開発し，患者生体の脳内における酸化ストレスの可視化に成功した．PETリガンドである^{62}Cu-ATSMは，その中心に^{62}Cu^{2+}を有するキレート錯体である（**図1**）[13]．この^{62}Cu^{2+}は2つの側面をもち，1つは放射性銅（^{62}Cu）として，β^+崩壊によって陽電子を放出してその集積部位を知らせ，PETスキャナによって画像化する働きがある．^{62}Cuの半減期は約10分であり，投与後30分間の撮影によって画像が得られる．もう1つは二価銅（Cu^{2+}）としての側面で，電子が過剰な部位（過還元状態）において，このCu^{2+}がCu^{1+}へと還元されて錯体（ATSM）から外れ，その部位に集積（滞留）する[13) 14)]．このため，^{62}Cu-ATSMを静脈投与すると，まず血流にしたがって脳を含めた全身に分布するが，正常な部位ではそのまますみやかに洗い出される．一方，過還元状態にある部位では，^{62}Cu-ATSMはCu^{2+}の還元によって集積し，同時に^{62}Cuによってその部位が画像化される（**図1**）[15) 16)]．

前述のように，主にミトコンドリア呼吸鎖の機能不全によって過還元状態が惹起され，ROSの増加，すなわち酸化ストレスが引き起こされるため，過還元状態は酸化ストレスの発生母地であるといえる．したがって，過還元状態にある部位に特異的に集積する^{62}Cu-ATSMは，酸化ストレスイメージングのPETリガンドとして利用できる．

3 ミトコンドリア病における 酸化ストレスイメージング

1）ミトコンドリア病における酸化ストレス

これまで述べたように，ミトコンドリア呼吸鎖の機能不全は過還元状態を招き，ROSの発生増加による酸化ストレスの原因となる[7][8]．ミトコンドリア機能障害をきたす要因にはさまざまあるが，一次的な原因としてミトコンドリア病がある．

ミトコンドリアには独自の遺伝子（ミトコンドリアDNA，mtDNA）が存在し，呼吸鎖の酵素複合体を部分的にコードしている．このため，mtDNAの変異によって呼吸鎖が障害され，ミトコンドリア病が発症しうる．その代表的な病型であるMELAS（mitochondrial myopathy, encephalopathy, lactic acidosis and stroke-like episodes）は，mtDNAの3243A＞G変異を主な原因とし，脳卒中様発作，ミオパチー，心筋症，糖尿病，難聴などの症状を呈する．

ミトコンドリア病では，ミトコンドリア機能不全による酸化ストレスの増強が想定され，実際にわれわれも，MELAS患者血中の酸化ストレス増強を見出している[17]．また，3243A＞G変異を導入した細胞モデルにおいても，酸化ストレスの増強を明らかにしている[7]．

2）MELASモデル細胞における検討

このように，ミトコンドリア病では呼吸鎖不全，すなわち過還元状態によって，強い酸化ストレス状態にある．^{62}Cu-ATSMが，ミトコンドリア機能不全を基礎とした酸化ストレスのPETイメージング剤として利用可能であることを実証するため，われわれはミトコンドリア病を対象に，*in vitro*，*in vivo*における検討を行った．

まず，3243A＞G変異導入によるミトコンドリア病（MELAS）細胞モデルを用いて，Cu-ATSMの集積を検討した．その結果，変異導入細胞では野生型（正常）細胞に比べて，有意な集積の増加が認められた．さらに，変異導入細胞におけるCu-ATSMの集積は，電子の供給体であるNADHもしくはNADPHの細胞内濃度に比例して増加しており，Cu-ATSMは過還元状態に応じて集積することが示された（**図1**）[15]．前述のように，変異導入細胞では酸化ストレスが増強していること

から[7][8]，Cu-ATSMの集積は，ミトコンドリア機能不全を基礎とした過還元状態による酸化ストレス増強のバイオマーカーとなることを*in vitro*で実証できた．

3）MELAS患者における検討と脳卒中様発作の病態解明

続いて，3243A＞G変異を有するMELAS患者での検討を行った．MELASでは，脳卒中様発作とよばれる，くり返し発作的に出現する脳病変が特徴的である．脳卒中様発作では，剖検脳での検討などから，血管内皮（angiopathy）や神経細胞（cytopathy）の機能不全，および病変部位における酸化物の増加，すなわち酸化ストレスの増強が病態として想定されている．

^{62}Cu-ATSM PETの有用性，および患者生体における病態機序を明らかにするために，われわれは脳卒中様発作を発現したMELAS患者において，^{62}Cu-ATSM PETによる酸化ストレスと，^{18}F-FDG（^{18}F-fluorodeoxyglucose）PETによる解糖系の同時評価を行った．その結果，脳卒中様発作病変では，急性期（発現直後）には解糖系の亢進がみられるのみであったが，続く亜急性期（1〜2カ月後）に著明な酸化ストレスの増強が認められた（**図2A**）[1]．さらにわれわれは別に，MRIを用いて，急性期における病変部位の血流増加および乳酸蓄積を明らかにしており[18]，特に血流は発作発現の数カ月前から潜在的な増加が認められた[19]．

以上の所見より，脳卒中様発作では，ミトコンドリア機能不全を基礎として，急性期にはangiopathyによる血流増加や血管原性浮腫，cytopathyによる嫌気的解糖および乳酸発酵の亢進がみられ，それによって亜急性期に酸化ストレスの増強が起き，最終的に神経細胞死に至るという，一連の病態機序を解明できた（**図2B**）[1]．また翻って，^{62}Cu-ATSM PETの酸化ストレスイメージングとしての有用性を示すことができた．

4 パーキンソン病における 酸化ストレスイメージング

1）PDの病態における酸化ストレスの関与

PDは，黒質線条体系におけるドパミン神経の変性脱落を特徴とする，代表的な神経変性疾患である．PDの神経変性においても，剖検脳での黒質における酸化物の増加や，*Parkin*，*PINK1*，*CHCHD2*など家族性（遺

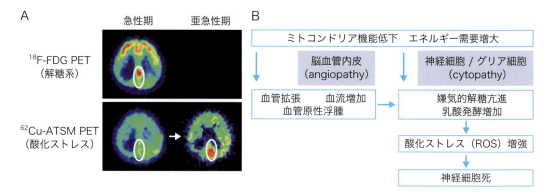

図2 ミトコンドリア病（MELAS）における脳卒中様発作のPETイメージングと病態機序
A）MELAS患者におけるPETイメージング．脳卒中様発作の発現直後（急性期）に施行した ^{18}F-FDG（解糖系）と ^{62}Cu-ATSM（酸化ストレス）によるPETイメージングでは，病変部位（丸印）への集積は，^{18}F-FDGでは増加していたが ^{62}Cu-ATSMではわずかであった．一方，発現2カ月後（亜急性期）では，同部位への ^{62}Cu-ATSMの集積は著明に増加していた．B）イメージングを中心としたこれまでの知見に基づく，脳卒中様発作の病態機序．文献1より引用．

伝性）PDの原因遺伝子の機能解析から，ミトコンドリア機能不全や酸化ストレスの関与が有力視されている[10]．

2）PD患者における検討

PD患者生体脳における酸化ストレスと神経変性の関係を明らかにするために，われわれはPD患者群と健常者群において，^{62}Cu-ATSM PETによる検討を行った．その結果，脳線条体において，患者群での有意な集積の増加が認められた．さらに，線条体への集積は，UPDRS（unified PD rating scale）による重症度と正比例しており，神経変性への酸化ストレスの関与が示唆される結果であった（図3）[2]．

しかしながら，PDでは進行に伴って神経細胞が変性・脱落するため，進行期における線条体への ^{62}Cu-ATSM集積を過小評価している可能性があった．そこでわれわれは，^{62}Cu-ATSM PETと同時期に ^{123}I-FP-CIT（ドパミントランスポータ）SPECTを撮影し，線条体における ^{62}Cu-ATSM集積を，^{123}I-FP-CIT集積によるドパミン神経細胞の残存密度で補正した．補正によって，^{62}Cu-ATSM集積と重症度（UPDRS）との間に，より強い正の相関が認められた[5]．このことは，神経変性の進行に伴う酸化ストレスの増強を意味しており，酸化ストレスイメージングによって，PDにおける神経変性機序への酸化ストレスの関与を，患者生体で示すことができた．

5 筋萎縮性側索硬化症における酸化ストレスイメージング

1）ALSの病態における酸化ストレスの関与

ALSは，上位・下位運動ニューロンが進行性に変性・脱落し，全身の筋力低下・筋萎縮をきたす神経難病である．ALSにおいても，剖検脳での運動皮質や前角における酸化物の増加や，*SOD1*遺伝子変異による家族性ALSの存在から，神経変性に対するミトコンドリア機能不全や酸化ストレスの関与が示唆されている[11]．

2）ALS患者における検討

われわれは，ALS患者生体脳における酸化ストレスの評価を目的として，ALS患者群と健常者群に対して ^{62}Cu-ATSM PETを実施した．その結果，患者群において，運動野および運動関連皮質での有意な集積増加を見出した．さらに，これら運動関連領域における集積は，ALSFRS-R（revised ALS functioning rating scale）による重症度と正の相関を示していた（図4）[3]．この結果は，運動ニューロンの変性進行に酸化ストレスが深くかかわっていることを示唆しており，ALSの病態においても酸化ストレスが重要な役割を果たすことが推定された．

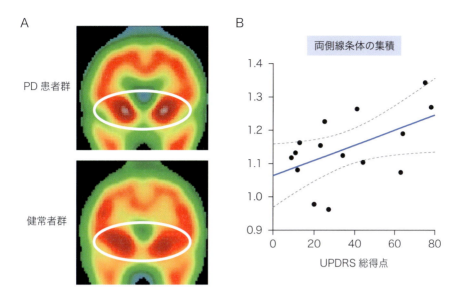

図3 パーキンソン病（PD）患者におけるPET酸化ストレスイメージング
A）PD患者群と健常者群の^{62}Cu-ATSM PET平均画像．健常者群に比べて患者群での線条体における集積増加が認められる（丸印）．B）PD患者群における，両側線条体への集積とUPDRS（unified PD rating scale）で評価した重症度との相関関係．両者の間に有意な正の相関がみられる．文献2より引用．

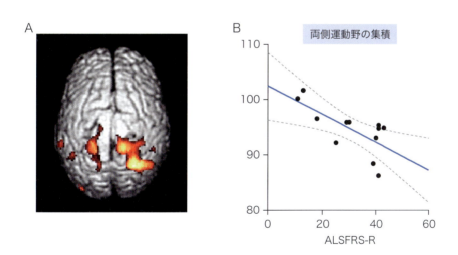

図4 筋萎縮性側索硬化症（ALS）患者におけるPET酸化ストレスイメージング
A）ALS患者群と健常者群における^{62}Cu-ATSM PETの統計学的解析（SPM）画像．健常者群と比較して，患者群で有意に集積が増加している部位を表示している．運動野・運動関連皮質における集積増加が認められる．B）ALS患者群における，両側運動野への集積とALSFRS-R（revised ALS functioning rating scale）で評価した重症度との相関関係．ALSFRS-Rは点数が低いほど重症であるため，集積と重症度との間に有意な正の相関がみられる．文献3より引用．

おわりに

　本稿では，^{62}Cu–ATSM PET による酸化ストレスイメージングの有用性について概説した．酸化ストレスイメージングによって，ミトコンドリア病，PD，ALS の患者生体脳における酸化ストレス増強，および神経変性への関与を明らかにできた．さらにわれわれは，慢性期脳虚血性疾患における有用性も別に示している[20]．また，Crouch らは，非放射性 Cu–ATSM の経口投与による SOD1 変異 ALS モデルマウスにおける治療効果も報告しており[21]，Cu–ATSM は ALS に対する新たな治療薬としても期待されている．

　このように，^{62}Cu–ATSM は有用であるが，その短い半減期やジェネレータ供給の制約が問題であった．このためわれわれは，現在では ^{62}Cu–ATSM に代わって，長い半減期（約12時間）をもち自施設で合成可能な ^{64}Cu–ATSM を導入しており，さらに PET/MRI 一体型スキャナで撮影を行うことで，より精度の高い酸化ストレスイメージング研究を開始している．われわれは現在，アルツハイマー病患者を対象とした研究に取り組んでおり，^{11}C–PiB PET と比較することで，アミロイド蓄積と関連する酸化ストレス増強が明らかになりつつある．

　今後の目標として，^{11}C–PiB によるアミロイドとの対比のように，他の PET バイオマーカー，例えばタウタンパク質[22]，神経炎症（TSPO）[23]，ミトコンドリア呼吸鎖活性[24] などとの組合わせによって，神経変性と酸化ストレスとの関係を，より具体的・詳細に解明することをめざしている．さらに，PET 酸化ストレスイメージングの発展によって，創薬への貢献が期待される．すなわち，これまでの成果は，ミトコンドリア保護や抗酸化作用を有する新たな治療薬の開発が，脳神経疾患の治療戦略にとって重要であることを示している．加えて PET 分子イメージングは，生体における新薬の動態や効果を直接的・経時的に評価するツールにもなりうる．脳神経疾患における病態解明と創薬の両面において，酸化ストレスイメージングの果たす役割は今後ますます大きくなると期待される．

文献

1) Ikawa M, et al：Mitochondrion, 9：144–148, 2009
2) Ikawa M, et al：Nucl Med Biol, 38：945–951, 2011
3) Ikawa M, et al：Neurology, 84：2033–2039, 2015
4) Okazawa H, et al：Q J Nucl Med Mol Imaging, 58：387–397, 2014
5) Neishi H, et al：Eur Neurol, 78：161–168, 2017
6) Lenaz G, et al：Ann N Y Acad Sci, 959：199–213, 2002
7) Zhang J, et al：Biochem Mol Biol Int, 46：71–79, 1998
8) Indo HP, et al：Mitochondrion, 7：106–118, 2007
9) Floyd RA：Proc Soc Exp Biol Med, 222：236–245, 1999
10) Abeliovich A：Nature, 463：744–745, 2010
11) Kiernan MC, et al：Lancet, 377：942–955, 2011
12) Querfurth HW & LaFerla FM：N Engl J Med, 362：329–344, 2010
13) Fujibayashi Y, et al：J Nucl Med, 38：1155–1160, 1997
14) Fujibayashi Y, et al：Nucl Med Biol, 26：117–121, 1999
15) Yoshii Y, et al：Nucl Med Biol, 39：177–185, 2012
16) Donnelly PS, et al：Proc Natl Acad Sci U S A, 109：47–52, 2012
17) Ikawa M, et al：Eur Neurol, 67：232–237, 2012
18) Tsujikawa T, et al：Brain Dev, 32：143–149, 2010
19) Ikawa M, et al：Mitochondrion, 13：676–680, 2013
20) Isozaki M, et al：Eur J Nucl Med Mol Imaging, 38：1075–1082, 2011
21) Soon CP, et al：J Biol Chem, 286：44035–44044, 2011
22) Maruyama M, et al：Neuron, 79：1094–1108, 2013
23) Ikawa M, et al：J Nucl Med, 58：320–325, 2017
24) Tsukada H, et al：Eur J Nucl Med Mol Imaging, 41：755–763, 2014

＜筆頭著者プロフィール＞

井川正道：2000 年に福井医科大学を卒業後，'11 年に医学博士号を取得し，'13 年から米国 NIH に留学．現在は，福井大学で脳神経内科副科長，遺伝診療部副部長，高エネルギー医学研究センター兼任教員として，研究・臨床に当たっている．主な研究テーマは，ミトコンドリア・酸化ストレスを中心とした，PET/MRI 分子イメージングによる脳神経疾患の病態解明であり，神経内科学，臨床遺伝学，神経画像学の各領域を融合し，研究から臨床への応用に取り組んでいる．

第3章 ミトコンドリア疾患の診断技術と治療戦略

Ⅲ. 治療技術・治療薬開発

6. ミトコンドリア標的型ナノDDSが創る未来医療

山田勇磨, 原島秀吉

> 多彩な機能を有するミトコンドリアへ目的分子を送達するdrug delivery system（DDS）は, 医療・ライフサイエンス分野の発展に大きく貢献すると期待されている. 本稿では, DDS研究者の立場から, 「ミトコンドリアDDS研究の魅力を伝えること」を目標とし, さらに, 「ミトコンドリアを標的とする未来医療の可能性」も提示したい. ここでは, ミトコンドリアを標的とするナノDDSについて概説するとともに, われわれが創製したミトコンドリア標的型ナノDDS "MITO-Porter" の開発研究に関して紹介する.

はじめに

多彩な機能を有するミトコンドリアへ目的分子を送達するDDS（drug delivery system）は, 医療・ライフサイエンス分野の発展に大きく貢献すると期待されている. ミトコンドリアを標的とする意義については, ミトコンドリア研究の第一線で活躍されている本書に執筆の先生方の稿を参考にしていただきたい. 本稿では, DDS研究者の立場から, 「ミトコンドリアDDS研究の魅力を伝えること」を目標とし, さらに, 「ミトコ

ンドリアを標的とする未来医療の可能性」も提示したい. ノーベル賞受賞者を多数輩出するミトコンドリア科学研究は, 古くから世界中で精力的に進められているが, それとは対照的にミトコンドリアDDS研究の歴史は浅く, 著者が研究を開始した2002年当時は, ミトコンドリアDDSに関する研究はほとんどなかった. それから20年近くの月日が経ち, 現在までに, ミトコンドリアへの分子送達の重要性は十分に認識され, DDS分野の総説においてもミトコンドリアDDSの開発状況がたびたび紹介されるようになった[1)2)].

[略語]

CPC: cardiac progenitor cell（心筋前駆細胞）
DDS: drug delivery system（薬物送達システム）
DHE: dihydroethidium
DQA: dequalinium
GFP: green fluorescent protein（緑色蛍光タンパク質）
MTS: mitochondrial targeting signal（ミトコ

ンドリア移行性シグナル）
POC: proof of concept
TOM/TIM: translocator of mitochondrial outer membrane/inner membrane
TPP: triphenylphosphonium
TUNEL: terminal deoxynucleotidyl transferase (TdT) –mediated dUTP nick end labeling

---

Mitochondria targeting nano capsules create innovative therapy
Yuma Yamada/Hideyoshi Harashima : Faculty of Pharmaceutical Sciences, Hokkaido University（北海道大学大学院薬学研究院）

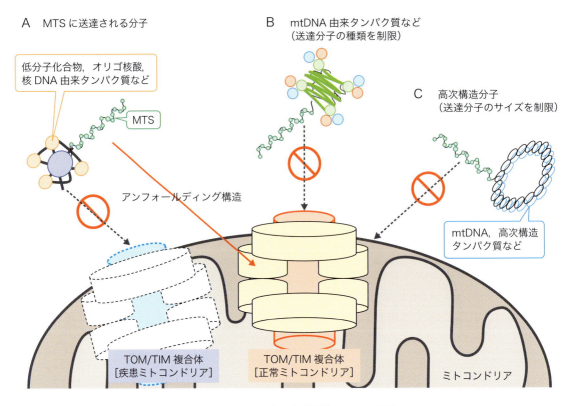

図1　MTSによる分子送達機構とその問題点

　2010年頃までに報告されたミトコンドリアDDSは，ミトコンドリア移行性素子を送達分子に直接付加するタイプのものが大半を占めていた．例えば，ミトコンドリア移行性を有するペプチド・MTS (mitochondrial targeting signal) は，低分子・内因性タンパク質のミトコンドリアを標的とする送達戦略として非常に有望である（**図1**）．一方で，非常に狭い透過孔であるTOM/TIM (translocator of mitochondrial outer membrane/inner membrane) 複合体を通過するため，分子の大きさに上限があり高次構造を有する核酸などの送達は不可能である[3]．また，ミトコンドリアDNA由来のタンパク質は疎水性が非常に高いためアンフォールディング構造を形成できず，TOM/TIM複合体を介したミトコンドリア内への送達はできない[4]．したがって，MTSを用いた送達戦略では，ミトコンドリア病の大半を占める呼吸鎖異常の治療は困難である．また，ミトコンドリアタンパク質輸送機構が機能異常を示すX-linked human deafness-dystonia syndromeも報告されており[5]，MTSによる送達戦略が適応不可能な疾患も多数存在する．

　これらの課題を解決する戦略として，ナノ技術を駆使したDDS開発が注目されており，送達分子をミトコンドリアまで届けるナノマシン開発研究が進められている[6]．読者の皆さんは，『ナノマシン』と聞いてどのようなものを想像するだろうか？　20世紀に発表されたアメリカ映画『ミクロの決死圏』(1966年），手塚治虫作漫画『38度線上の怪物』(1953年) などのScientific Fictionの世界では，"超小型のナノマシンに人が搭乗して体内を探索する"ことが描かれている．これらのコンセプトは，20世紀最大の技術革新といえる『アポロ計画・月面着陸』の成功（1969年）の前に発表されていたことになる．21世紀は，小宇宙と表現される人体を探索するナノマシン開発に向けた取り組みが進んでおり，『ナノ計画・人体探索』が実現すれば今世紀最大の技術革新となるだろう．

　さて皆さんは，20世紀後半のReal worldにおいて医療用ナノマシンが開発されており，疾患治療に応用されていることをご存知だろうか？　現時点では搭乗す

るのは人ではなく薬であるが，A. D. Bangham博士によって発見された脂質二重膜小胞リポソームは，医薬品や化粧品に応用されており，現在活躍するナノマシンとして注目されている．例えば，抗がん剤を内封したリポソームDoxilは，がん組織への集積能を高め，高い抗がん作用と副作用の軽減を実現した体内動態制御型のナノマシンとして有名である[7]．ミトコンドリアへの分子送達を実現するためには，細胞内動態を制御しオルガネラに到達するさらに高機能な未来型DDSの開発が求められる．本稿では，ミトコンドリアを標的とするナノDDSについて概説するとともに，われわれが創製したミトコンドリア標的型ナノカプセル"MITO-Porter"の開発研究に関して紹介する．

1 ミトコンドリアナノ標的型DDS 開発の現状

ミトコンドリア移行性素子などの修飾を必要とするDDSは，送達物質の種類・大きさ，操作の煩雑性，送達分子の失活，その他にも細胞導入能の欠如など，解決すべき課題が山積している．複合粒子およびベシクルを含むナノDDSは，さまざまな送達分子をDDS内部に封入し，細胞内動態を制御する機能性分子を搭載できる．ここでは，ミトコンドリア薬物送達のためのナノDDSに関する物性，送達戦略，送達分子などに関する情報を概説する．

複合粒子を構成する材料として使用される高分子ポリマーは，化学的修飾や標的リガンドの連結が容易なため，他の材料よりも多くの利点を有する．Sharmaらは，ミトコンドリア標的リガンドとして報告されていた脂溶性カチオン物質・TPP（triphenylphosphonium）を含むABC miktoarmポリマーを合成し，本ポリマーが自己組織化されたミトコンドリア標的型複合粒子を開発し，CoQ10の封入およびミトコンドリア送達に成功している[8]．Leeらは，ミトコンドリアにDNAを送達するためのMTS-PEI（MTS結合ポリエチレンイミン）を開発し，MTS-PEI/DNA複合粒子を形成し，本粒子が生細胞ミトコンドリアへ送達されることを確認している[9]．Adhyaらは，*Leishmania tropica*のRIC1（RNA輸送複合体1型）がミトコンドリアRNA輸送にとって重要な因子であることを見出した．彼らは，RIC1とtRNAからなる複合体を形成させ，ヒト細胞内でtRNAをミトコンドリア内へ輸送し，ミトコンドリア変異疾患細胞の呼吸活性を上昇させることに成功している[10]．

ミトコンドリア標的型ベシクルとして，V. Weissigの研究室で開発されたDQAsomes，TPP修飾リポソーム（TPP-LP）[11][12]，われわれが開発したMITO-Porter[13][14]が報告されている．V. Weissigらは，正に荷電した脂溶性化合物であるDQA（dequalinium）からなるリポソーム（DQAsomes）とpDNAの複合体（DQAplexes）を調製し，ミトコンドリアと接触するとpDNAを選択的に放出することを報告した[11]．さらに，DQAplexesはpDNAを保持した状態で細胞に取り込まれ，エンドソームを脱出し，ミトコンドリアに近接してpDNAを放出することを報告した[15]．本送達戦略はミトコンドリアを標的としたpDNA送達ベシクルとして非常に画期的な戦略であるが，ミトコンドリア近傍のpDNAがミトコンドリア内に送達されるためには，さらなるDDSの改良が期待されている．

2 ナノカプセル型ミトコンドリア DDS・MITO-Porter

ミトコンドリアは細胞内で活発に融合・分裂をくり返し，相互に生体分子（核酸，タンパク質など）を共有している．われわれはこの点に着目し，ミトコンドリアと膜融合可能なリポソーム，MITO-Porterの開発に成功している（特許第5067733号）[13][14]（**図2**）．本戦略では，「膜融合を介して内封分子をミトコンドリアへ送達する」ため，送達分子の物性やサイズを制限しない．MITO-Porterがミトコンドリアまで内封分子を送達可能であるか否かを検証するため，高分子モデルGFP（green fluorescent protein）を内封したMITO-Porterを細胞に添加し，ミトコンドリアへの分子送達を評価した．MITO-Porterの細胞内動態を共焦点レーザースキャン顕微鏡によって観察した結果，内封物質GFPがミトコンドリアまで送達される様子が観察できた[13]．さらに，蛍光観察よりも分解能の高い電子顕微鏡を用いた評価を行い，直径10 nmの金コロイドがミトコンドリア内部まで送達されていることを確認した[13]．

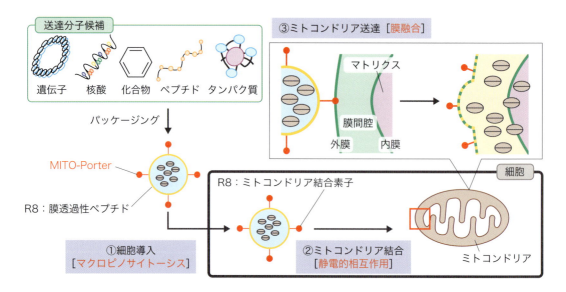

図2　MITO-Porterによるミトコンドリア分子送達戦略
正電荷を有する膜透過性ペプチドR8が表面修飾されているMITO-Porterは，マクロピノサイトーシスを介して細胞内に取り込まれ（①），静電的相互作用を介して負電位を有するミトコンドリアと結合し（②），膜融合を介して内封分子をミトコンドリアに送達する（③）．本戦略では，「膜融合を介して内封分子をミトコンドリアへ送達する」ため，送達分子の物性やサイズを制限しない．

　MITO-Porterを発表した2008年から数年は，『細胞膜・ミトコンドリア膜突破能を有するDF-MITO-Porterの構築』[16]，『ミトコンドリア移行性素子を利用したミトコンドリア選択的送達』[17] などの基礎研究を中心に，ミトコンドリア，細胞，動物を対象にミトコンドリア標的型DDSの基盤技術の確立に集中的にとり組んだ．（独）医薬基盤研究所が公募した先駆的医薬品・医療機器研究発掘支援事業に『ミトコンドリアDDSの開発』に関する研究を採択していただいた2010年からは，実臨床（ヒト）を強く意識するようになった．ミトコンドリア創薬・治療を実現するためには，異分野研究者・臨床家の協力が必要不可欠であると考え，『ミトコンドリアとDDS』と題したシンポジウムを3年間開催し，ミトコンドリアDDSが医療・ライフサイエンスに大きなインパクトをもたらす可能性とミトコンドリア創薬・治療に関する研究の重要性を議論した．プロジェクト終了年の2013年までには，難治性疾患に苦しむ多くの患者さんを救うミトコンドリアナノ医薬品の開発研究に賛同してくださる仲間として，多彩な基礎分野研究者および臨床家とのネットワークを築くことに成功した．

　共同研究の成果として，2019年までにミトコンドリアを標的としたナノ医薬品開発研究としてMITO-Porterを基盤技術とした，細胞治療[18]，がん[19,20]，虚血性疾患治療[21]，遺伝子治療[22,23] に関する一定の研究成果を得ている．次節からは，『細胞治療』の研究成果として「ミトコンドリア強化細胞（MITO Cell）を用いた移植療法」に関連する話題を提供する．

3　ミトコンドリア強化細胞（MITO Cell）を用いた移植療法

　心筋前駆細胞（cardiac progenitor cell：CPC）移植は，心筋症に対する治療法として大規模臨床試験において，その有用性が認められている[24]．一方で，持続的な移植効果維持が困難とされており，移植細胞のミトコンドリア機能不全などが原因として報告されている．また，心不全マウスを用いた研究において，生着率が低いことが報告されている[25]．ここでは，酸化ストレス発生源であり細胞内ATP産生を担うミトコンドリアを強化した心筋前駆細胞（MITO Cell）を製造し，ドキソルビシン心筋症モデルマウスを用いた細胞移植の治療有効性の検証実験を紹介する（**図3A**）．

　MITO Cellの構築は，MITO-Porterを用いてCPC

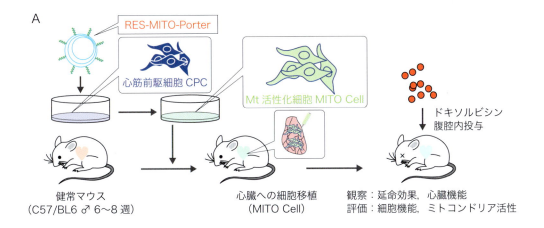

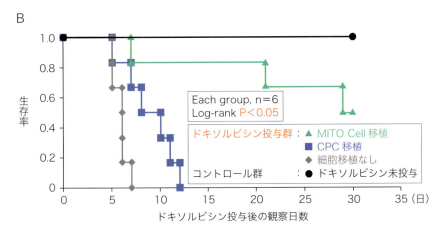

図3 MITO Cellを用いた細胞移植療法の概要と治療効果
A) MITO Cellを用いた細胞移植療法の検証実験概要図．B) ドキソルビシン投与後の生存率試験の結果．

のミトコンドリアに抗酸化能・ミトコンドリア代謝能亢進能を有する機能性分子レスベラトロールを送達し構築した．MITO Cellの細胞移植治療効果を，ミトコンドリア毒性が発症要因の1つとして報告されているドキソルビシン心筋症モデルマウスを用いて評価した（**図3A**）．MITO Cell移植後に，ドキソルビシンを腹腔投与し継時的に生存率を評価した（**図3B**）．ドキソルビシン心筋症モデルは非常に強い毒性モデルであり，未処置群ではドキソルビシン投与7日間で全滅した．従来法であるCPC移植群では治療効果は観察されたが，2週間以内にすべての個体が死亡した．一方で，MITO Cell移植群では1カ月後において半数以上が生存していることを確認した[18]．また，断層心エコー法を用いてドキソルビシン心筋傷害誘導した5週間後の

マウス心臓の左室短縮率（心機能）を評価した結果，MITO Cell移植群で左室短縮率が健常群と同程度まで回復していることが確認された[18]．

次に，活性酸素マーカー・DHE（dihydroethidium）陽性細胞をカウントし，細胞移植後の心臓組織の酸化ストレス状態を評価した．健常マウス群のDHE陽性細胞率と比較して，細胞移植未処置群およびCPC移植群では有意に高いDHE陽性細胞率を示した（**図4A**）[18]．一方，MITO Cell移植群ではDHE陽性細胞の増加を抑制する傾向を観察した．さらに，TUNEL〔TdT（terminal deoxynucleotidyl transferase）-mediated dUTP nick end labeling〕法を用いて，心臓組織中のアポトーシス陽性細胞をカウントしアポトーシス誘導率を算出した．こちらの評価においてもMITO

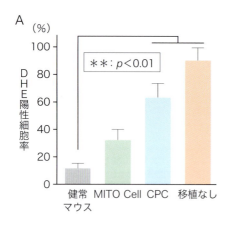
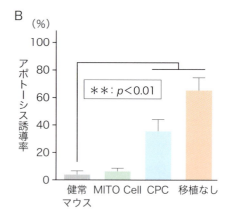

図4　細胞移植後の心筋組織の細胞機能評価
A）心筋組織のDHE陽性細胞率の算出．B）心筋組織のアポトーシス誘導率の算出．

Cell移植群では健常マウス群と同程度のレベルまでアポトーシス誘導が抑制されていることを確認した（図4B）[18]．本研究は，ミトコンドリアへの薬物送達が心筋細胞移植療法の成績向上に寄与する可能性を検証する世界初の試みである．今後は，ヒト心筋前駆細胞を用いた自主臨床研究を進めていく予定である．

おわりに

本稿で紹介した研究成果も含めこれまで共同研究により，単独グループでは決して成し得なかった，多くの実りある成果を得ている．現在は，さらに共同研究を加速させるために，ミトコンドリアDDSの製剤化・情報提供・ラベル包装・配送方法を整備しており，多くの研究者の皆さんに「使っていただけるDDS」をめざして共同研究を拡大している．本システムは2014年から稼働し，国内57件，海外3件の実績があり，今後さらに拡大していきたいと考えている．「MITO-Porterを使ってみたい」と興味をおもちの方はぜひご連絡をいただきたい（u-ma@pharm.hokudai.ac.jp）．さらに，一般社団法人・こいのぼりが運営する「ミトコンドリア病」の新しい治療法の研究開発をめざす創薬プロジェクト「7 SEAS PROJECT」（https://7sp.life/）に参画し，医療・経済・社会への貢献をめざした活動にかかわっている．2018年12月25日には，バイオベンチャー企業であるLUCA Science（https://luca-science.com/）が設立されMITO-Porter技術を基盤とする『ミトコンドリア標的型ナノ医薬品』の開発研究をさらに加速している．『ミトコンドリア標的型ナノ医薬品の開発』を実現するためには，研究機関が強力なPOC（proof of concept）を得ることは必須であり，産官学の連携も必要不可欠である．さらに，患者・家族の皆さんとともに『開発』を進めていくことも非常に重要であると思い，7 SEAS PROJECTに参画している．今後さらにミトコンドリアDDS研究を発展させ，患者・家族の皆さんとともに『ミトコンドリア標的型ナノ医薬品』でミトコンドリアに関連する病気が治る時代を創ることに貢献していきたい．

文献

1) Yamada Y & Harashima H：Adv Drug Deliv Rev, 60：1439-1462, 2008
2) Biswas S & Torchilin VP：Adv Drug Deliv Rev, 66：26-41, 2014
3) Endo T, et al：J Biochem, 118：753-759, 1995
4) Owen R IV, et al：Hum Gene Ther, 11：2067-2078, 2000
5) Tranebjaerg L, et al：J Med Genet, 32：257-263, 1995
6) Kajimoto K, et al：J Control Release, 190：593-606, 2014
7) Oku N, et al：Int J Cancer, 58：415-419, 1994
8) Sharma A, et al：Biomacromolecules, 13：239-252, 2012
9) Lee M, et al：J Drug Target, 15：115-122, 2007
10) Jash S, et al：Mitochondrion, 12：262-270, 2012
11) Weissig V, et al：J Control Release, 75：401-408, 2001
12) Weissig V：Pharm Res, 28：2657-2668, 2011
13) Yamada Y, et al：Biochim Biophys Acta, 1778：423-432, 2008

14) Yamada Y & Harashima H：Handb Exp Pharmacol, 240：457-472, 2017

15) D'Souza GG, et al：J Control Release, 92：189-197, 2003

16) Yamada Y & Harashima H：Biomaterials, 33：1589-1595, 2012

17) Yamada Y, et al：J Pharm Sci, 105：1705-1713, 2016

18) Abe J, et al：J Control Release, 269：177-188, 2018

19) Takano Y, et al：Nanoscale, 9：18690-18698, 2017

20) Yamada Y, et al：J Pharm Sci, 106：2428-2437, 2017

21) Yamada Y, et al：J Control Release, 213：86-95, 2015

22) Furukawa R, et al：Biomaterials, 57：107-115, 2015

23) Ishikawa T, et al：J Control Release, 274：109-117, 2018

24) Ishigami S, et al：Circ Res, 116：653-664, 2015

25) Penicka M, et al：Circulation, 112：e63-e65, 2005

＜筆頭著者プロフィール＞

山田勇磨：2003年に北海道大学薬学部を卒業，薬剤師免許を取得，'05年に同大学大学院薬学研究科修士・博士課程に進学，'06年日本学術振興会特別研究員，'07年同助手に着任，'08年博士（薬学）取得，同助教に昇進．'11年東日本大震災医療救護班として復興支援活動に従事．'16年に，現職の准教授に着任．'19年よりLUCA Scienceの科学顧問を兼任．日本薬学会奨励賞，日本DDS学会奨励賞，日本酸化ストレス学会奨励賞，日本核酸医薬学会奨励賞など受賞.

> 第3章 ミトコンドリア疾患の診断技術と治療戦略

Ⅲ. 治療技術・治療薬開発

7. ミトコンドリア機能改善薬MA-5による ミトコンドリア異常症治療

鈴木健弘，阿部高明

> ミトコンドリア機能異常によるATPの減少，酸化ストレスの増加とアポトーシスなどによる
> 細胞障害によって引き起こされるミトコンドリア病は確立した治療法のない難治性疾患であ
> る．ミトコンドリア病では多彩な心疾患，腎疾患，神経障害が合併する一方で，ミトコンドリ
> ア関連遺伝子異常の背景をもたない心疾患，腎疾患や神経難病の病態にもミトコンドリア機能
> 異常がかかわる．このためミトコンドリアを標的とした治療法はミトコンドリア病のみなら
> ず，ミトコンドリア機能異常がかかわる疾患群の治療法として注目されている．最近われわれ
> が開発した新規のミトコンドリア機能改善薬MA-5は異なる遺伝的背景をもつミトコンドリア
> 患者由来細胞の生存率を改善し，ミトコンドリア病モデルマウスと急性腎障害モデルマウスに
> 治療効果を示した．

はじめに

　生体エネルギー産生の90％以上を担うミトコンドリアの機能異常によるATPの減少，酸化ストレスの増加とアポトーシスなどにより引き起こされるミトコンドリア病は確立した治療法のない難治性疾患群である．神経，心臓，腎臓，筋肉，感覚器など高度に分化した細胞で構成され，その豊富なミトコンドリアによるATP産生に依存する臓器はミトコンドリア病患者において多彩な臓器障害を呈する．一方で明らかな遺伝性のミトコンドリア機能異常がない患者の神経変性疾患や，虚血性心疾患，心筋症，心不全，急性腎障害（AKI），慢性腎臓病（CKD），糖尿病性腎症，高血圧症や薬剤性腎障害などでもミトコンドリア機能異常がその病態機序に深くかかわる．このためミトコンドリアを標的とした治療はミトコンドリア病患者のみならず，神経難病や難治性の心疾患・腎疾患患者の新たな治療戦略としても近年注目を集めている．

1 ミトコンドリア病と ミトコンドリア機能異常

　ミトコンドリアは細胞内エネルギー産生の90％以上を担い，ミトコンドリア機能異常はATP産生の減少，mtROS（ミトコンドリア由来活性酸素種）の増加と障害ミトコンドリアから放出されるcytochrome Cなど

MA-5: Mitochondria-targeting drug for mitochondrial diseases
Takehiro Suzuki[1][2] /Takaaki Abe[1]~[3] : Division of Nephrology, Endocrinology, and Vascular Medicine, Tohoku University Graduate School of Medicine[1] /Division of Medical Science, Tohoku University Graduate School of Biomedical Engineering[2] /Department of Clinical Biology and Hormonal Regulation, Tohoku University Graduate School of Medicine[3]
（東北大学病院腎高血圧内分泌科[1]／東北大学大学院医工学研究科分子病態医工学分野[2]／東北大学大学院医学系研究科病態液性制御学分野[3]）

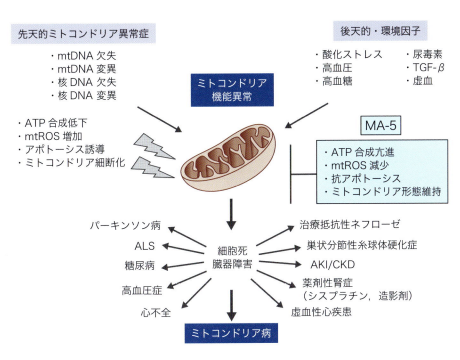

図1　ミトコンドリア機能異常とミトコンドリア病

のアポトーシスシグナルなどによりさまざまな病態を引き起こす[1]（**図1**）．ミトコンドリア病患者では中枢神経，骨格筋，心臓，腎臓，肝臓に加えて眼や耳などの感覚器も障害される．ミトコンドリア病はミトコンドリア内でのATP合成，アミノ酸/脂質/タンパク質の輸送，酸化ストレスの除去等のミトコンドリア機能と構造維持にかかわるさまざまな遺伝子の異常によって引き起こされる[1]．現在のところミトコンドリア病患者の治療は各臓器障害に対する対症療法を行うしかなく，ミトコンドリアでのエネルギー代謝の改善をめざしてエネルギー代謝にかかわるビタミン類（ナイアシン，ビタミンB1, B2, C）や電子伝達系の電子供与

[略語]

- **AKI**：acute kidney injury
- **CJ**：cristae junction
- **CKD**：chronic kidney disease
- **CoQ10**：coenzyme Q10
- **CPEO**：chronic progressive external ohptalmoplegia（慢性進行性外眼筋麻痺症候群）
- **GSH**：gluthatione
- **IM**：inner membrane（ミトコンドリア内膜）
- **IMS**：intermembrane space
- **KSS**：Kearns–Sayre syndrome（カーンズ・セイヤー症候群）
- **LHON**：Leber hereditary optic neuropathy（レーバー遺伝性視神経萎縮症）
- **LS**：Leigh syndrome（Leigh脳症）
- **MA-5**：mitochonic acid 5
- **MELAS**：mitochondrial myopathy, encephalopathy, lactic acidosis, stroke–like episodes（ミトコンドリア脳筋症・乳酸アシドーシス・脳卒中様発作症候群）
- **MERRF**：myoclonic epilepsy associated with ragged–red fiber（赤ぼろ線維・ミオクローヌスてんかん症候群）
- **MINOS**：mitochondrial inner membrane organizing system
- **mPTP**：mitochondrial permeability transition pore
- **mtDNA**：mitochondrial DNA
- **mtROS**：mitochondria derived reactive oxygen species
- **nDNA**：nuclear DNA
- **NQO1**：NADPH quinone oxidase1
- **OM**：outer membrane（ミトコンドリア外膜）
- **OXPHOS**：oxidative phosphorylation
- **SOD**：superoxide dismutase

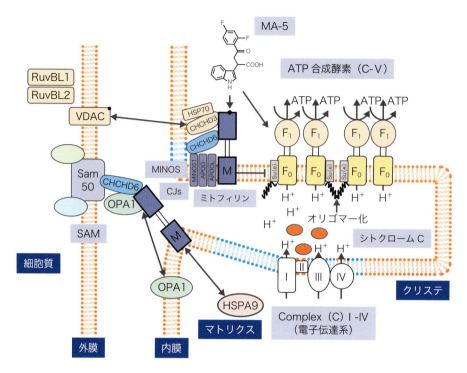

図2 ミトコンドリアの外膜，内膜，内膜クリステ構造，CJとMA-5，mitofilin，MINOS，ATP合成酵素二量体の相互作用

体であるCoQ10などが投与されるが，これらの有効性は十分に確立されたものはなく，ミトコンドリア病に対する疾患特異的な治療法の開発が切望されている．代表的なミトコンドリア病としては，MELAS，Leigh脳症（LS），MERRF，LHON，CPEO，カーンズ・セイヤー症候群（KSS）などがある．さらにミトコンドリア機能異常はより一般的な代謝性・変性疾患でも認められ，糖尿病，動脈硬化，高血圧症，パーキンソン病，筋萎縮性側索硬化症（ALS）などの病態にかかわる（**図1**）[1)2)]．

ミトコンドリアは細糸状のネットワークが細胞質全体に広がる形態をしており，分裂（fission）によって糸状のミトコンドリアから棍状/節状〜球状の形態となり，融合（fusion）により糸状の形態に戻る．この変化はミトコンドリアダイナミクスとよばれ，ミトコンドリアの生理と病理の両者に関与する[2)]（第1章-Ⅰ-1）．

ミトコンドリアは内膜（IM）と外膜（OM）の二重膜構造からなり，内膜と外膜の間のIMS（intermembrane space）と内膜内のマトリクスに分割され，IMが内側にくびれたクリステ（cristae）をもち，その根元の部分がCJs（cristae junctions，クリステ接合部）である（**図2**）[3)]．ミトコンドリア呼吸鎖複合体の5つのタンパク質，complex Ⅰ〜Ⅴ（CⅠ〜Ⅴ）が内膜クリステに集積してプロトン勾配を利用した効率的なATP合成：酸化的リン酸化（oxidative phosphorylation：OXPHOS）を行うと同時に主にCⅠとCⅢから発生するmtROSはミトコンドリアのSOD2/MnSODやカタラーゼ，glutathione peroxidaseやGSHなどの抗酸化システムにより除去されるため細胞障害は防がれる．こうしてミトコンドリア内膜呼吸鎖複合体の電子伝達系（CⅠ-CⅣ）とATP合成酵素（CⅤ）によるOXPHOSによる高効率なエネルギー産生/ATP産生が維持される（**図2**）[1)4)]．

2 腎疾患とミトコンドリア機能異常

腎臓は組織単位重量あたりのミトコンドリア量と酸素消費量がそれぞれ心筋と脳に次いで多い臓器である[4)5)]．さらに近位尿細管は好気的条件下でATP産生

を担うTCA回路によるエネルギー代謝に依存し，低酸素・嫌気的条件下でATP産生を担う解糖系の活性には乏しい特徴があり，虚血・低酸素，敗血症/ショック，シスプラチンや造影剤などの薬剤性腎障害により容易にミトコンドリア機能不全とATP産生低下から細胞機能不全と萎縮・細胞死・脱落に陥り，AKIが起きる[4)5)]．MELASなどのミトコンドリア病ではFanconi症候群などの尿細管障害が合併する[4)]．

糸球体を構成する糸球体上皮（podocyte）は糸球体濾過のバリア機能のために豊富な細胞骨格とスリット膜の特殊な結合タンパク質（nephrin, podocineなど）を合成する活発なエネルギー代謝を豊富なミトコンドリアで行う終末分化型細胞であり，先天的/後天的なミトコンドリア機能異常の病態を起こしやすい[6)]．また，治療抵抗性ネフローゼ症候群の患者にOXPHOSのエネルギー担体であるcoenzyme Qの合成酵素の変異が多数報告されている（*PDDS2*, *COQ2*, *COQ6*, *ADCK4*)[4)6)]．

ミトコンドリアDNA（mtDNA）の（4263A＞G, tRNA Ile）変異をはじめ複数のmtDNAの変異が母系遺伝の高血圧患者で報告され，高血圧発症へのミトコンドリアのかかわりが注目されている[7)]．近交系高血圧ラットモデルのspontaneous hypertension rat（SHR）においてCⅠ–CⅢ活性，SOD活性およびcytochrome C活性の低下とROS産生の増加が認められ，腎臓でのミトコンドリア呼吸鎖タンパク質遺伝子の発現低下と高血圧発症機序の関連が示唆される．

❸ ミトコンドリア心筋症と心疾患におけるミトコンドリア機能異常

ミトコンドリア心筋症とはミトコンドリアの機能や構造にかかわる遺伝子異常により主に心筋ミトコンドリアの酸化的リン酸化の障害により生じる心筋症である[8)9)]（第2章-Ⅱ-3参照）．病型は肥大型心筋症が最多とされ，それに次いで拡張型心筋症が多く，少数例であるが拘束型心筋症，左室心筋緻密化障害を合併することもある[10)]．MELASでは肥大型心筋症，WPW（Wolff-Parklinson White）症候群[11)]，MERRFでは拡張型心筋症，WPW症候群[12)]，Kearns-Sayer症候群（KSS）では房室ブロック，心室内伝導障害，脚ブ

ロックやWPW症候群などの合併が報告されている[13)]．Barth症候群は伴性（X linked）遺伝で主に男児～若年男性に発症する新生児・乳児期重症心不全，ミオパチー，好中球減少症，成長障害をきたす重篤な疾患である[14)]．ミトコンドリア内膜の重要な膜脂質であるcardiolipinのリモデリングを司るアセチル基転移酵素のtafazzin（TAZ）遺伝子変異（Xq28）が原因であり，左室心筋緻密化障害，拡張型心筋症などが報告されている[14)]．

心筋梗塞などの虚血性心疾患のモデルである虚血再灌流においては急激なATP低下とミトコンドリアの再灌流後も継続する機能低下が細胞障害にかかわる[15)]．また再灌流時にはミトコンドリア機能低下で細胞内抗酸化機構が障害された状況で急激な酸素化によるROS増加により細胞やタンパク質，DNAの酸化による障害をきたし，Ca^{2+}の細胞内移動とともに細胞死（アポトーシス，もしくはネクローシス）を誘導する．さらにミトコンドリア機能障害によりCa^{2+}の正常な膜輸送機構やNO産生の障害で心筋の細胞・臓器障害が進行する悪循環が生じる[15)]．mPTPはミトコンドリアのATP合成酵素が形成する非特異的なミトコンドリア膜における陽イオンを非選択的に通す「穴」として機能し，H^+やCa^{2+}が制御されずにIMを移動して細胞膜電位低下，ミトコンドリア機能低下とミトコンドリア内へのCa^{2+}流入によるカスパーゼの活性化などの機序によりアポトーシスを誘導する[16)]．いくつかの薬剤（cyclosporine, bendavia, exenatide）が実験モデルでmPTPを抑制して虚血再灌流障害を改善するが，まだ臨床での有効性は明らかではない[15)]．心不全においても心筋でのミトコンドリア機能低下に伴うATP産生低下とmtROS増加が認められ心不全進行に寄与する[17)]．また，ミトコンドリアではfissionとfusionのバランス（ミトコンドリアダイナミクス）のもとにその品質管理（quality control）がなされており，障害を受けたミトコンドリアの一部はfissionで他の健全なミトコンドリアと分離され，ミトコンドリア特異的なオートファジー機構であるマイトファジーにより除去される（第1章-Ⅲ-7参照）．一方fusionはミトコンドリアのエネルギー産生能を高めるように作用するため，心臓機能の維持に重要な機構となる．その反面異常に亢進したfusionは長期的には障害ミトコンドリア蓄積により心筋障害

の原因となる可能性もありfissionとfusionの適切なバランスが重要と考えられる[18].

4 ミトコンドリア病の治療

治験段階のミトコンドリア病治療薬としてはCoQ10アナログのidebenone（LHON, Leigh脳症患者）やNQO1に作用してGSH産生を促し，ミトコンドリアに取り込まれたGSHによるROS除去による細胞保護効果が期待されるEPI-743などがある．L-アルギニンはMELASに投与され，血管内皮細胞でのNO産生増加による血管拡張作用により脳卒中様発作の予防や発作後の回復促進の効果が認められる．しかし一部の病態（CoQ10合成障害に対するCoQ10投与など）を除きミトコンドリア病に対する特異的で有効な確立した治療効果の報告はまだなく，現在も心臓，腎臓，神経などの主要臓器障害への対症療法が主体である[1].

近年のミトコンドリア新薬候補として，ミトコンドリア内膜のcardiolipinに作用するbendavia（SS-31, MTP-131），ミトコンドリアに作用する抗酸化物質MitoQ，Mitochondrial energiticsをターゲットとしてPCG1α，PPARαなどのミトコンドリア機能を制御する転写因子の誘導薬としてbezafibrateやresevertolなどが培養細胞や動物実験モデルで有効である報告が増えているが確定的な結果はまだない[1][19].

ミトコンドリア心筋症の治療ではミトコンドリア病特異的治療法が確立していないため，一般の慢性心不全の治療に準じて，レニン・アンジオテンシン系阻害薬やβ遮断薬，あるいはアルドステロン阻害薬により心筋リモデリングの抑制効果と心臓負荷の軽減，心筋酸素消費量の抑制効果を目的とした治療が行われる[20].急性心不全時には利尿薬，PDE III阻害薬などの適応となる[9].心室頻拍〜細動などの致死的不整脈には電気的除細動や不整脈薬の適応となり，高度房室ブロックや致死性不整脈の高リスク患者にはペースメーカーやICD埋込も考慮される[13][20].心移植はBarth症候群などの幼少期より重篤な肥大型心筋症〜心不全を合併する患者には積極的適応がある[14].

心筋症，心不全の治療ではレニン・アンジオテンシン系阻害薬，β遮断薬，アルドステロン阻害薬の導入は多大な恩恵をもたらしたが[21]，これらは疾患の根本治療ではなく，心臓に対する交感神経刺激，液性因子（アンジオテンシン，アルドステロン）や圧負荷の軽減を介した治療であり，またその治療標的の特性から徐脈や低血圧のリスクと特に腎機能低下例での使用量制限がある[17].このため今後はミトコンドリア機能異常など心筋自体を標的とした治療法の開発が期待される[17][21].

5 ミトコンドリア機能改善薬MA-5の開発

われわれは植物の成長ホルモンでありオーキシンとしても知られるインドール-3-酢酸をリード化合物として，細胞内ATPを増加させる新規合成インドール化合物のMA-5を見出し，Leigh脳症，KSS，LHON，MELASの4つのミトコンドリア病患者由来線維芽細胞の酸化ストレス誘導細胞死モデルにMA-5を添加すると細胞生存率が濃度依存性に改善して，細胞内ATP量は増加する一方でmtROSは減少することを示した（**図3A**）[22].OXPHOSを担うC I，II，III，IVの個々の特異的阻害剤を投与してもMA-5によるLS患者細胞の細胞死抑制作用は減弱せず[22]，可溶化したウシ心臓由来のC I〜IVの個々の活性もMA-5の添加で変化がなかったことから[23]，MA-5の作用はミトコンドリア呼吸鎖タンパク質C I〜IVへの直接作用によるものではないと類推された．われわれはMA-5が結合タンパク質を介して作用すると仮定してその結合タンパク質を探索し，IMのCJsに存在するタンパク質複合体であるMINOSの主要構成タンパク質であるMitofilin/Mic60を同定した（**図3B**）[23].Mitofilinはミトコンドリア内膜の1回膜貫通型タンパク質であり，MINOS1，CHCHD3，CHCHD6，APOOLおよびAPOOとともにCJsのタンパク質複合体であるMINOSを構成してCJsの形成とOMからのタンパク質輸送を制御する（**図2**）[3].ATP合成の90％以上はクリステの内膜で行われるため[24]，CjsはOXPHOSの維持とミトコンドリア内膜の内外におけるATP基質のADPおよびATPの分離と合成の原動力となるH^+勾配の維持に必須の構造である[3][25].Mitofilinの欠失によりOXPHOSが低下し，CJsの形成不全からクリステ構造が欠損し[26]，アポトーシスシグナルのcytochrome C放出が亢進する表現型

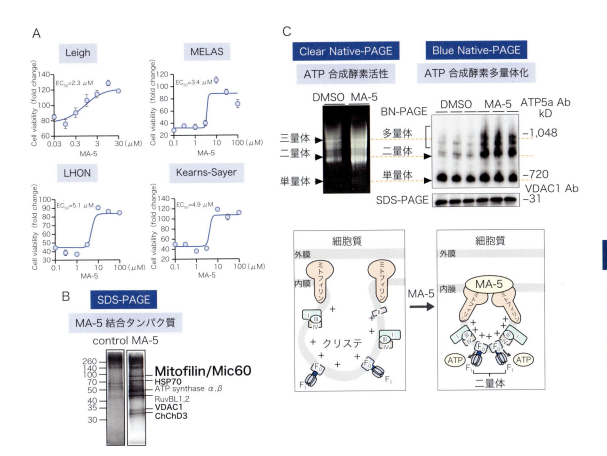

図3 MA-5のミトコンドリア病患者細胞保護作用とミトコンドリアの結合タンパク質，ATP合成酵素の多量体化促進とATP産生促成機序
A）MA-5は濃度依存性にミトコンドリア病患者細胞の生存率を上げる．C）MA-5はF1 F0 ATP合成酵素のオリゴマー化を促進しATP合成酵素活性を上昇させる．文献22, 23, 31より引用．

が現れる[27]．Mitofilinは，HSP70，CHCHD3やIMのfusionを担うOPA1と結合することが報告されており，Mitofilin，CHCHD3，CHCHD6，OPA1のそれぞれの欠失でクリステ構造が破壊され，細胞内ATP量を減少させることから，MA-5がこのMitofilin-MINOS複合体を介してATP合成に関与することが考えられた[3,28]．ダウン症候群やパーキンソン病，てんかん，統合失調症などの多様な病態とMitofilin-MINOS複合体の異常のかかわりが現在注目されている[3,28]．

次にわれわれはMA-5の細胞保護作用がCⅠ〜Ⅳ非依存的である実験データから，その作用機序としてATP合成酵素（F1 F0 ATP synthase，CⅤ）の二量体化を促進してATP産生を亢進するのではないかと仮定した．ATP合成酵素の二量体化はミトコンドリアにおいて，クリステ構造を維持し，ATP合成酵素（CⅤ）と電子伝達系呼吸鎖複合体（CⅠ-Ⅳ）およびATP/ADPキャリアーなどのATP合成タンパク質群の集約によりATP合成を効率化する[29,30]．老化した細胞ではATP合成酵素の二量体数が減少して内膜クリステが維持されずミトコンドリア機能が低下する[30]．われわれはウシ心臓由来ミトコンドリアにMA-5を添加して，タンパク質を変性させずにタンパク質重合体や酵素活性を維持したまま電気泳動するnative-PAGE法を用いて，MA-5が①ATP合成酵素の二量体化を促進すること，②その重合化した高位のATP合成酵素のバンドでATP合成活性が亢進していることを示した（**図3C**）[31]．さらにミトコンドリア病患者細胞のミトコンドリアにおける形態異常（fragmentation，dynamicsの低下）を

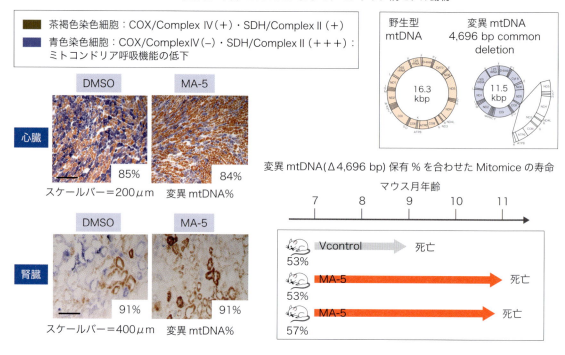

図4　MA-5はミトコンドリア病モデルマウスの心臓と腎臓のミトコンドリア呼吸機能を改善し寿命を延長する
文献23より引用.

MA-5が改善することを高解像度蛍光顕微鏡,タイムラプスイメージング,電子顕微鏡による評価で報告した[31].

ミトコンドリア病のKSSの変異mtDNAをミトコンドリアに導入したミトコンドリア病モデルマウス（Mitomice）にMA-5を長期投与すると,心臓と腎臓のミトコンドリア呼吸鎖タンパク質CIVのcytochrome c oxidase（COX）活性が上昇してミトコンドリア呼吸機能が改善し,短命なモデルマウスの寿命延長効果も認められた（**図4**）[23].また,マウスAKIモデルの虚血再灌流腎症とシスプラチン腎症でもMA-5は急性尿細管壊死と腎機能障害を有意に改善した[23].

以上の結果からMA-5はミトコンドリア内膜タンパク質のmitofilinに結合することでミトコンドリア特異性をもち,ATP合成酵素重合化によりmtROSを減少させながらATP合成を促進してミトコンドリア機能を改善する新たなmitochondria-homing drugとして,ミトコンドリア病やミトコンドリア機能異常が関与する心臓,腎臓,神経,代謝疾患の新たな治療薬となる可能性がある[22)23)31].

おわりに

ミトコンドリア機能異常によるミトコンドリア病は確立した治療法のない難治性疾患であり,その主要な合併症にミトコンドリア心筋症,不整脈やさまざまな腎疾患がある.一方,明らかなミトコンドリア病の背景をもたない一般の虚血性心疾患,心筋症,心不全,AKI,CKD,糖尿病性腎症,高血圧症,薬剤性腎障害や神経変性疾患の病態でもミトコンドリア機能異常が重要な役割を果たす.ミトコンドリアを標的とした治療薬はミトコンドリア病のみならず,より広く一般の難治性心疾患,腎疾患や糖尿病,神経疾患に対する新たな治療戦略となる可能性があり,今後の研究と臨床知見の進展に期待したい.

文献

1) Gorman GS, et al：Nat Rev Dis Primers, 2：16080,

2016

2) Archer SL：N Engl J Med, 369：2236-2251, 2013

3) Zerbes RM, et al：Biol Chem, 393：1247-1261, 2012

4) Emma F, et al：Nat Rev Nephrol, 12：267-280, 2016

5) Bhargava P & Schnellmann RG：Nat Rev Nephrol, 13：629-646, 2017

6) Imasawa T & Rossignol R：Int J Biochem Cell Biol, 45：2109-2118, 2013

7) Eirin A, et al：Hypertension, 65：264-270, 2015

8) El-Hattab AW & Scaglia F：Front Cardiovasc Med, 3：25, 2016

9) Meyers DE, et al：Tex Heart Inst J, 40：385-394, 2013

10) Finsterer J & Kothari S：Int J Cardiol, 177：754-763, 2014

11) El-Hattab AW, et al：Mol Genet Metab, 116：4-12, 2015

12) Wahbi K, et al：Neurology, 74：674-677, 2010

13) Kabunga P, et al：Int J Cardiol, 181：303-310, 2015

14) Clarke SL, et al：Orphanet J Rare Dis, 8：23, 2013

15) Ferrari R, et al：Circ J, 81：131-141, 2017

16) Halestrap AP & Richardson AP：J Mol Cell Cardiol, 78：129-141, 2015

17) Brown DA, et al：Nat Rev Cardiol, 14：238-250, 2017

18) Ong SB, et al：Cardiovasc Drugs Ther, 31：87-107, 2017

19) Szeto HH：J Am Soc Nephrol, 28：2856-2865, 2017

20) Bates MG, et al：Eur Heart J, 33：3023-3033, 2012

21) Gheorghiade M, et al：Circ Heart Fail, 9：doi:10.1161/CIRCHEARTFAILURE.115.002727, 2016

22) Suzuki T, et al：Tohoku J Exp Med, 236：225-232, 2015

23) Suzuki T, et al：J Am Soc Nephrol, 27：1925-1932, 2016

24) Pieczenik SR & Neustadt J：Exp Mol Pathol, 83：84-92, 2007

25) Koob S & Reichert AS：Biol Chem, 395：285-296, 2014

26) von der Malsburg K, et al：Dev Cell, 21：694-707, 2011

27) Yang RF, et al：Biochem Biophys Res Commun, 428：93-98, 2012

28) Feng Y, et al：J Cell Physiol, 234：3383-3393, 2019

29) Habersetzer J, et al：Int J Biochem Cell Biol, 45：99-105, 2013

30) Kühlbrandt W：BMC Biol, 13：89, 2015

31) Matsuhashi T, et al：EBioMedicine, 20：27-38, 2017

＜筆頭著者プロフィール＞

鈴木健弘：1996年，東北大学医学部卒業．2003年，東北大学大学院医学系研究科博士課程修了．'04年，東北大学21世紀COEプログラム「シグナル伝達病の治療戦略創生拠点」フェロー．'08年東北大学病院腎高血圧内分泌科助教．'13年からハーバード医学大学院Brigham and Women's Hospitalに留学，Bonventre JV教授に指導を受けた．'15年東北大学大学院医工学研究科特任准教授（現職）．現在の研究テーマはミトコンドリア機能異常症の病態解明と治療法の開発．

第3章 ミトコンドリア疾患の診断技術と治療戦略

Ⅲ. 治療技術・治療薬開発

8. MITOL活性化薬による抗老化作用

吉村知久，徳山剛士，柳　茂

細胞のミトコンドリアに局在するMITOL（mitochondrial ubiquitin ligase）は，ミトコンドリア外膜に局在するE3ユビキチンリガーゼであり，ミトコンドリア分裂因子であるhFis1，Drp1をユビキチン化し，分解を促進する．また，ミトコンドリアに蓄積する変性タンパク質を分解することで細胞内毒性を軽減し，ミトコンドリアの品質管理に関与することが知られている．本稿では，MITOLがミトコンドリア機能の上昇，抗老化のターゲット分子になると考え，ミトコンドリア機能活性化による抗老化の可能性に関してわれわれの最新研究成果を紹介する．

はじめに

　ミトコンドリア機能は老化のプロセスと密接な関連があり，ミトコンドリア機能不全によるATP産生能の低下や代謝異常，活性酸素種（ROS）の漏出などが老化を促進すると考えられている．ミトコンドリア機能不全の要因として，ミトコンドリアDNAの変異や欠失，ミトコンドリアダイナミクス異常などの関与が報告されている[1]．一方，ミトコンドリア機能改善による抗老化を検討した研究はほとんどない．

　われわれは，これまでにMITOLの機能解析を通し

てミトコンドリアダイナミクスを調節する機構を明らかにしてきた．今回，MITOLを活性化することで，ミトコンドリア機能を改善し，抗老化に寄与する可能性を見出した．本稿では，われわれが明らかにした最新の知見を紹介する．

1 MITOLの機能解析と疾患との関連性について

　MITOLはわれわれが2006年に発見した新規のミトコンドリアに局在する膜型ユビキチンリガーゼである[2]．N末端にユビキチンリガーゼ活性を有するRING fingerドメイン，さらに，膜貫通ドメインを4つもち，RING fingerドメインを細胞質側に向けてミトコンドリア外膜に局在している．われわれはMITOLに関してミトコンドリアダイナミクスの制御を介してミトコンドリアの品質管理に関与していることを見出してき

[略語]
MAM：mitochondria-associated ER membrane
MAP1B-LC1：microtubule-associated protein 1B light chain1
MITOL：mitochondrial ubiquitin ligase
SOD：superoxide dismutase

Anti-aging effects by MITOL function regulation
Tomohisa Yoshimura[1] /Takeshi Tokuyama[2] /Shigeru Yanagi[2]：R & D Laboratories, Self-Medication, Taisho Pharmaceutical Co. Ltd.[1] /Laboratory of Molecular Biochemistry, School of Life Sciences, Tokyo University of Pharmacy and Life Sciences[2]（大正製薬株式会社セルフメディケーション開発研究所[1] /東京薬科大学生命科学部分子生化学研究室[2]）

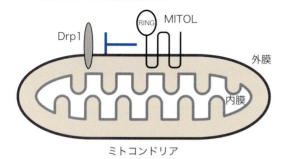
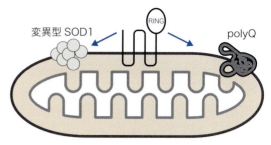
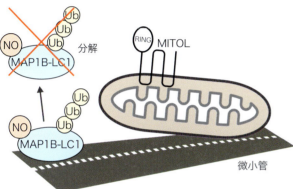
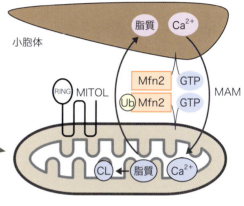

図1　MITOLによるミトコンドリア機能の制御機構
A) MITOLはDrp1の過剰な蓄積を抑制し，ミトコンドリアの機能低下やROSの産生を防ぐ．B) MITOLは変性タンパク質の分解を促進し，ミトコンドリアの品質管理に関与する．C) MAP1B-LC1の集積はミトコンドリアの移動を妨げる．MITOLは一酸化窒素（NO）による修飾を受けたMAP1B-LC1をユビキチン化し分解することによりミトコンドリアの移動を制御する．D) MITOLはミトコンドリアに局在するMfn2をK63結合型ポリユビキチン化し活性化させる．活性化したMfn2は小胞体上のMfn2とオリゴマー化を形成し，MAM形成を促進する．MAMはカルシウム（Ca^{2+}）や脂質の輸送を介してミトコンドリアの形態や機能を維持する．ミトコンドリア内膜の構造維持に密接に関与するカルジオリピン（CL）の生合成もMAMにより制御されることが推測される．

た．以下に，これまでに得られた知見を紹介する．

1) MITOLによるDrp1の制御機構

　MITOLはミトコンドリア分裂因子であるhFis1，Drp1をユビキチン化し，分解を促進することでミトコンドリアの形態制御を行っている[2]（**図1A**）．HeLa細胞において，MITOLの発現を抑制すると，Drp1の蓄積とミトコンドリアの過剰な分裂が観察された．MITOLが欠損したマウス胎生線維芽細胞（MEF）では，分裂ミトコンドリアの増加やROS産生量の増加，細胞老化の指標であるβガラクトシダーゼ活性（SA-β-gal）の上昇などを示した．MITOLはミトコンドリア分裂因子群の分解を誘導することにより，ミトコンドリアの過剰な分裂によるミトコンドリア機能の低下を防いでいる．MEFにおいてMITOLを欠損させた直後にROSの産生と細胞死が観察されるが，Drp1の阻害薬を前処理しておくと，ROSの産生と細胞死が部分的に抑制されることからDrp1の蓄積が細胞死誘導に関与していることがわかる（**図2**）．

　生体内におけるMITOLの役割を知るために，心臓特異的にMITOLを欠損したマウスを作製し解析したところ，MITOLを欠損させてから約6カ月経過した頃から心機能の低下が認められ，10カ月前後で致死とな

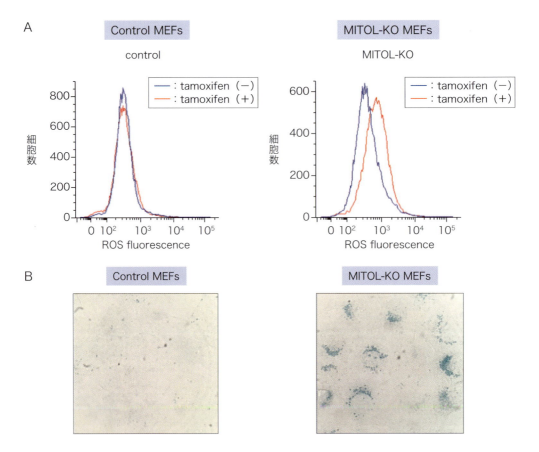

図2 MITOL欠損によるROSの誘導と細胞老化
A）タモキシフェン誘導性MITOL-KO MEFを作製し，タモキシフェン処理によりMITOLが欠損した場合，ROSが誘発される．B）MITOL KO MEFはβガラクトシダーゼ染色により染まり，細胞老化が誘導されていることがわかる．

ることがわかった．さらに，MITOLの欠損した心筋において心臓老化を示すリポフスチンの広範な沈着およびSA-β-galの染色領域の有意な拡大が観察されたことから，MITOL欠損によるDrp1の蓄積とそれに伴うミトコンドリアダイナミクスの破綻によって心臓老化が進行し，心不全が発症したと考えられた．これらの結果はMITOLの活性化およびDrp1の抑制が抗老化治療の標的になる可能性を示している．

2）MITOLによるミトコンドリア品質管理

MITOLはミトコンドリア蓄積変性タンパク質mSOD1，神経変性疾患原因タンパク質polyQをユビキチン化し，分解を促進することで細胞内毒性を軽減し，ミトコンドリアの品質管理を行っている[3)4)]（**図1B**）．

筋萎縮性側索硬化症（ALS）の原因遺伝子産物の1つであるmSOD1はタンパク質の構造が変化して凝集しやすく，ミトコンドリアに蓄積してミトコンドリアタンパク質の輸送などを障害する．脊髄小脳変性症（別名：ポリグルタミン病）では，異常伸長したポリグルタミン鎖によって変性し凝集したpolyQが核内やミトコンドリアに蓄積し，ミトコンドリアの機能を低下させることが神経毒性メカニズムの1つとして考えられている．

MITOLの発現を抑制した神経由来の細胞株（SH-SY5Y）にmSOD1やpolyQを発現させると，これらの変性タンパク質はミトコンドリアに過剰に蓄積し神経細胞死を引き起こした．このようにMITOLは変性タンパク質をミトコンドリアから排除することによりミトコンドリアの品質管理に関与していることが示唆された．

3）一酸化窒素によるミトコンドリアダイナミクスの制御機構

生理的なNO（一酸化窒素）の産生は個体や細胞の生存に重要な役割を果たしているが，過剰なNOの発生は細胞死などさまざまな有害性が指摘されている．この過剰なNOがミトコンドリアダイナミクスを破綻させる可能性が注目されている．ミトコンドリア分裂因子であるDrp1は，NOによりS−ニトロシル化修飾を受けることによって活性型に変換され，ミトコンドリア上に移行してミトコンドリアの過剰な分裂を誘導，神経毒性を発揮することが報告されている[5]．また，ミトコンドリアの移動を抑制する微小管の安定化タンパク質（MAP1B-LC1）も同様にNOによりS−ニトロシル化修飾を受けることによって立体構造が変化して活性型に変換される[6]．過剰発現したMAP1B-LC1はミトコンドリアの凝集を引き起こして細胞死を誘発することも報告されている[7]．このように過剰なNOはDrp1やMAP1B-LC1を介してミトコンドリアダイナミクスを破綻させる（**図1C**）．

MITOLはNOによって修飾されたMAP1B-LC1を選択的にユビキチン化し，分解を促進することでLC1による神経細胞死の誘導，すなわち神経変性疾患の発症を抑制していると推測される[8]．

4）MITOLによるMfn2を介するMAMの制御機構

ミトコンドリアと小胞体の接着点はMAMと略され，Ca^{2+}の受け渡しや脂質代謝に関する物質輸送に重要な役割を果たすと考えられている．ミトコンドリアと小胞体が近接することにより，効率的な物質輸送を可能にしていると考えられる．近年では，ミトコンドリアの分裂部位の決定に関与すること，オートファゴソームの隔離やインフラマソームの形成に関与するなど多彩な役割が注目されている[9]〜[11]．小胞体とミトコンドリアをつなぐ架橋タンパク質として，ミトコンドリアの融合促進因子であるmitofusin2（Mfn2）が同定されている[12]．Mfn2はミトコンドリア外膜と小胞体膜の両方に局在し，互いに重合することによって小胞体とミトコンドリアの架橋を誘導すると考えられている．これまでMfn2の制御機構は不明であったが，MITOLがMfn2をユビキチン化し，活性化することでミトコンドリアと小胞体の膜接触を促進し，オルガネラネットワークの構築を行っていることを報告した[13]

（**図1D**）．

実際にHeLa細胞においてMITOLの発現を抑制すると，Mfn2の重合が阻害されMAMの形成不全が起こり，小胞体からミトコンドリアへのCa^{2+}の流入が著しく低下する（**図1**）．Mfn2遺伝子変異により神経難病の1つであるCharcot-Marie-Tooth病が発症することが知られているので，MITOLによるMfn2の制御機構解明はこの病態の解明につながることが期待できる．

2 MITOLと老化の関連性について

前述の通り，MITOLによるミトコンドリアの形態制御や品質管理，細胞内毒性回避，オルガネラネットワーク構築が明らかとなり，一部疾患との関連性も示された．一方，マウスの脳，心臓，皮膚組織などにおいてMITOLの発現量は加齢とともに徐々に低下することが確認されている．よって，加齢によるMITOL発現低下によりミトコンドリア機能が低下し，さまざまな疾患の発症にかかわる可能性がある．

そこで，われわれは現在，MITOLの発現低下と老化との関連性に着目している．そのなかでも皮膚や毛髪をターゲットとした老化研究を進めており，最新の知見を以下に紹介する．

1）MITOL欠損による皮膚・毛髪の老化

皮膚や毛髪は加齢だけではなく，紫外線などの外部環境の影響により，表皮や真皮，毛包組織にダメージが蓄積し，乾燥，シワの出現，ハリ・弾力の低下，シミの増加，薄毛・白髪などの老化症状が出現する．特に紫外線は表皮細胞内にて細胞老化の原因とされるROSの産生を増加させるため，皮膚老化現象との関係性が着目されている．実際に，表皮細胞増殖に関与する表皮ケラチノサイト成長因子（KGF）が，紫外線によって引き起こされる表皮細胞内のROSレベルの上昇を抑えていることが報告されている[14]．また，ミトコンドリアは生体内の主要なROSの産生源であり，細胞死を司るオルガネラであることから，皮膚老化研究においてミトコンドリアとROSの関係性が解明されつつあり，ミトコンドリアの機能不全によるROS量の上昇が皮膚老化を進行させるという報告がされている[15]．このように皮膚老化とミトコンドリアの間には深いかかわりがあることが示唆され，皮膚組織におけるミト

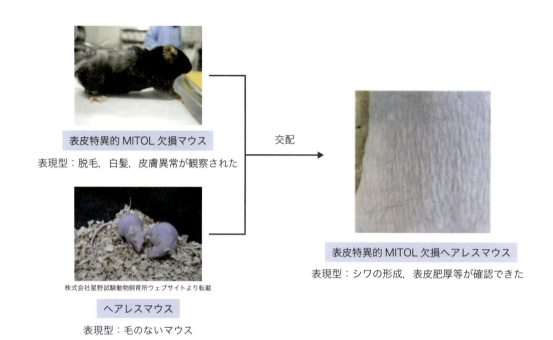

図3　MITOL欠損マウスの作製および表現型

コンドリア機能解析が皮膚老化現象の解明につながると考えられる．

そこでわれわれは，皮膚や毛髪の老化とミトコンドリア機能維持の関係性に着目し，MITOLがミトコンドリアへのダメージを防ぐことで，老化を制御するという仮説を立て検証した．はじめにMITOL Floxマウスに KRT14-cre遺伝子をもつマウスを掛け合わせ，表皮特異的な MITOL欠損マウスを作製した（図3）．出生後6カ月までは MITOL欠損マウスでは顕著な表現型を示さなかったが，それ以降においてオスのマウスでは脱毛や白髪，皮膚異常が観察され，時間経過とともにこれらの症状は進行した．メスのマウスではオスより遅く脱毛や白髪が観察された．オスのマウスの皮膚組織切片を作製しHE染色を用いて皮膚の構造を観察したところ，コントロールマウスに比べて表皮の肥厚や毛包皮脂腺の肥大化および増加が確認され，表皮構造形成の異常や炎症症状の進行などが認められた．これらは表皮の老化と類似する結果であった[16)17)]．

さらに，皮膚老化とMITOLの関連性についてより詳細に検討するため，表皮特異的MITOL欠損マウスとヘアレスマウスを掛け合わせ，表皮特異的MITOL欠損ヘアレスマウスを作製した（図3右）．本ヘアレスマウスに8週間の継続的な紫外線照射により皮膚老化を誘導した．通常，ヘアレスマウスに継続的な紫外線照射をすると乾燥，シワの形成，表皮肥厚が起こる．MITOL欠損ヘアレスマウスは，野生型ヘアレスマウスと比較して紫外線照射によるシワの形成が顕著に増強された．また，このときの皮膚組織切片を観察したところ，表皮の肥厚と真皮の菲薄化が確認された．これは，ヒトの皮膚において日常的に紫外線に曝されている部位でみられる現象と類似している[18)]．これらの結果から，MITOLの欠損は皮膚老化を誘導・促進することが明らかとなった．

2）MITOL発現抑制細胞における老化因子変動

前述のMITOL欠損マウスの示した表現型の原因を探るべく，MITOL発現抑制細胞を用いた検討を実施した．表皮細胞や毛包ケラチノサイトにおいてsiRNA法によりMITOLノックダウンを実施し，皮膚や毛髪の老化に関与する因子の変動を検討した．表皮細胞においてはMITOLノックダウンにより，増殖マーカーであるKi-67や分化マーカーであるインボルクリン（IVL）等の遺伝子発現量低下が認められた．ミトコンドリアに局在する抗酸化酵素SOD2に関しても遺伝子発現が低下した．毛包ケラチノサイトにおいては，増殖マー

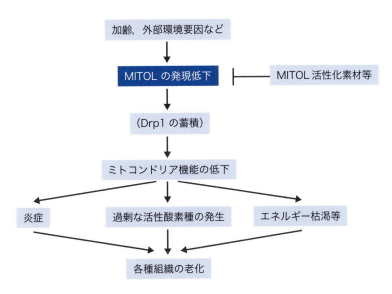

図4　MITOL活性化による抗老化の可能性（概念図）

カーであるKi-67や抗酸化因子グルタチオン合成酵素（GSS）の発現が低下した．近年，組織の恒常性において組織幹細胞および幹細胞ニッチ※が重要とされており，毛包においても脱毛や白髪を抑制するメカニズムとして着目されている．本検討では，毛包幹細胞の維持に重要とされるCOL17A1[19]，色素幹細胞および色素細胞を維持する幹細胞ニッチ機能にかかわる因子WNT7AおよびTGFβ2[20]の遺伝子発現量がMITOLノックダウンにより低下した．

また，三次元培養表皮を用いた検討において，作製時に表皮細胞のMITOLノックダウン処置を行い切片を作製したところ，MITOL欠損ヘアレスマウス皮膚にて観察された現象と同様の粗い角層構造と表皮肥厚が観察された．

各種表皮細胞を用いた検討から，MITOL発現抑制により細胞増殖や抗酸化因子の発現量が低下し，皮膚の老化を誘導・促進することが示唆された．MITOL欠損マウスの表現型（シワ，表皮肥厚，脱毛，白髪）のメカニズムとしてこれら検討結果は矛盾がないと考える．

3）MITOL活性化による抗老化の可能性

表皮特異的MITOL欠損マウスと表皮細胞におけるMITOLノックダウン細胞の解析結果から，表皮のMITOL発現低下により，皮膚や毛髪の老化が誘導されることが示唆された．前述した通り，MITOLはミトコンドリアダイナミクスの重要な因子であり，ミトコンドリア機能を維持する分子である（図4）．そこでわれわれは，MITOLの発現上昇（または発現維持）がミトコンドリア機能を改善すると考え，表皮細胞を用いてMITOLの発現を増加させる成分の探索を行った．薬剤スクリーニングを実施したところ，1つの化合物を見出した．この化合物はベルベリンであり，止瀉薬等として知られている医薬品成分である．ベルベリンは，表皮細胞中のMITOL mRNAの発現を増加させ，また，マウスへ内服投与をした際には表皮だけでなく，心臓，脳，骨格筋中のMITOLタンパク質の発現増加を認めた．

続いて，継続的に紫外線照射したヘアレスマウスにベルベリンを内服投与し，シワ形成等の皮膚老化への影響を確認した．紫外線照射中にベルベリンを投与しておくと，水のみを投与したヘアレスマウスと比較してシワの形成が抑制され，表皮肥厚も抑制される傾向が認められた．ベルベリンは抗炎症作用が広く知られており，また，ミトコンドリアに集積し電子伝達系を阻害，AMPKを活性化するとの報告がある[21]．現在の

※ **幹細胞ニッチ**

生体内で幹細胞がその性質を維持するために必要な微小環境のこと．毛包組織で例えると毛隆起（バルジ）領域がそれにあたり，毛包幹細胞および色素幹細胞が存在する．毛包幹細胞は自己複製だけではなく，隣接して存在する色素幹細胞を維持するために必要である[22]．

ところ，ベルベリンがMITOLの発現増加を介して作用したかどうかは不明ではあるが，今後，MITOL欠損マウスにベルベリンを投与することでMITOLとの関連性を証明できると考える．

おわりに

本稿では，前半部分ではミトコンドリアに存在するMITOLの機能解析結果を中心にミトコンドリア機能制御について述べた．後半部分では，MITOLをターゲットとし，ミトコンドリアと老化との関連性について皮膚・毛髪老化に着目したわれわれの最新の研究成果について紹介した．

前述したようにミトコンドリア機能は老化と密接な関連があり，加齢や外部の環境要因等によりミトコンドリア機能が低下し，老化が促進することが考えられる．われわれは，ミトコンドリア機能を活性化するターゲット分子としてMITOLを選定し，MITOL機能を活性化する化合物ベルベリンを見出した．ベルベリンは紫外線により誘導した皮膚老化症状を緩和し，ミトコンドリア機能を保つことで抗老化を達成する可能性を示した．今後，ベルベリンを用いてMITOL研究を進めることで，ミトコンドリア機能活性化によるさまざまな組織の老化抑制にアプローチできると考える．

文献

1) López-Otín C, et al：Cell, 153：1194-1217, 2013
2) Yonashiro R, et al：EMBO J, 25：3618-3626, 2006
3) Yonashiro R, et al：Mol Biol Cell, 20：4524-4530, 2009
4) Sugiura A, et al：Mitochondrion, 11：139-146, 2011
5) Cho DH, et al：Science, 324：102-105, 2009
6) Stroissnigg H, et al：Nat Cell Biol, 9：1035-1045, 2007
7) Liu L, et al：Cancer Res, 65：4191-4201, 2005
8) Yonashiro R, et al：Proc Natl Acad Sci U S A, 109：2382-2387, 2012
9) Hamasaki M, et al：Nature, 495：389-393, 2013
10) Zhou R, et al：Nature, 469：221-225, 2011
11) Friedman JR, et al：Science, 334：358-362, 2011
12) de Brito OM & Scorrano L：Nature, 456：605-610, 2008
13) Sugiura A, et al：Mol Cell, 51：20-34, 2013
14) Kovacs D, et al：J Dermatol Sci, 54：106-113, 2009
15) Velarde MC, et al：Aging (Albany NY), 4：3-12, 2012
16) Pillai S, et al：Int J Cosmet Sci, 27：17-34, 2005
17) Kuhn A, et al：Arthritis Rheum, 54：939-950, 2006
18) Cosmetic Stage Vol 11, No 5, p65-69, 2017
19) Matsumura H, et al：Science, 351：aad4395, 2016
20) Aoki H, et al：J Invest Dermatol, 133：2143-2151, 2013
21) McCubrey JA, et al：Aging (Albany NY), 9：1477-1536, 2017
22) Tanimura S, et al：Cell Stem Cell, 8：177-187, 2011

＜筆頭著者プロフィール＞

吉村知久：2006年，東京理科大学大学院薬学研究科卒業．化粧品メーカー勤務を経て，現職に至る．これまでは，主に皮膚老化に関する基礎研究・開発に従事．最近は，皮膚老化に限らず全身の老化に興味があり，健康寿命延伸を目標とした研究開発に取り組む．世のなかにインパクトを与える仕事をすることが目標．

※**太字**は本文中に『用語解説』があります

索　引

数　字

5-ALA ……………………………… 85
⁶²Cu–ATSM ……………………… 189

和　文

あ

アポトーシス……………… 10, 48, 156
アルツハイマー病………… 88, 188
アロファジー……………………… 53
アンフィソーム…………………… 55

い

イオウ代謝………………………… 127
閾値効果…………………………… 74
移行シグナル……………………… 31
遺伝子治療………………………… 16
インスリン抵抗性………………… 13
インスリン分泌能………………… 116
インフラマソーム………… 153, 213

え

栄養外胚葉細胞…………………… 122
液–液相分離……………………… **107**
液滴………………………………… **107**
エトポシド………………………… 66
エピジェネティック制御……… 125
エピトランスクリプトーム…… 182
炎症………………… 14, 118, 152
炎症性サイトカイン……………… 146

お

オーキシン………………………… 206
オートファゴソーム……………… 213
オートファジー……… 95, 119, 205
オートファジー・リソソーム系
………………………… 58, 133

折りたたみ不全タンパク質… 46, 123
オルガネラネットワーク……… 213

か

化学的ホルミシス……………… 128
過還元状態……………………… 189
核移行シグナル………………… 48
褐色脂肪細胞…………………… 50
活性イオウ分子種……………… 89
活性酸素種（ROS）…13, 75, 89, **188**
顆粒膜細胞……………………… 122
カルシウム代謝………………… 10
カルジオリピン………………… 20
カロリー摂取制限……………… 122
がん…………………… 12, 16
幹細胞ニッチ…………………… **215**
肝臓……………………………… 117

き

急調分離………………………… 57
虚血性疾患……………………… 16
筋萎縮性側索硬化症…………… 14

く

クリステ………………… 186, 204

け

ゲノム安定性…………………… 28

こ

抗炎症作用……………………… 129
高血圧…………………………… 205
抗酸化作用……………………… 129
構造マーカー…………………… 162
高分子ポリマー………………… 197
抗老化作用……………………… 16
呼吸活性………………………… 10
コンタクトサイト……… 19, 38, 45
コンデンセート………………… 105

さ

サイブリッド…………………… 149
サブオルガネラ………………… 160
酸化ストレス…………………… 188

し

子宮内膜症……………………… 122
軸索……………………………… 168
軸索変性………………………… **171**
シグナルソーム………………… 147
脂質キャリアモデル…………… 42
脂質コンジットモデル………… 42
脂質代謝………………………… 10
脂質輸送トンネル……………… 43
視神経萎縮……………………… 76
視神経脊髄炎…………………… 170
次世代シークエンサー………… 82
自然免疫………………………… 145
脂肪酸組成……………………… 103
脂肪毒性………………………… 103
小胞体…………………………… 117
小胞体ストレス………… 45, 118, 141
小胞輸送………………………… 37
小胞リポソーム………………… 197
シルニジピン…………………… 92
新規オートファジー…………… 67
心機能不全……………………… 22
心筋症……………… 88, 187, 198
心筋リモデリング……………… 96
神経疾患………………… 16, 167
神経症状………………………… 187
神経変性疾患………… 12, 89, 202
心疾患……………… 13, 63, 202
腎疾患…………………………… 16
新生児・乳児ミトコンドリア病… 81
腎臓……………………………… 204
腎臓病…………………………… 202

実験医学　Vol. 37　No. 12（増刊）2019　　217（2089）

心肥大……………………… 88
心不全…………… 88, 95, 156, 212
シンプルサークル……………… 26

す

膵β細胞………………… 13, 117
髄鞘…………………………… **169**
スタウロスポリン……………… 70
ストマトサイト………………… 166

せ

生化学的解析…………………… 82
生殖医療………………………… 14
生殖補助医療…………………… 121
赤色ぼろ線維…………………… 74
脊髄小脳変性症………………… 212
セリン／スレオニンキナーゼ
………………………… 46, 66
線維化……………………… 88, 118
選択的オートファジー………… 68
線虫……………………………… 53

そ

走査型電子顕微鏡……………… 168
早発卵巣不全…………………… 123
早老症……………………… 77, 129
損傷ミトコンドリア…………… 135

た

タウリン修飾……………… 15, 183
脱共役剤処理…………………… 161
脱髄…………………………… **170**
多発性硬化症…………………… 170
断片化…………………………… 161

ち

着床前異数性検査……………… 122
跳躍伝導………………………… 169

つ

ツニカマイシン………………… 50

て

低酸素…………………………… 113
定量評価………………………… 67

テロメラーゼ…………………… 87
電子顕微鏡ボリュームイメージング
………………………………… 168
電子リーク……………………… 97
天然変性タンパク質……… 106, **107**

と

透過型電子顕微鏡……………… 168
糖尿病……………………… 12, 16
毒性獲得………………………… 141
トランスゴルジ………………… 68

な

ナノマシン……………………… 196

に

乳酸……………………… 81, 174
妊孕性温存療法………………… 123

は

パーキンソン病…… 14, 63, 133, 188
パースルフィド………………… **130**
バイオマーカー………………… 175
胚着床能検査…………………… 122
ハッチンソン・ギルフォード症候群
………………………………… 129
ハンチントン病………………… 88

ひ

ピアソン症候群………………… 78
光−電子相関顕微鏡…………… 160
ヒト心筋mtDNA ……………… 28
ピルビン酸……………………… 174
品質管理………………………… 18

ふ

プレ配列………………………… 31
プロジェリン…………………… 130
ブロックフェースイメージング… 163
分子シャペロン…………… 48, 141
分布・配置……………………… 19

へ

ヘイフリック限界……………… 87
ヘテロプラスミー……………… **74**

ヘム……………………………… 85
ベルベリン……………………… 215

ほ

母性遺伝………………………… 12, 52
ホモプラスミー………………… 57, **74**

ま

マイトファジー
……… 12, 52, 95, 154, 161, 205
マイトファジーモニターマウス… 63
膜電位……………… 20, 135, 148, 185
膜透過装置……………………… 31
膜のないオルガネラ……… 105, **106**
マクロファージ………………… 152

み

ミトコンドリア移行シグナル…… 48
ミトコンドリア過剰分裂………… 88
ミトコンドリア間相互作用……… 74
ミトコンドリア・小胞体接触領域
………………………………… 96
ミトコンドリア心筋症………… 205
ミトコンドリア創薬…………… 91
ミトコンドリアダイナミクス
………… 10, 22, 96, 115, 116, 204
ミトコンドリア糖尿病………… 115
ミトコンドリアヌクレオイド…… 26
ミトコンドリアネットワーク… 19, 48
ミトコンドリア脳筋症……… 81, 149
ミトコンドリア病
…… 12, 72, 80, 183, 191, 196, 202
ミトコンドリア病サイブリド… **176**
ミトコンドリア品質管理… 10, 88, 95
ミトコンドリアポリン…………… 34
ミトコンドリア融合小胞体膜…… **65**
水俣病…………………………… 91

む

無菌性炎症……………………… 155

め

メタボリックシンドローム… 13, 103
メチル水銀……………………… 91

※**太字**は本文中に『用語解説』があります

ゆ

ユビキチン介在経路 59
ユビキチン・プロテアソーム系 48
揺らぎ結合 184

ら

ラパマイシン 66
卵丘細胞 122
卵子幹細胞 124
卵子老化 121
ランビエ絞輪 169
卵胞再生 124

り

リソソーム 136

れ

レスベラトロール 123, 199
レセプター介在経路 59
レドックス 13, 88
レニン・アンジオテンシン系 206

ろ

老化 87, 207
老化関連疾患 16
老化ミトコンドリア原因説 77

欧　文

A・B

AICAR 92
AKT 120
ALLO-1 53
α-シヌクレイン 133
ALS 88, 108, 138, 189, 204, 212
ALSFRS-R 192
ARIH1 61
Array tomography 163
Atg5非依存的マイトファジー 65
Atg8 53
BCL2L13 62
βバレルジッパー 33
BNIP3 62, 112

bootlace model 28

C

CARS2 89
CD71 **70**
cGAS-STING経路 **157**
Charcot–Marie–Tooth病 20, 213
ChiMERA 38
CL 37
CLEM 160
CLEM法 14
CMPK2 154
COI 74
CoQ10 123, 130, 197, 206
CPEO **74**
CPS-6 55
cryo-EM 33

D〜I

DAMP 153
DAMPs 14
DDS 16, 195
DQAsomes 197
Drp1 21, 88
ER 137
ERAD 47, 139
ERMES 38
ES細胞 125
finger print 137
FKBP8 62
FUNDC1 62, 96
Fyn 98
GDF15 15
HCV 147
IAV 148
IFN 146
IKKE-1 53
IL-1β 152
iPS細胞 125
IVM 125

K・L

KEAP1-NRF2制御系 128

Keima 67
KRS 137
KSS 74
LC3 53, 61
Leber病 76
Lewy小体 134
LHON 149
LSP 26

M

MA-5 16
MALM 105
MAM 96, 100, 139, 172, 213
MAVS 147
MELAS 84, 116, 176, 183, 191
MERRF 183
Mfn2 213
Mfn/Fzo 20
MIA経路 33
Mieap 105
MIM経路 33
Mitofilin 206
MITOL 16, 211
mito-miceCOI^M 74
mito-mice Δ 73
mito-miceND6^M 76
MITO-Porter 197
MIV 105, 109
MOs 53
M-phagy2 67
mPTP 48, 101, 205
MRCD 80
Mss1 185
mtDNA 10, 18, 52, 72, 80, **95**, 149
mtDNA deletor mice 77
mtDNA mutator mice 77
mtDNAスコア 122
mtDNA存在様式 26
mtDNA転写産物 28
mtDNAのコピー数制御 25
mtDNAの複製機構 26
mtDNA複製中間体 29

索引

索引

Mto1 ………… 185	PINK1 ……… 53, 60, 156	TDP–43 ……………… 142
mTOR ………… 123	PINK1/Parkin ……… 133	TEM ……………… 161
mtROS ………… 113	PMD ……………… 172	Ter119 ……………… **70**
MTS ………… 196	POLG ……………… 76	TFAM ……………… 25
MUL1 ………… 61	polymerase γ ………… 76	θ 型 DNA 複製 ………… 26

N・O

NADPH オキシダーゼ ……… 129	polyQ ……………… 212	TIM22 経路 ……… 32
NASH ……………… 120	PPAR α ……………… 206	TIM23 経路 ……… 32
NDP52 ……………… 61	PS ……………… 37	TLR …………… 95, 146
NIX ……………… 62		TNF ……………… 147

R・S

Nox ……………… **98**	Rab9 ……………… 68	Tom22 ……………… 34
Nox4 ……………… 13	RING finger ドメイン …… 135, 210	Tom40 ……………… 32
NPMDS ……………… 86	RNase ……………… 47	TOM/TIM ……………… 196
Opa1 ……………… 20	RNA 修飾病 ……………… 183	TOM 複合体 ……………… 31
Optic Atrophy type–1 ………… 20	RNA ハイブリダイズ複製モデル … 28	TRADD ……………… 147
OPTN ……………… 61	ROS induced ROS–release …… 97	TRAF ……………… 147
OSC ……………… 124	RSS ……………… 89	tRNA ……………… 182
	SAM 経路 ……………… 33	TUDCA ……………… 187

P

p53 ……………… 13, 105	SDM ……………… 26	TUNEL ……………… 199
p62 ……………… 67	SENDA ……………… 137	Twinkle ……………… 77
PA ……………… 38	SERCA ……………… 104	TWNK ……………… 77

U〜Y

PAMP ……………… 153	SFA/MUFA 比 ……………… 104	UPDRS ……………… 192
Parkin ……………… 53, 60, 156	SMP ……………… 40	UPR^{mt} ……………… 123
PC ……………… 38	SNPH ……………… 171	VAPB ……………… 141
PCG1 α ……………… 206	SOD1 ……………… 139	vCLAMP ……………… 43
PE ……………… 37	SOD2 ……………… 87	VDAC ……………… 100
PERK ……………… 46	strand–asynchronous 複製 …… 28	VNUT ……………… 120
PET 分子イメージング ……… **189**	strand–coupled 複製 …………… 28	Vps13 ……………… 43
PGC ……………… 48		YME1L ……………… 48

T

PGCLC ……………… 125	TANK ……………… 147	
	TBK1 ……………… 53	

◆ 編者プロフィール

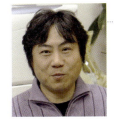

柳　茂（やなぎ　しげる）

1992年福井医科大学卒業．学生の頃から生化学研究室に出入りし，プロテインキナーゼを中心に細胞内シグナル伝達の研究に携わる．米エール大学の留学から帰国して'95年神戸大学医学部生化学講座助手，2000年に同助教授，'05年より現職．東京薬科大学に赴任してからミトコンドリアに関する新たなテーマに取り組む．趣味は海釣り．研究者としての夢は，ミトコンドリアを標的にした抗老化薬を開発すること．小市民的な夢は，働き方改革推進の時流に便乗して有給休暇を取り，ガラガラの平日に堂々と乗船して大物を片手に釣り宿のホームページに顔出しすること．

実験医学　Vol.37 No.12（増刊）

ミトコンドリアと疾患・老化
細胞内代謝プラントとしての役割を知り、ミトコンドリアを標的とした創薬に挑む

編集／柳　茂

実験医学 増刊

Vol. 37　No. 12　2019〔通巻640号〕
2019年8月1日発行　第37巻　第12号
ISBN978-4-7581-0380-0

定価　本体5,400円＋税（送料実費別途）

年間購読料
　24,000円（通常号12冊，送料弊社負担）
　67,200円（通常号12冊，増刊8冊，送料弊社負担）
　※ 海外からのご購読は送料実費となります
　※ 価格は改定される場合があります

郵便振替　00130-3-38674

© YODOSHA CO., LTD. 2019
Printed in Japan

発行人　一戸裕子
発行所　株式会社　羊　土　社
　〒101-0052
　東京都千代田区神田小川町2-5-1
　TEL　03(5282)1211
　FAX　03(5282)1212
　E-mail　eigyo@yodosha.co.jp
　URL　www.yodosha.co.jp/
印刷所　株式会社　平河工業社
広告取扱　株式会社　エー・イー企画
　TEL　03(3230)2744㈹
　URL　http://www.aeplan.co.jp/

本誌に掲載する著作物の複製権・上映権・譲渡権・公衆送信権（送信可能化権を含む）は（株）羊土社が保有します．
本誌を無断で複製する行為（コピー，スキャン，デジタルデータ化など）は，著作権法上での限られた例外（「私的使用のための複製」など）を除き禁じられています．研究活動，診療を含み業務上使用する目的で上記の行為を行うことは大学，病院，企業などにおける内部的な利用であっても，私的使用には該当せず，違法です．また私的使用のためであっても，代行業者等の第三者に依頼して上記の行為を行うことは違法となります．

JCOPY ＜(社)出版者著作権管理機構　委託出版物＞
本誌の無断複写は著作権法上での例外を除き禁じられています．複写される場合は，そのつど事前に，(社)出版者著作権管理機構（TEL 03-5244-5088，FAX 03-5244-5089，e-mail：info@jcopy.or.jp）の許諾を得てください．

羊土社のオススメ書籍

科研費申請書の赤ペン添削ハンドブック 第2版

児島将康／著

「誰か添削して！」「他人の申請書を参考にしたい」という声に応えたベストセラーの姉妹書改訂版！理系文系を問わず，申請書の実例をもとに審査委員の受け取り方と改良の仕方を丁寧に解説．添削に役立つチェックリスト付き！

- 定価（本体3,600円＋税）　■ A5判
- 348頁　■ ISBN 978-4-7581-2097-5

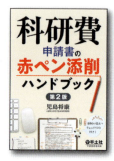

実験医学別冊　もっとよくわかる！炎症と疾患

あらゆる疾患の基盤病態から治療薬までを理解する

松島綱治, 上羽悟史, 七野成之, 中島拓弥／著

疾患を知るうえで避けては通れない【炎症】．関わる免疫細胞やサイトカインが多くて複雑ですが，「快刀乱麻を断つ」が如く炎症機序を整理しながら習得できます！疾患とのつながりについても知識を深められる一冊．

- 定価（本体4,900円＋税）　■ B5判
- 151頁　■ ISBN 978-4-7581-2205-4

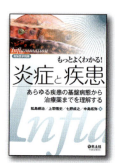

実験医学別冊　細胞・組織染色の達人

実験を正しく組む，行う，解釈する
免疫染色とISHの鉄板テクニック

高橋英機／監
大久保和央／著
ジェノスタッフ株式会社／執筆協力

国内随一の技術者集団「ジェノスタッフ株式会社」が総力を結集！免疫染色と in situ ハイブリダイゼーションで"正しい結果"を得るための研究デザインから結果の解釈まで，この1冊で達人の技が学べます

- 定価（本体6,200円＋税）　■ AB判
- 186頁　■ ISBN 978-4-7581-2237-5

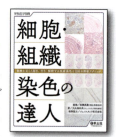

短期集中！オオサンショウウオ先生の糖尿病論文で学ぶ医療統計セミナー

疫学研究・臨床試験・費用効果分析

田中司朗, 末海美穂, 清水さやか／著

実論文4本を教材に，本物の統計力を磨く！疫学データによるモデル構築から費用効果分析まで，全26講＋演習問題で着実に学べる．1講1講が短いのでスキマ時間に受講可能．糖尿病にかかわるすべての診療科に！

- 定価（本体3,800円＋税）　■ B5判
- 184頁　■ ISBN 978-4-7581-1855-2

発行　羊土社 YODOSHA

〒101-0052　東京都千代田区神田小川町2-5-1　TEL 03(5282)1211　FAX 03(5282)1212
E-mail：eigyo@yodosha.co.jp
URL：www.yodosha.co.jp/

ご注文は最寄りの書店，または小社営業部まで

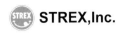

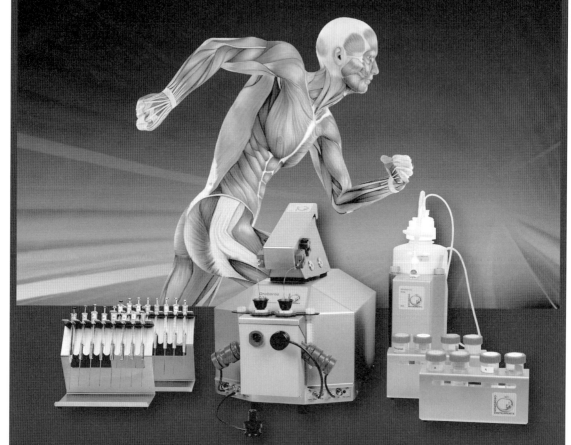